护理学理论与实践

张艳　王雯　石宜兰　主编

吉林科学技术出版社

图书在版编目（CIP）数据

护理学理论与实践 / 张艳， 王雯， 石宜兰主编. -- 长春 ： 吉林科学技术出版社， 2017.8
ISBN 978-7-5578-2921-6

Ⅰ. ①护… Ⅱ. ①张… ②王… ③石… Ⅲ. ①护理学 Ⅳ. ①R47

中国版本图书馆 CIP 数据核字（2017）第 204561 号

护理学理论与实践

主　　编 张 艳 王 雯 石宜兰
出 版 人 李 梁
责任编辑 孟 波 李 征
封面设计 天 图
制　　版 山东天图文化传媒有限公司
开　　本 787mm*1092mm 1/16
字　　数 450 千字
印　　张 29.75
版　　次 2017 年 8 月第 1 版
印　　次 2017 年 8 月第 1 次印刷

出　　版 吉林科学技术出版社
发　　行 吉林科学技术出版社
地　　址 长春市人民大街 4646 号
邮　　编 130021
发行部电话/传真 0431-85635177 85651759 85651628
85677817 85600611 85670016
储运部电话 0431-84612872
编辑部电话 0431-85610611
网　　址 www.jlstp.net
印　　刷 长春市中海彩印厂

书　　号 ISBN 978-7-5578-2921-6
定　　价 98.00元

前言

护理工作是医疗工作的重要组成部分，现代医学发展日新月异，护理工作也更趋多元化，护理模式、护理观念不断更新，“以人为中心”的整体护理理念深入人心。随着人们健康观念与健康需求不断增加，护理工作者被赋予了更艰巨的任务。为了培养更多的合格护理人员，提高现有护理工作人员的业务水平，我们特组织各科有丰富临床经验的一线人员编写了这套“临床疾病护理丛书”。本丛书从临床实用的角度出发，给临床护理医师提供了一套清晰明了的护理指导，使其能更好地掌握各科疾病的护理知识，提高专业技能，在理论知识与临床实践中架设了一座桥梁。

本书主要介绍了护理学基本理论，护理学的基本概念、任务与目标，出院与入院病人护理，医院感染防控，基本护理措施，危重病人抢救与护理，内科护理，外科护理等内容。不仅阐述了各科的基础护理技术，并在此基础上对各科多种常见疾病做了护理论述。针对各常见疾病的护理其先略述疾病病因、病理及临床特点，针对各护理问题做出相应护理措施。本书内容精练、科学合理、重点突出、方便记忆、实用性强，力求反映护理临床和护理研究的最新成果，能有效指导临床护理人员正确、科学地解决临床护理中常见症状的护理实践，从而保障病人的安全。本书旨在提高临床护理医师的护理水平和能力，是住院护理医师、基层医护工作者、高等院校护理专业学生常备的参考书。

本书编写分工如下：第一主编张艳（山东省枣庄市立医院）参与编写第七章第一至五节，共计十万字以上；第二主编王雯（济南市第四人民医院）参与编写第四章和第八章，共计八万字以上；第三主编石宜兰（山东省枣庄市立医院）参与编写第六章，共计七万字以上；副主编王娟（高台县中医医院）参与编写第一、二章和第五章第一、二节，共计六万字以上；副主编赵化芹（山东省菏泽市第三人民医院）参与编写第七章第七节，共计三万字以上；副主编许华玲（三峡大学附属仁和医院）参与编写第三章，共计三万字以上；副主编张妮（三峡大学附属仁和医院）参与编写第五章第三、四、五节，共计三万字以上；副主编陈聪（山东中医药大学）参与编写第七章第六节，共计四万字以上。

由于时间及精力有限，书中难免有不足之处，真诚地期待广大医学界及护理界同仁予以斧正，以便进一步修订和完善。

目 录

第一章 护理学基本理论

第一节 护理简史

护理是人类在与自然斗争中进行自我保护的产物。护理学属于自然科学范畴，是医学科学的一个组成部分，护士是以护理专业为人类健康服务的科技工作者。

护理与人类的生存繁衍、文明进步息息相关，并随着社会的演变、科学技术的进步而不断地发展。

一、护理概念

护理的内涵随着医学科学的日益发展而不断拓展，狭义的护理是指护理工作者所从事的以照料病人为主的医疗、护理技术工作，如对老幼病残者的照顾，维护病人的身心健康，满足人类生、老、病、死的护理需求等。广义的护理，是指一项为人类健康服务的专业。护理专业是在尊重人的需要和权力的基础上，改善、维持或恢复人们所需要的生理、心理健康和在社会环境变化中的社会适应能力，达到预防疾病、提高健康水平的目的。

二、护理起源

自有人类以来就有护理，护理是人们谋求生存的本能和需要。远古人在与自然的搏斗中，经受了猛兽的伤害和恶劣自然环境的摧残，自我保护成为第一需要。北京猿人在火的应用中，逐步认识到烧热的石块、砂土不仅可以给局部供热，还可以消除疼痛。原始人创造了“砭石”和“石针”，以之作为解除病痛的工具。当人类社会发展至母系氏族公社时代，氏族内部分工男子狩猎，妇女负责管理氏族内部事务，采集野生植物，照顾老、幼、病、残者，家庭的雏形由此产生。护理象征着母爱，初始的家庭或自我护理意识成为抚育生命成长的摇篮，它伴随着人类的存在和人类对自然的认识而发展。

三、古代护理

医护为一体是古代护理的特点之一，19世纪之前，世界各国都没有护理专业。被古希腊誉为“医学之父”的希波克拉底（Hippocrates）就很重视护理，他教病人漱洗口腔，指导精神病病人欣赏音乐，调节心脏病，肾脏病病人的饮食，从现代观点看，这些都是有益于病人康复的护理。我国传统医学专著中并无“护理”两字，但中医治病的一个重要原则是“三分治，七分养”。它包括改善病人的休养环境和心态，加强营养调理，注重动、静结合的体质锻炼等，这些都是中医辨证施护的精华。历代名医如华佗，他擅长外科，医术高明，且医护兼任。明代中药学巨著《本草纲目》的作者李时珍，他虽然是著名的药学家，而他能医善护，为病人煎药、喂药，被传为佳话。我国最早的医学经典著作《黄帝内经》中记载着“不治已病，治未病”的保健思想，以及“闭户塞牖系之病者，数问其性，以从其意”，强调了解、关心病人疾苦，进行针对性疏导的整体观点；还有唐代杰出医药学家孙思邈创造的葱叶去尖插入尿道，引出尿液的导尿术；明、清时代为防治瘟病而采用的燃烧艾叶、喷洒雄黄酒消毒空气和环境，用蒸汽消毒法处理传染病人的衣物等护理技术，至今仍不失其科学意义。

古代护理的另一个特点是受宗教影响至深。在东方佛教、西方基督教支配下，救护病残者成为宗教的慈善事业。僧人、修女治疗、护理病人，主要以怜悯、施恩的人道主义精神照顾病人，应用科学技术是有限的。正由于历史的局限性所决定，15 世纪以前的护理只能是以一种劳务的方式存在，处于家庭护理、经验护理阶段。

四、近代护理

近代护理是在中世纪之后生物医学发展的基础上起步的。比利时人维萨里（Vesalius，1514～1561 年）医生解剖尸体，用直接观擦法写出了第一部人体解剖学；英国医生维廉哈维（william Harver，1578～1675 年）以实验法发现了血液循环；随之，细菌学、消毒法、麻醉术等一系列的医学发明和重大突破，为建立近代护理学奠定了理论基础，提供了实践发展的条件。

（一）弗罗伦斯

南丁格林（Florence Nightingale，1820～1910 年）与近代护理、近代护理学与护士教育的创始人之一南丁格尔，为使护理成为一门科学、一种专业，做出了重大贡献。南丁格尔出身于贵族之家，受过良好的高等教育，懂德、法、意大利等国语言，富有同情心，性格坚毅，具有开拓精神。1851年，她不顾家人阻挠，有目的的学习护理、卫生及伦理学课程，并毅然决定献身于护理事业。1854～1856年，英、俄、土耳其等国在克里米亚交战，英军伤亡惨重。英政府选定南丁格尔，由她率领38名训练不足的“护士”奔赴战地医院，负责救护工作。她克服重重困难，以忘我的工作精神、精湛的护理技术和科学的工作方法，经过半年的艰苦努力，使伤员的死亡率由原来的50%降至2.2%（《英国百科全书》1979年版）。南丁格尔的创造性劳动，证明了护理的永恒价值和科学意义，改变了人们对护理工作的看法，震动了全英国。通过实践，南丁格尔坚信护理是科学事业，护士必须接受严格正规的科学训练，只有品德高尚、具有献身精神的人才能胜任。1860年，她用英国政府奖励她的44000英磅，开办了世界上第一所护士学校，为近代科学护理事业打下了理论和实践基础。

南丁格尔在克里米亚战争中救护伤员的卓越成就和牺牲精神，被国际红十字会确认为是红十字会工作的开端，为表彰她的功绩，1883年国皇室授予她勋章；1912年，国际红十字会决定设立南丁格尔奖章，作为奖励世界各国有突出贡献的优秀护士的最高荣誉。人们为了纪念她将她的生日5月12日定为国际护士节。南丁格尔以其为护理事业奋斗不息的献身精神，成为全世界护士的楷模。她是近代护理学的奠基人。

（二）我国近代护理概述

我国近代护理学是随西医的传入而起始的。1935 年，在广东省建立的第一所西医医院，外国人为了利用中国的廉价劳动力，以短训班形式培训护理人员。1887 年，美国护士在上海妇孺医院开办护士训练班。1888 年，在福州开办我国第一所护士学校，首届只招收了 3 名女生。那时医院的护理领导和护校校长、教师等多由外国人担任，护士教材、护理技术操作规程、护士的培训方法等都承袭了西方的观点和习惯，形成欧美式的中国护理专业。

1912 年中华护士会成立护士教育委员会，并对全国护校注册。1914 年 6 月在上海召开第一次全国护士代表大会。在这次会议上，钟茂芳是第一位被选为学会副理事长的中国护士。钟茂芳认为从事护理事业的人是学识的人，应称之为“士”，故将“nurse”创译为“护士”，被沿用至今。那时的理事长由外国人担任，直至 1924 年才由我国护士伍哲英接任理事长。1922 年，我国参加国际护士会。1925 年，中华护士会第一次派代表出席在芬兰召开的国际护士会会员国代表大会。

中国人民解放军的护理工作始于土地革命战争年代。早 1928 年井岗山的红军医院，就附设有看护训练班。1931 年底创立的我军第一所医校——中国工农红军军医学校，在长征之前培训看护 300 人；抗日战争、解放战争期间，为保障部队的战斗力，护理教育趋向正规、普及、培养了大批优秀护理人才。1941 年、1942 年护士节，毛泽东同志亲笔题词“护士工作有很大的政治重要性”；“尊重护士，爱护护士”。党和革命领袖对护理工作的重视和关怀，极大地鼓舞了我军的广大护理工作者，他们浴血奋战，艰苦创业，默默奉献，谱写了永载史册的业绩，在我国近代护理史上留下了光辉的一页。

五、我国现代护理

目前国内医学护理实践为生物医学模式，护理病人多采用功能制护理，着重于病人功能性治疗和恢复；护理教育偏重于职业技术的基本技能，社会学、心理学和伦理学等人文学科课程设置少，缺乏“护理程序”“护理诊断”和“系统论”等国际先进的护理核心内容；构建现代医学护理模式对病人进行全方位的护理，系统制定对各种疾病的心理行为护理常规尚未形成氛围；病房设施、环境条件未能形成系统化护理格局；护理实践、护理教育和护理管理与现代医学模式不相适应，与国际医学护理过程尚有一定的差距。

随着科技的不断进步、学科的交叉渗透，迫切需要构建与之相适应的、符合我国国情的现代护理模式，并广泛推行。现代护理学要研究社会条件、环境变化、生长发育和心理因素的影响与疾病发生、发展的关系，运用护理方式减轻或消除不利于人类健康因素的影响，保护人类健康。

护理诊断是护理程序的核心部分。1990 年第 9 次 NANDA 会议上通过的护理诊断是：有关个人、家庭或社区对现存的或潜在的健康问题/生命过程反应的一种临床判断。经过不断地制定和修改，目前护理诊断已发展至 128 个。护理诊断还将被编入 WHO 国际疾病编码系统中。护士通过实施护理诊断，可学会收集资料（问诊），与病人交流，根据诊断依据确定护理诊断、提出护理措施，下达护嘱，实施护理；学会独立处理人对健康问题的反应。

将每种疾病最常见的护理诊断及护理措施写在标准计划卡片上，每张卡片都留有空白部分，以备增减护理计划。遇到某一疾病的病人，护士只需要找到该疾病的标准护理计划卡，写上病人的姓名，根据该病人的具体情况在卡片上选择相符合的护理诊断、目标和护理措施。若缺少个别护理诊断和措施，护士可在卡片空白处补充附加护理计划，以构成一份完整的护理计划。标准护理计划可由各科室根据本病区的病种，组织有经验、高职称的护理人员书写、实践、修改、定形。采用标准护理计划，可减少常规护理措施的书写，减轻护士负担，把护士的时间还给病人。

1949 年 10 月至 1966 年 5 月，是中国成立后护理工作的规划、整顿、发展期。1950 年 8 月召开的第一届全国卫生工作会议，提出了发展护理专业的规划，护士教育被定为中专，并纳入正规教育系统，由卫生教材编审委员会编护理教材。同年 8 月，召开中国护士学会第十七届全国理事会，改选理事，沈云晖同志当选为理事长，特聘中央卫生部部长李德全和全国妇联主席邓颖超同志为名誉理事长，学会工作从此进入了新阶段。1954 年 5 月创办《护理杂志》。1958 年护士学会被吸收为中国科学技术协会成员。在党和政府的关怀重视下，旧社会遗留下来的护士生活、政治待遇、发展前途等问题，得到相应的解决，充分调动了全国护士的工作热情。护理技术得到迅速发展，推行“保护性医疗制度”，创造并推广无痛注射法，创立“三级护理”“查对制度”，使护理工作逐步规范化。专科护理技术有重大突破，邱财康大面积烧伤被救治存活，王存柏断肢再植成功，代表了我国解放初期的护理专业发展水平，并为护理学从技艺向独立学科发展创造了条件。

1966 年至 1976 年 10 月的“文化大革命”期间，护理事业遭受挫折，医院规章制度被废除，管理混乱；护校停办，人才培养断层；学会工作中止，专业发展受到严重干扰。但广大护士坚守岗位，积极参加医疗队，开展中西医结合疗法，为改善广大农村和社区群众的医疗保健工作做出了成绩。

1976 年 10 月以后，迎来了建设我国现代护理的春天。国家卫生部于 1979 年先后颁发了《加强护理工作的意见》和《关于加强护理教育工作的意见》，从宏观上强化了对护理专业的管理，加速了现代护理学的发展进程。1982 年卫生部医政司成立城市护理处；各医院重建护理部；狠抓人才培养，充实护理队伍，至 1990 年，我国护士增至 100 万人左右；进一步建立、健全护理规章制度及护理质量标准；中等护理教育得到加强。据 1984 年统计，全国有独立护校及设有护理专业的卫生学校共 439 所。1984 年 1 月，教育部、卫生部联合召开了全国高等护理专业教育座谈会，提出积极开展多层次、多规格的护理教育要求；1985 年批准北京医科大学等 11 所医科大学设置护理本科专业，学制 5 年，毕业生授予学士学位。同时，大专护理、护理继续教育应运而生，一个中专、大专、本科齐全的护理教育体系已初具规模。

1979年，国务院批准卫生部颁发的《卫生技术人员职称及晋升条例》明确规定了护理人员的专业技术职称。这一重大举措，对提高护士的社会地位，改变护士的知识结构，构建具有我国特色的现代护理专业，有极其重大的意义。1980年以来，我国现代护理呈现出一派生机和活力：①护理概念发生了重要变化，身心结合的整体护理、责任制护理在逐步展开。②护理功能得到拓展，从医院护理逐渐走向社区护理。③护理装备有所更新。④护理业务技术水平明显提高，心理护理、重症监护、器官移植、显微外科等专科护理技术发展较快。⑤护理教育模式的转变带来护士知识结构的改善，一批知识品位较高的学科带头人正在茁壮成长。⑥护理学会在为推动我国现代护理学的发展，加速人才培养，开展国际间护理学术交流等方面做出了新的贡献。1977年9月《护理杂志》复刊，1981年改名为《中华护理杂志》，同年4月，该杂志与国外护理期刊交流。⑦1985年中国护理中心建成，对我国现代护理学的研究和发展起推动作用。⑧1983年，我国著名护理专家王秀瑛教授以她高尚的品德、渊博的学识，成为我国第一位南丁格尔奖章获得者。此后，又有中华护理学会名誉理事长林菊英等10多位护理工作者获此殊荣。老一辈护理专家和无数优秀护士对护理事业的执着追求和无私奉献精神，是我国现代护理得以发展的根本动力。

第二节 人的基本需求层次

一、概述

马斯洛需求层次理论是人本主义科学的理论之一，由美国心理学家亚伯拉罕·马斯洛在1943年在《人类激励理论》论文中所提出。书中将人类需求像阶梯一样从低到高按层次分为五种，分别是：生理需求、安全需求、社交需求、尊重需求和自我实现需求。

亚伯拉罕·马斯洛出生于纽约市布鲁克林区。1926年考入康乃尔大学，3年后转至威斯康辛大学攻读心理学，在著名心理学家哈洛的指导下，1934年获得博士学位，之后留校任教。1935年在哥伦比亚大学任桑代克学习心理研究工作助理。1937年任纽约布鲁克林学院副教授。第二次世界大战后转到布兰戴斯大学任心理学教授兼系主任，开始对健康人格或自我实现者的心理特征进行研究。1951年被聘为布兰戴斯大学心理学教授兼系主任。1969年离任，成为加利福尼亚劳格林慈善基金会第一任常驻评议员。

马斯洛陆续写出了《动机与人格》《存在心理学探索》《宗教、价值观和高峰体验》《科学心理学》《人性能达的境界》《人的动机理论》等著作，马斯洛需求层次理论便出自《人的动机理论》，该理论问世后产生了深远的影响，至今在人力资源行业，教育行业，流动人口管理，青年教师管理，水资源开发利用，管理心理学，企业薪酬制定等方面都有运用。

二、理论内容

在马斯洛看来，人类价值体系存在两类不同的需要，一类是沿生物谱系上升方向逐渐变弱的本能或冲动，称为低级需要和生理需要。一类是随生物进化而逐渐显现的潜能或需要，称为高级需要。

人都潜藏着这五种不同层次的需要，但在不同的时期表现出来的各种需要的迫切程度是不同的。人的最迫切的需要才是激励人行动的主要原因和动力。人的需要是从外部得来的满足逐渐向内在得到的满足转化。

低层次的需要基本得到满足以后，它的激励作用就会降低，其优势地位将不再保持下去，高层次的需要会取代它成为推动行为的主要原因。有的需要一经满足，便不能成为激发人们行为的起因，于是被其他需要取而代之。

高层次的需要比低层次的需要具有更大的价值。热情是由高层次的需要激发。人的最高需要即自我实现就是以最有效和最完整的方式表现他自己的潜力，惟此才能使人得到高峰体验。

人的五种基本需要在一般人身上往往是无意识的。对于个体来说，无意识的动机比有意识的动机更重要。对于有丰富经验的人，通过适当的技巧，可以把无意识的需要转变为有意识的需要。

马斯洛还认为：在人自我实现的创造性过程中，产生出一种所谓的“高峰体验”的情感，这个时候是人处于最激荡人心的时刻，是人的存在的最高、最完美、最和谐的状态，这时的人具有一种欣喜若狂、如醉如痴、销魂的感觉。

试验证明，当人呆在漂亮的房间里面就显得比在简陋的房间里更富有生气、更活泼、更健康；一个善良、真诚、美好的人比其他人更能体会到存在于外界中的真善美。当人们在外界发现了最高价值时，就可能同时在自己的内心中产生或加强这种价值。总之，较好的人和处于较好环境的人更容易产生高峰体验。

马斯洛在 1943 年发表的《人类动机的理论》（A Theory of Human Motivation Psychological Review）一书中提出了需要层次论。这种理论的构成根据 3 个基本假设：人要生存，他的需要能够影响他的行为。只有未满足的需要能够影响行为，满足了的需要不能充当激励工具。人的需要按重要性和层次性排成一定的次序，从基本的（如食物和住房）到复杂的（如自我实现）。人的需要按重要性和层次性排成一定的次序，从基本的（如食物和住房）到复杂的（如自我实现）。马斯洛理论把需求分成生理需求、安全需求、社会需求、尊重需求和自我实现需求五类，依次由较低层次到较高层次。

三、基本内容

各层次需要的基本含义如下。

（一）生理上的需要

这是人类维持自身生存的最基本要求，包括饥、渴、衣、住、性的方面的要求。如果这些需要得不到满足，人类的生存就成了问题。在这个意义上说，生理需要是推动人们行动的最强大的动力。马斯洛认为，只有这些最基本的需要满足到维持生存所必需的程度后，其他的需要才能成为新的激励因素，而到了此时，这些已相对满足的需要也就不再成为激励因素了。

（二）安全上的需要

这是人类要求保障自身安全、摆脱事业和丧失财产威胁、避免职业病的侵袭、接触严酷的监督等方面的需要。马斯洛认为，整个有机体是一个追求安全的机制，人的感受器官、效应器官、智能和其他能量主要是寻求安全的工具，甚至可以把科学和人生观都看成是满足安全需要的一部分。当然，当这种需要一旦相对满足后，也就不再成为激励因素了。

（三）感情上的需要

这一层次的需要包括两个方面的内容。一是友爱的需要，即人人都需要伙伴之间、同事之间的关系融洽或保持友谊和忠诚；人人都希望得到爱情，希望爱别人，也渴望接受别人的爱。二是归属的需要，即人都有一种归属于一个群体的感情，希望成为群体中的一员，并相互关心和照顾。感情上的需要比生理上的需要来的细致，它和一个人的生理特性、经历、教育、宗教信仰都有关系。

（四）尊重的需要

人人都希望自己有稳定的社会地位，要求个人的能力和成就得到社会的承认。尊重的需要又可分为内部尊重和外部尊重。内部尊重是指一个人希望在各种不同情境中有实力、能胜任、充满信心、能独立自主。总之，内部尊重就是人的自尊。外部尊重是指一个人希望有地位、有威信，受到别人的尊重、信赖和高度评价。马斯洛认为，尊重需要得到满足，能使人对自己充满信心，对社会满腔热情，体验到自己活着的用处和价值。

（五）自我实现的需要

这是最高层次的需要，它是指实现个人理想、抱负，发挥个人的能力到最大程度，完成与自己的能力相称的一切事情的需要。也就是说，人必须干称职的工作，这样才会使他们感到最大的快乐。马斯洛提出，为满足自我实现需要所采取的途径是因人而异的。自我实现的需要是在努力实现自己的潜力，使自己越来越成为自己所期望的人物。

四、基本观点

五种需要象阶梯一样从低到高，按层次逐级递升，但这样次序不是完全固定的，可以变化，也有种种例外情况。一般来说，某一层次的需要相对满足了，就会向高一层次发展，追求更高一层次的需要就成为驱使行为的动力。相应的，获得基本满足的需要就不再是一股激励力量。五种需要可以分为高低两级，其中生理上的需要、安全上的需要和感情上的需要都属于低一级的需要，这些需要通过外部条件就可以满足；而尊重的需要和自我实现的需要是高级需要，他们是通过内部因素才能满足的，而且一个人对尊重和自我实现的需要是无止境的。同一时期，一个人可能有几种需要，但每一时期总有一种需要占支配地位，对行为起决定作用。任何一种需要都不会因为更高层次需要的发展而消失。各层次的需要相互依赖和重叠，高层次的需要发展后，低层次的需要仍然存在，只是对行为影响的程度大大减小。马斯洛和其他的行为科学家都认为，一个国家多数人的需要层次结构，是同这个国家的经济发展水平、科技发展水平、文化和人民受教育的程度直接相关的。在不发达国家，生理需要和安全需要占主导的人数比例较大，而高级需要占主导的人数比例较小；而在发达国家，则刚好相反。在同一国家不同时期，人们的需要层次会随着生产水平的变化而变化。

马斯洛的需求层次理论，在一定程度上反映了人类行为和心理活动的共同规律。马斯洛从人的需要出发探索人的激励和研究人的行为，抓住了问题的关键；马斯洛指出了人的需要是由低级向高级不断发展的，这一趋势基本上符合需要发展规律的。因此，需要层次理论对企业管理者如何有效的调动人的积极性有启发作用。

但是，马斯洛是离开社会条件、离开人的历史发展以及人的社会实践来考察人的需要及其结构的。其理论基础是存在主义的人本主义学说，即人的本质是超越社会历史的，抽象的“自然人”，由此得出的一些观点就难以适合其他国家的情况。

马斯洛需求层次理论中提到人的需求满足是阶梯式的，是一个需要满足后再追求下一个需要。只是我并不觉得人的需求有着如此强烈的界限划分。难道除了追求基本需求之外人就不能逾越需求的界限去渴望新的超越吗？或者说，平凡的人除了生活简单层次需求的追求就丧失了自我实现需求的追求吗？平凡中孕育着不平凡的理想和追求，也会因之产生了超越基本需求的动力。

第三节 护理理论的类型与功能

一、基本定义及特征

理论（theory）是人们由实践概括出来的关于自然界的、社会的、有系统的结论，是反映客观存在的概念、原理的体系。科学理论是客观事物的本质及其规律的正确反映。理论由用以说明对现象的看法的概念、定义、模式和假定等组成，其基本目的是描述、解释、预测和支配世界中的某一现象，故按目的可以将理论分为描述性、解释性、预测性和支配性理论。理论可以是对实践经验的总结，反过来它又可以指导实践，还可以被实践所检验、修改、补充和发展。所谓现象（phenomena）是指人们通过感觉了解到事物在发展、变化中所表现出来的外部形态和联系。假定（propositions）是从公理派生出来的原理或陈述，亦可以说是科学地陈述表达出来的想法或预感。

护理理论（nursing theory）是一种能说明某种护理行为、解释该护理行为的理由，并预测其行为发生后的结果；或能控制、创设护理行为，并加以显示各概念间关系的理论。护理理论也可以说是一系列相对具体和实在的概念和假设，用以说明护理专业中的有关现象。许多护理理论都源于护理概念模式。护理理论的目的是描述、解释、预测和支配护理实践所期望的结果。人、健康、环境、护理为组成护理理论的四个基本概念，亦是护理学科的核心。至目前为止，没有任何一个护理理论是最全面且唯一能描述、解释、预测和支配护理专业中的任何现象的。不同的护理理论家对其四个基本概念有不同的认识，然而“人”是最为重要的概念。

护理理论的基本特征：①清晰说明和定义有关护理的特定概念及这些概念之间的关系。②具有逻辑性。即指构成理论的所有概念不仅能明确定义，而且概念之间存在着相互一致的内在联系。③具有普遍性和简单性。护理理论应用简单的术语和普遍的概念来描述和解释，易于让护理专业人员理解和接受，且能简单和广泛地应用于护理实践。④具有普遍性和简单性。护理理论应用简单的术语和普遍的概念来描述和解释，易于让护理专业人员理解和接受，且能简单和广泛地应用于护理实践。⑤理论应能被实践和研究验证。理论中的一些假设应可以通过护理实践或研究得到准确的证明，且通过实践和研究可引出新的学说，使其理论得到补充和发展。⑥理论应能增加本学科的总体知识和推进本学科的发展。

二、护理理论的类型及功能

大多数现有的护理模式理论均来源于西方社会，从南丁格尔时代至今，护理人员逐渐发展了自己的护理理论，同时，护理学科发展过程中也应用了很多其它学科的理论。目前常被护理学科应用的模式/理论包括5类。

（一）以需要及问题为中心的护理模式/理论

代表人物包括：南丁格尔的环境学说及Orem的自理模式等。Orem

的自理模式认为自理是一种有一定形式的、连续的和有意识的行为。自理能力是可以学习的，一个人的自理能力越好，则显示其健康状况越佳。与健康有关的自理能力缺陷则是确定是否需要护理的指标，所以护理工作应以如何更好地去恢复和满足病人的自理能力为目的，以及如何通过护理系统帮助病人自己来满足自理需要。在 Orem 的护理系统中包括完全补偿系统部分补偿系统、以及支持和教育系统。

（二）以护患关系为中心的护理模式/理论

该类模式/理论以护患沟通交流技巧为中心，主张所有的人类活动是一种相互作用；护理活动被看作是护士与病人的相互作用的过程。理论着重阐述护士如何通过人际沟通建立良好的护患关系，以满足病人的健康需要，护患相互作用及其结果决定于护士及其病人所扮演的不同的社会角色。代表人物包括：King 的目标达到理论、Peplau 的人际关系模式及 Watson 的人类照护理论等。

（三）以系统为中心的护理模式/理论

该类模式/理论认为人是由不同的亚系统所组成的开放系统，这些系统有机地协作成为一个整体来满足人的需要。主要代表人物包括：Roy 的适应模式，Neuman B 的系统模式及 Leininger 的跨文化护理理论等。

（四）以能量源为中心的护理模式/理论

该类模式/理论认为人是一个能量源或能量系统，在与外界环境不断交换的过程中保持自己的能量稳定或健康。主要代表人物有 Rogers 人类统一整体科学理论的及 Newman M 的健康意识理论等。

（五）护理学科常应用的其他学科的理论

由于护理学科探讨人类对健康问题的反应，因此公共卫生、心理学、行为学和社会学等领域的理论和模式常常被护理学科借鉴和应用，例如 Maslow 的人类需要层次论、Erikson 的成长发育理论、Pender 的健康促进模式、Lazarus&Folkman 的压力和应对模式、Bandura 社会认知理论和自我效能学说等。

第四节 护理理论的发展阶段

一、以疾病为中心的护理阶段

这个阶段主要是建立在新健康观和生物—心理—社会医学模式的基础上，护理学在发展中吸收了大量相关学科的理论，如系统理论、人类需要层次论、人与环境相互关系学说等，使护理发生了根本性变革。这一时期护理理论开始强调人是一个整体，在疾病护理的同时应该重视人的整体护理，护理工作应该从“以疾病为中心”转向“以病人为中心”。在这一阶段，护理已经成为一个专门的职业，医。学教育网搜集整理护士从业前必须经过专门训练。护理工作的主要内容是执行医嘱和各项护理技术操作，护理教育者和护理管理者都把护理操作技能作为保证护理工作质量的关键。在实践中逐步形成了一套较规范的疾病护理常规和护理技术操作常规。

二、以病人为中心的发展阶段

确立了人是一个整体的概念，护理由“一疾病为中心”转变为“以病人为中心”。世界卫生组织提出了新的健康观，新的“生物—心理—社会”医学模式的产生，新的工作方式护理程序的提出，都为护理的改革提供了理论依据。护理的工作方法与内容是：按照护理程序对病人实施整体护理；工作场所局限于医院。

卫生部于2005年开展了以病人为中心，以提高医疗服务质量为主题的医院管理年活动，旨在探索建立医院科学管理的长效机制，不断提高医疗服务质量和水平，使医疗服务更加贴近群众、贴近社会。活动期间，卫生部年年成立专家组赴各地督导检查，特别是处于全国医疗行业领头羊的三甲医院，在这次活动中重新梳理了规章制度，医务人员则重新认识了“三基三严”“三查七对”等老话题的意义，对提高医疗质量、确保医疗安全、提高医疗服务水平有着深刻影响。

三、以人的健康为中心的护理阶段

由于科技的迅速发展和健康需求日益增长，威胁人类健康的疾病谱出现变化，社会化和大卫生的趋势越来越明显，保障健康成为社会发展的强劲动力，使护理专业有了更广阔视野和实践领域，“以人的健康为中心的护理”成为一种必然的选择。

在这一阶段，护理专业成为一门以基础医学、临床医学、预防康复医学及与社会科学和人文科学相关的综合应用学科。护理工作已经从医院扩展到社区和家庭，从病人个体扩展到社会人群，从注重疾病、病人护理扩展到关注健康、提供生命健康全程护理，护士成为向社会提供初级卫生保健的主要力量。护理教育形成了从专科、本科到硕士、博士培养的完整体系，以满足护理专业发展的需要。

应当看到，由于世界各国社会经济、文化、教育、卫生等方面发展水平有较大差异，因此护理专业的发展也很不平衡。总体上是发达国家发展水平较高，已经进入第三阶段，广大发展中国家发展较慢，面临困难较多。我国自改革开放以来，护理专业发展迅速，专业化程度和教育水平都有了长足进步，但是，面临医学的进步和诊疗技术的不断发展，人民群众健康需求的不断增长，护理专业逐步向更高水平发展已经成为不可逆转的趋势。

参考文献

[1]张翠.基于职业能力培养的护理学基础理实一体化教学模式的构建[J].卫生职业教育，2016，34（4）：74-75.

[2]顾琳琳，杨晓，洪华，等.护生自主管理用物法在《护理学基础》实训课中的应用效果[J].解放军护理杂志，2013，30（7）：68-70.

[3]任艳萍，牟爱玲，蔡红霞，等.护理学基础实践教学过程中侵入性护理操作安全教学策略研究[J].卫生职业教育，2013，31（15）：86-88.

[4]王春利.基于 Web 的护理学免费资源知识元标引实现研究[J].中国农村卫生事业管理，2013，33（7）：825-828.

[5]邓力，高乔，杨苓.集束化管理在护理学基础实验开放课中的实践[J].继续医学教育，2017，31（4）：73-75.

[6]谢琼，卢咏梅.软技能应用于护理学中的研究进展[J].全科护理，2015，13（35）：3542-3545.

[7]McNeil PA，Lindeman CA.A History of the Western Institute of Nursing and Its Communicating Nursing Research Conferences[J].Nurs Res，2017，66（3）：252-261.

[8]何瑛，魏元龙，刘俞妤.标准化病人在内科护理学病史评估中的应用[J].卫生职业教育，2013，31（10）：112-113.

[9]Liaschenko J，Peter E.Fostering Nurses'Moral Agency and Moral Identity：The Importance of Moral Community[J].Hastings Cent Rep，2016，46（Suppl 1）：18-21.

[10]陈思羽.Sandwich 教学法在《妇产科护理学实践教学》中的应用[J].护理实践与研究，2014，11（1）：103-104.

[11]汪凤兰，邢凤梅，张小丽，等.文献导读研讨教学模式对护理学硕士研究生评判性思维能力的影响[J].重庆医学，2014，43（11）：1399-1401.

[12]王春利.护理学理论和实践知识的组织与映射研究[J].中国农村卫生事业管理，2014，34（8）：1001-1003.

[13]陆英莉.护理专业中国文化史概要教学思考[J].卫生职业教育，2013，31（19）：77-78.

[14]Wilson D.An Overview of the Application of Wearable Technology to Nursing Practice[J].Nurs Forum，2017，52（2）：124-132.

[15]Gregory KE.A Brief History of Antibiotics in the Neonatal Intensive Care Unit：From Routine Prophylaxis to Antimicrobial Stewardship[J].J Perinat Neonatal

Nurs，2016，30（2）：88-92.

[16]Epstein B，Turner M.The Nursing Code of Ethics：Its Value，Its History[J].Online J Issues Nurs，2015，20（2）：4.

[17]Majda A，Ziarko E，Zalewska-Puchała J.A consistent course of events or a series of coincidences：nursing in Poland from the 19（th）to the 21（st）century[J].Nurs Inq，2015，22（4）：359-370.

[18]Massey RL，Kim HK，Abdi S.Brief review：chemotherapy-induced painful peripheral neuropathy（CIPPN）：current status and future directions[J].Can J Anaesth，2014，61（8）：754-762.

[19]Masselink LE，Jones CB.Immigration policy and internationally educated nurses in the United States：A brief history[J].Nurs Outlook，2014，62（1）：39-45.

[20]李冰，魏丽.国际护理科研的发展与研究趋势[J].护理实践与研究，2014，11（12）：21-23.

第二章 护理学的基本概念、任务与目标

第一节 护理学的基本概念

护理学包括四个基本概念。

一、人

人是一个整体，任何一个方面的失调都会对整体造成影响；人是一个开放系统，它既能影响环境又受环境的影响；人作为一个生物体，在不同的生理阶段具有不同的基本需要；人对自身的健康有不同的追求方式。

二、健康

健康的范围非常广泛属于最核心的事是有关医学领域方面的如：环境健康、营养学、疾病医疗、疾病预防、公共卫生和公共健康等事务。人们可以调查这些方面来帮助评测健康的程度。

在一些国家，健康包括在满足更基本的食品、住所和基本的医疗保障后，对身体状态的管理。很多这类的实践是为了追求幸福，实际上，是致力于控制富裕的副作用，例如肥胖和缺乏锻炼。

健康观念从19世纪后期在西方国家开始逐渐流行，那时正是中产阶级在工业化的世界开始出现；也从那时开始，一个新兴的繁荣的大众有了时间和资源来追求幸福和其他形式的自我提升。许多早期的消费产品，从玉米片到漱口水，都是从公众对健康日益增长的兴趣中派生出来的。

健康可以用科学的测试或者实践来维持，例如检查胆固醇、血压、葡萄糖等。它也包含一些有争议的实践，例如避免某些食物，摄入某些维生素或者替代药品。

对健康的追求过程能够以一种安慰剂的效果来提升健康，尽管用到的技术还没有被科学所证实。一些自我感觉良好的人可能减缓心理上的压力，提升自我对健康的感知，达到一种提升了的心理状态。这种状态有一些已经被证实了的，对身体不同系统有益的效果，例如：血压、肠胃系统功能以及免疫反应。

世界卫生组织（WHO）1948年对健康的定义是："健康不但是没有疾病和身体缺陷，还要有完整的生理、心理状态和良好的社会适应能力。"健康是一种状态，人的健康状况是不断变化的动态过程，是相对的，因人而异。健康的观念受很多因素的影响。健康是指一个人在身体、精神和社会等方面都处于良好的状态。健康包括两个方面的内容：一是主要脏器无疾病，身体形态发育良好，体形均匀，人体各系统具有良好的生理功能，有较强的身体活动能力和劳动能力，这是对健康最基本的要求；二是对疾病的抵抗能力较强，能够适应环境变化，各种生理刺激以及致病因素对身体的作用。传统的健康观是“无病即健康”，现代人的健康观是整体健康，世界卫生组织提出“健康不仅是躯体没有疾病，还要具备心理健康、社会适应良好和有道德”。因此，现代人的健康内容包括：躯体健康、心理健康、心灵健康、社会健康、智力健康、道德健康、环境健康等。健康是人的基本权利，健康是人生的第一财富。

现代健康的含义并不仅是传统所指的身体没有病而已，根据“世界卫生组织”的解释：健康不仅指一个人身体有没有出现疾病或虚弱现象，而是指一个人生理上、心理上和社会上的完好状态，这就是现代关于健康的较为完整的科学概念。

现代健康的含义是多元的、广泛的，包括生理、心理和社会适应性三个方面，其中社会适应性归根结底取决于生理和心理的素质状况。心理健康是身体健康的精神支柱，身体健康又是心理健康的物质基础。良好的情绪状态可以使生理功能处于最佳状态，反之则会降低或破坏某种功能而引起疾病。身体状况的改变可能带来相应的心理问题，生理上的缺陷、疾病，特别是痼疾，往往会使人产生烦恼、焦躁、忧虑、抑郁等不良情绪，导致各种不正常的心理状态。作为身心统一体的人，身体和心理是紧密依存的两个方面。心理健康是比较而言的，绝对的健康是不存在的，人们都处在较健康和极不健康的两端连续线中间的某一点上，而且人的心理健康状态是动态变化的，而非静止不动的。人的心理健康即可以从相对的比较健康变成健康，又可以从相对健康变得不那么健康，因此，心理健康与否是反映某一段时间内的特定状态，而不应认为是固定的和永远如此的。

三、环境

人的环境包括内环境和外环境，人与环境是相互依存的，护理工作就应帮助人们适应环境。提高适应能力以恢复和促进健康。机体环境分为内环境与外环境。

多细胞生物，细胞在体内直接所处的环境即细胞外液，称之为内环境。内环境是细胞直接进行物质交换的场所，是细胞直接生活的环境。细胞代谢所需要的氧气和各种营养物质只能从内环境中摄取，而细胞代谢产生的二氧化碳和代谢终末产物也需要直接排到内环境中，然后通过血液循环运输，由呼吸和排泄器官排出体外。此外，内环境还是细胞生活与活动的地方。因此，内环境对于细胞的生存及维持细胞的正常生理功能非常重要。内环境的相对稳定是机体能自由和独立生存的首要条件。人体内绝大多数细胞并不与外界相接触，而是浸浴于机体内部的细胞外液中，因此细胞外液是细胞直接接触和赖以生存的环境。生理学中将围绕在多细胞生物体内细胞周围的，即细胞外液，称为机体的内环境。

人体的绝大部分细胞是不与血浆直接接触的，因此，这些细胞与毛细血管中的血浆不直接进行物质交换。但是，人体的绝大部分细胞浸浴在组织液中，细胞内液与组织液之间只隔着一层细胞膜，于是水分和一切可以通过细胞膜的物质，就在这两部分体液之间进行交换；细胞所需要的氧气等营养物质进入细胞；细胞产生的二氧化碳等废物进入组织液。由于组织液不断地形成，以及组织液不断地回流入血液，因此为细胞不断地提供所需要的营养物质并运走代谢废物。细胞与内环境之间就是这样进行物质交换的。血液在血管里不停地循环流动，一方面与人体各个部分的组织液交换；另一方面与肺、肾脏、和胃、肠等器官有着密切的关系。这样才能使人体细胞通过内环境不断地与外界进行物质交换。所以，内环境是细胞与外界环境进行物质交换的媒介。

从物质在体内的运输和交换过程可以看出，血液循环正常地进行，就可以避免内环境中物质因不断地被细胞利用而耗竭，有助于维持内环境成分的相对恒定，内环境的稳态是细胞进行正常生命活动所必需的。血液循环一旦发生障碍，就会影响细胞正常的生命活动，严重时可能危及生命。体内细胞是通过内环境与外界环境发生物质交换的。我们所吃食物中的各种营养物质，经过消化系统的消化和吸收，进入小肠绒毛内的毛细血管，吸收进入循环系统。这些营养物质溶解于血浆中，随血液循环运输到身体各部分的组织器官中，被组织细胞利用。外界空气随着吸气，通过呼吸道进入肺泡。肺泡壁很薄，它们都只由一层扁平的上皮细胞构成。此时，肺泡里的氧气，可以透过肺泡壁和毛细血管壁，进入血液，与血液中的血红蛋白结合，然后随血液循环运输到身体的各个组织器官，被组织细胞利用。外界环境中的氧气和各种营养物质就是这样被组织细胞吸收的。

组织细胞在新陈代谢过程中产生的废物，如人体内多余的水、无机盐以及尿素、尿酸、二氧化碳等对人体细胞有害的物质，通过细胞膜进入组织间隙的组织液中，然后扩散进入组织里的毛细血管或毛细淋巴管，进入循环系统。当血液流经肺泡壁外的毛细血管时，血液中的二氧化碳通过毛细血管壁和肺泡壁进入肺泡，此时，肺泡缩小，通过呼气将二氧化碳排出体外。当血液流经肾脏时，血液中多余的水分、无机盐和尿素、尿酸等形成尿液，通过排尿排出体外。一部分代谢废物也可通过皮肤排汗排出体外。机体外环境是指机体生存的外部环境，对于多细胞生物来说，是指细胞生存的外部环境因素，例如：人的胃液即属于机体外环境。

四、护理

是诊断和处理人类对现存的和潜在的健康问题的反应。护理是在科学指导下一种帮助人的活动，护理程序是护理工作的基本方法。

第二节 护理学的基本任务

WHO 提出全球卫生保健战略目标 2000 年人人享有卫生保健，为实现这一目标，护士不仅要在医院为病人提供护理服务，还需要将护理服务扩展到社区和社会，为健康人群提供保健。目前临床护理实践，正向整体护理工作模式转化，要求护士以整体观念评估、分析和满足病人生理、心理、社会、精神、文化、发展等方面的需求，帮助服务对象获得最大程度的健康。满足人群的生理、心理和社会需求是基础护理学的基本任务，它是通过促进健康、预防疾病、恢复健康、减轻痛苦这四项护士的基本职责来实现的。

一、促进健康

促进健康是帮助人群获得在维持或增进健康时所需要的知识资源。促进健康的目标是帮助人们维持最佳健康水平或健康状态，护士可通过卫生宣教，使人们能够适当运动增进健康。

二、预防疾病

预防疾病是帮助健康人群或易感人群保证健康的重要手段。通过护士的各种努力，使全社会人民都加强预防观念，从实验室扩大到社会实践，从生理预防扩大到社会心理预防，从单纯技术服务扩大到社会服务，使所有人都尽可能达到最高的健康水平。

三、恢复健康

恢复健康是帮助人们在患病或有影响健康的问题后，改善其健康状况，协助残疾者参与他们力所能及的活动，使他们从活动中得到锻炼和自信，以利于他们恢复健康。

四、减轻痛苦

减轻个体和人群的痛苦是护士所从事护理工作的基本职责和任务。通过学习和实践基础护理学，掌握及运用必要的知识和技能于临床护理实践，帮助个体和人群减轻身心痛苦。范畴是人的思维对客观事物的普遍本质的概括和反应。护理学是一门生命科学中综合自然、社会及人文科学的应用科学，随着健康概念的提出，医学模式的转变及 WHO 制订的“2000 年人人享有卫生保健”的战略目标，现代护理学的观念正在“以疾病为中心”的传统观念向“以病人为中心”和“以人的健康为中心”的整体观念转变，其范畴也正在扩大，已从医院扩大到社会人群，护理技术由个人操作发展到集体协作，业务内容从单一技术服务，发展为包括生理、心理、社会因素在内的综合服务，

体范畴包括临床护理：①临床护理指基础护理和专科护理。基础护理是临床护理的基础，它是应用护理的基本理论、基本知识、基本技能来满足人们的基本需要。随着各种新技术的发展，临床护理将向更宽、更深的领域发展，对护理学提出了更高的要求，需要护理工作者进一步探求，不断发展各种新疾病的护理技术，为更广泛的人群提供护理工作场所。②护理管理主要指医院和病区的护理组织管理和技术管理，护理管理是为了提高人们的健康水平，系统地利用护理人员的潜能和有关其他人员或设备、环境和社会活动的过程，现代管理是在科学理论指导下，运用先进的方法和手段进行的系统活动，解决好管理问题，将能进一步增强促进人类健康的职能。③护理教育：是指学校教育和毕业后继续教育。护理教育的根本在于使护理工作者优质

高效地为人类健康和病人提供护理服务。随着现代医学模式的建立，必须建立一套与之配套的护理教育体系，当前，我国护理教育的改革正向纵深发展，护理教育理论的研究，学校教育在职人员的继续教育等，如何适应21世纪对护理人才的需求是护理教育的中心问题。④护理科研：包括护理理论的研讨，护理技术的提高和改进等。护理学的发展必须依靠护理科研，特别是运用可靠的科学根据来指导临床护理工作。科研是学习正确的思维方法，其基本程序是选题、设计、实验、整理、分析、统计处理。⑤社区保健护理：随着科学的发展，21世纪人口结构、保健模式、疾病谱及人们对卫生保健的需求将发生很大变化，以个人和疾病为中心的保健机构已转变为以人群、社区为基础的保健系统，护理服务也从医院扩大到家庭和社区，特别是家庭病床的建立，为很多慢性疾病病人提供了良好方便的服务，随着人们生活水平的不断提高，不仅要求生活好，而且要健康长寿，人们已经不满足常规的卫生服务模式，而要求一些卫生人员定期给他们体检，进行健康指导、了解自然环境及社会环境对健康的影响，以及老年人、妇幼的预防保健工作，都为社会预防保健工作、社区预防保健体系的建立及构成提供了良好的条件。

第三节 护理学的基本目标

一、指导护理活动

护理计划按照健康问题的主次顺序进行组织和排列，护理措施在其中成为有目标、有组织的护理活动，是护理人员满足服务对象需要的行动指南。

二、实现个体化护理

护理计划针对服务对象的健康问题而制订，致力于处理服务对象对健康问题的反应，满足服务对象独特的需要，因此，护理计划是为服务对象提供个体化护理的保障。

三、有利于护理人员之间的沟通

护理计划可帮助各班次护理人员之间进行沟通，保证护理的连续性和协调性。

四、提供护理评价的标准

护理计划是科学而系统的护理活动的前提，确定预期目标是护理计划的重要步骤，预期目标既可为护理活动指明方向，又可成为护理评价的依据。

五、增进护患关系

在制订护理计划过程中，服务对象参与护理活动，在调动他们配合护理积极性的同时，增进了护患关系。

六、提高护理人员的业务水平和能力

制订护理计划，要求护理人员具备医学、护理学和一定的人文社会学知识，以及评判性思维技能，促进护理人员业务水平和能力的提高。

参考文献

[1]李小寒.护理学基础[M].第五版.北京：人民卫生出版社，2014：220.

[2]樊慧红，韩慰，雷冬英，等.优质护理病房目标管理护士关键绩效指标体系构建的研究[J].护士进修杂志，2013，28（10）：884-886.

[3]季东平.优质护理管理在新生儿护理中的应用效果分析[J].中国现代药物应用，2016，10（4）：229-230.

[4]周洪梅.优质护理管理在新生儿护理中的应用效果探讨[J].当代医学，2014，20（34）：119-120.

[5]刘月欣，孙素娟，田溢卿.应用临床护理路径对糖尿病病人进行健康教育的对照研究［J］.中国老年学杂志，2007，27（6:）：84-85.

[6]Koh RY，Park T，Wickens CD.An investigation of differing levels of

experience and indices of task management in relation to scrub nurses'performance in the operating theatre： analysis of video-taped caesarean section surgeries[J].Int J Nurs Stud，2014，51（9）：1230-1240.

[7]杨世梅.护士对优质护理服务的认知程度及护理管理改进措施[J].中国医药科学，2012，3（15）：67-89.

[8]薛大东.医疗体制行政化管理的缺陷及其改进—基于医疗资源配置效率与公平的视角［J］.中国医院管理，2013（8）：1-3.

[9]Yaakup H，Eng TC，Shah SA.Does clinical experience help oncology nursing staff to deal with patient pain better than nurses from other displines？Knowledge and attitudes survey amongst nurses in a tertiary care in Malaysia[J].Asian Pac J Cancer Prev，2014，15（12）：4885-4891.

[10]汤新辉，刘翔宇，谌永毅.现场管理在优质护理服务中的实施及效果评价[J].中国护理管理，2013，3（21）：12.

[11]苟燕."优质护理服务示范工程"在妇产科的实施与体会[J].中国社区医师（医学专业），2013，10（11）：81-102.

[12]李裕明，史瑞芬.护理一般差错瞒报情况调查与分析［J］.中国护理管理，2011，11（5）：13-16.

[13]黄行芝，袁国珍，张娟.引入竞争机制进行护理管理的做法和体会[J].现代管理，2005，11（13）：1059-1060.

[14]Dexter F，Ledolter J，Smith TC，et al.Influence of provider type（nurse anesthetist or resident physician），staff assignments，and other covariates on daily evaluations of anesthesiologists'quality of

supervision[J].Anesth Analg，2014，119（3）：670-678.

[15]杜鹏.基于提升医疗质量的医疗纠纷前馈控制研究[D].吉林大学，2013.

[16]Hanne H Villesen，Torsten Faber，Birgitte Skov，et al.The importance of the proper procedures in the process of implementing new guidelines[J].European journal of hospital pharmacy practice，2010，16（3）：35-39.

[17]Farley JE，Tudor C，Dennison CR.Progress in prevention：improving cardiovascular risk management among human immunodeficiency virus-positive individuals[J].The Journal of cardiovascular nursing，2010，25（4）：259-260.

第三章 出院与入院病人护理

第一节 环境

医疗环境即健康照顾的环境。医疗环境对病人应该有积极的影响，并具有治疗作用，可以满足病人的需要。护士的职责之一是为人群提供一个安全‘舒适的治疗性环境，以促进全民健康。医疗环境的安排布置工作程序都需要以服务的对象-病人为中心，考虑病人的舒适与方便，尽量减轻其痛苦。因此，创造及维护一个最佳的物理和社会环境对病人的康复是很重要的。

一、医院物理环境

随着社会经济繁荣’教育普及，人民的生活质量普及提高，消费观念逐渐趋向追求高质量与美观舒适的生活空间。一旦患病，则希望获得最好的医疗服务，更希望在安全、舒适、优雅的环境接受诊疗。医院的物理环境是影响病人身心舒适的重要因素。环境性质决定病人的心里状态，它关系着治疗效果及疾病的转归。病室的温度、湿度、安静、通风等非病人自身所能控制，而又与日常的要求有所不同。因此，适当地调节环境，保持整齐、舒适、安全、安静、健康的环境，是护士的重要职责。

住院病人疾病的痊愈与健康的恢复，必须在卫生健康的环境下才能获得。卫生健康的环境应考虑下列因素：

（一）空间

每个人都需要一个适合其成长、发展及活动的空间。儿童需要游戏活动的空间，因为游戏是儿童发展阶段的重要的任务；成年人需要休息室或会客等场所，以从事社交活动，同时亦需要一个能独处的空间。因此，为病人安排空间时，必须考虑这些因素，在医院条件许可的情况下，尽可能满足病人的需要，让他们对其周围环境拥有某些控制力。为方便操作和护理，以及为了保证病人有适当的空间，病床之间的距离不得少于 1 m。

（二）温度

适宜的温度，有利于病人的休息、治疗及护理工作的进行。在适宜的室温中，病人可感到舒适、安宁、减少消耗，利于散热，并可降低肾脏负担。室温过高会使神经系统受到抑制，干扰消化及呼吸功能，肌肉紧张而产生不安，又会使病人在诊疗护理时受凉。环境内的温度让人感觉舒适的标准因人而异。年纪较大、活动量较少的人可能比年纪较轻、活动量较大的人所喜欢的温室为高。一般室温保持在 18～22 摄氏度较为适宜。新生儿及老年人，室温以保持在 22～24 摄氏度为佳。

病室应备有室温计，以便所示评估室内的温度而加以调节，满足病人身体舒适的需要。由于季节的变换，气温差别很大，应根据不同季节采用不同的护理措施。夏季酷热，有条件的医院使用空气调节器来调节室温，一般则采用电扇使室内空气流通，从而增加身体热气蒸发速度，促进身体舒适。冬天严寒，病室多用暖气设备保持温度，农村和基层医疗单位中也用火炉、火墙取暖。此外，还应注意根据气温变化增减病人的盖被及衣服。在执行护理活动时，应尽量避免不必要的暴露，以防病人受凉。

（三）湿度

病室湿度以50%～60%为宜。湿度过高或过低都会给病人带来不适感。当湿度过高时，蒸发作用弱，可抑制出汗，病人感到潮湿，气闷，尿液排出量增加，加重肾脏负担；湿度过低，空气干燥，人体蒸发大量水分，引起口干舌燥，咽痛，烦渴等表现，对呼吸道疾患或气管切开病人尤其不利。

（四）通风

通风降低室内空气污染的有效措施。一般通风30分钟即可达到换置室内空气的目的。

（五）噪声

凡是不悦耳、不想听的声音，或足以引起人们心理上或生理上不愉快的声音，称为噪声。噪声强度在50～60分贝时即能产生相当的干扰。

（六）光线与其他

病室采光有自然光源和人工光源。日光是维持人类健康的要素之一。为了夜间照明及保证特殊检查及治疗护理的需要，病室必须备妥人工光源。

优美的环境让人感觉舒适愉快。

二、医院的社会环境

医院是社会的一部分，人的生、老、病、死都与它有密切的关系。医院的主要任务是对公众的健康问题或健康需要提供协助或服务，担负着预防、诊断及治疗疾病、康复、促进健康的任务。为了保证病人能获得安全、舒适的治疗性环境，得到适当的健康照顾，必须为病人创造和维持一个良好的医院社会环境。

（一）护患关系

医护人员与病人的关系是服务者与服务对象的关系。造成积极影响还是消极影响主要取决于护理人员，主要的影响源有四种：语言、行为举止、情绪及工作态度。

（二）病友关系

病友中的每个人都构成社会环境中的一员，在共同的治疗康复生活中相互影响。

（三）群体关系

群体气氛是集中每个人的表现而形成的，而每个人又被群体气氛所影响。

每个医院根据各自的具体情况制定院规。院规既是对病人行为的指导，又对病人是一种约束，会对病人产生一定的影响。协助病人熟悉院规，可帮助病人适应环境。病房就是病人的家，设置家庭化病房，使住院病人有在家的感觉。病人从熟悉的家庭转入陌生的病房，对病情的忧虑、恐惧，在心理上造成很重的负担，因此，创建温馨、自然、和谐、舒适、宽敞、明亮的病房环境是非常重要的。病房四壁应选择比较柔和的色调，以利病人保持宁静的心情疗养。要勤换床单和枕套，保持清洁，使人感到舒心。病房中间，要留有活动空隙，避免过分拥挤。医疗仪器设备的放置，不仅要排列整齐，勤加擦拭，避免尘染，尤应注意如何放置才便于使用和操作。

第二节 入院病人基本护理

入院护理是指病人入院时，护理人员对其进行的一系列护理工作。入院护理的目标是：使病人与家属感到受欢迎与被关心；促使病人尽快适应医院的环境；观察与评估病人的情况；拟定护理计划；实施个别化、整体化的护理，维护病人身心安全与舒适。

一、入院程序

（一）评估

由门诊或急诊医生来完成。评估的目的是为了检查病人的身体状况、疾病的种类与病情的轻重，从而决定病人是否需要住院治疗及住院的部门与科别，以及进入病区前是否需要施行紧急治疗与相应的护理。身体检查的详简视病情而异。生命体征的测量是身体检查的第一步，是病情诊断治疗及护理措施的依据。病情危重者必须立即住院治疗以解除其危急症状。

（二）办理入院手续

病人经初步诊断，确定需住院治疗时，应由医师签发住院证。病人或家属持住院证到住院处办理相应住院手续，并缴纳住院保证金及填写登记表格等。住院处接收病人后，应立即通知相应病区的值班护士，并根据病人病情轻重做好接纳新病人的准备。如该病区无空余床位时，对门诊病人可办理待床手续；对急诊病人则应设法与病区主管医师、护士长联系，调整或增加床位以安排病人入院；对需要急诊手术的病人，则先做手术，后办理入院手续收入病区。

（三）进行卫生处置

根据病人病情轻重及身体状况，在卫生处置室对其进行相应的卫生处理，如给病人理发、沐浴、更衣、修剪指甲等。危、重、急症的病人可酌情免浴。对有虱虮者，应先行灭虱，再行以上的卫生处置；对传染病病人或疑似传染病的病人，应送隔离室。病人换下的衣物和暂不需用的衣物可交由家属带回或按相关手续暂存于住院处。

（四）护送病人进入病区

住院处护理人员应携病历护送病人进入病区。根据病人病情需要可选用步行、轮椅、平车或担架护送。护送病人进入病区后，应与所在病区值班护士就该病人的病情、已经采取或需继续的治疗、护理措施、个人卫生情况及物品等。

二、病人进入病区后的初步护理

（一）护理目标

病人与家属应感到受欢迎和被关心；病人能熟悉医院的环境，并适应病人的角色；病人能得到及时的治疗与护理。

（二）护理措施

一般病人入院后的初步护理：准备病人床单位：病区护士接到住院处通知后，按需要安排床位。将备用床改为暂空床，备齐病人所需用物，如面盆、痰杯、热水瓶等；迎接新病人：将病人妥善安置在指定床位。向病人作自我介绍，说明自己将为病人提供的服务及职责，为病人介绍邻床病友，以自己的行动和语言消除病人的不安情绪，以增强病人的安全感和对护士的信任；测量体温、脉搏、呼吸、血压；对能站立的病人测身高、体重并记录；填写住院病；填写住院病历和有关护理表格：用蓝色钢笔逐页填写住院病历眉栏及各种表格；用红色钢笔或红印章将入院时间竖写在当日体温单相应时间，记录首次体温、脉搏、呼吸、血压、身高及体重值；填写入院登记本、诊断卡、床头卡；通知主管医师诊视病人，必要时协助体检或治疗；介绍病室及病区环境、有关规章制度、床单位及其设备的使用方法，指导常规标本的留取方法、时间及注意事项；进行入院护理评估：对病人的健康状况进行评估，了解其基本情况和身心需要，拟订初步护理计划；通知营养室准备膳食，并执行各项治疗护理措施。

急诊病人入院后的初步护理：病区接收的急诊病人多从急诊室直接送入或由急诊室经手术室手术后转入，护士接到住院处通知后立即做好以下工作：准备床单位，危重病人应置于危重病人监护病室或抢救室，并在床上加铺橡胶单和中单；对急诊手术病人，需铺好麻醉床。备好急救器材及药品，如氧气、吸引器、输液器具、急救车及监护设备等，通知有关医生做好抢救准备。病人进入病室后，应严密观察生命体征及病情变化，并积极配合医生进行抢救，做好危重病人护理记录。对意识不清的病人或婴幼儿，暂留陪送人员，以便询问病史等有关情况。

三、分级护理

分级护理是根据病人病情的轻、重、缓、急给予不同级别的护理。一般分为特别护理、一级护理、二级护理和三级护理。

（一）特别护理

适用对象：病人病情危重，需随时观察，以便进行抢救，如严重创伤、各种复杂疑难的大手术后、器官移植、大面积灼伤，以及某些严重内科疾患等。

护理内容：安排专人 24 小时护理，严密观察病情及生命体征的变化；制定护理计划，严格执行各项诊疗项目及护理措施，及时准确地填写特别护理记录；备齐急救所需药品、设备和用物，以便随时急用；做好基础护理，严防并发症，确保病人安全。

（二）一级护理

适用对象：病人病情危重，需绝对卧床休息。

护理内容：巡视病人并观察病情及生命体征变化；制定护理计划，

严格执行各项诊疗及护理措施，及时准确地填写护理记录单；做好基础护理，严防并发症，满足病人身心需要。

（三）二级护理

适用对象：病人病情较重，生活不能自理。

护理内容：巡视病人并观察病情；按护理常规护理；给予必要的生活及心理协助，满足病人身心需要。

（四）三级护理

适用对象：病人病情较轻，生活基本能自理。

护理内容：每日巡视病人 2 次，观察病情；按护理常规护理；给予卫生保健指导，督促病人遵守住院规则，满足病人身心需要。

四、病人入院后的心理状况及应对

（一）焦虑感

新入院的病人，容易产生焦虑和不安。因为一方面要为自己担心，如：所患疾病能否治愈？是否会留下后遗症？怎样面对一个人的生疏环境？……另一方面又要为家庭、工作和经济问题所忧虑。因此，护理人员应了解入院病人的焦虑心理及对疾病的认识程度，帮助病人尽快熟悉病房环境和医护人员，消除生疏、焦虑和不安全感。

（二）孤独感

病人入院后，不能与亲人及同事在一起，会产生一种被隔离的感觉。因此，护理人员应将医院的探视制度告知病人及家属，在病情允许的情况下鼓励亲朋好友常来探视。介绍同室病友相互认识，安排适当的时间多与病人交谈，以尽快消除病人的孤独感。

（三）恐惧感

有的病人担心医院里病人集中、病种繁杂，会互相传染。因此，护理人员应耐心向病人解释病室的消毒隔离制度，使病人放心。还应充分保护病人的隐私，维护病人的自尊，以消除不必要的顾虑。

（四）愧疚感

有的病人住院后，感到自己不仅不能照顾子女，还增加了家人的负担；有的病人考虑到因住院而不能工作，使家庭收入减少、开支增加，甚至可能会失去原有的工作等而产生愧疚感。这种心理状态多见于那些反复多次住院的病人，尤其是女性病人。因此，护理人员遇到有经济困难的病人，可与有关部门联系，寻求支持；对不放心子女的病人，可与家属联系，告知家庭事务的安排情况，使其安心住院治疗。

（五）失去自主感

病人住院期间的检查、治疗及护理活动一般均在医护人员安排下进行，容易使病人产生失去自主感；有的病人甚至会因此而不愿配合医护人员。因此，实施每项医疗护理措施前，必须向病人耐心地解释；并适当让病人参与自护，因此，实施每项医疗护理措施前，必须向病人耐心地解释；并适当让病人参与自护，发表见解，满足病人自主的愿望。

（六）自卑感

有的病人会因住院必须更换病号服，或因疾病、伤残、治疗的副作用等损害了自我形象而感到自卑。护理人员要尽可能了解病人的心理状况，并进行针对性护理，满足病人的合理需要。在为病人诊治和护理时，应注意遮挡，限制在场人员；男医师为女病人体检时，应有护士或家属在场。

（七）择优心理

病人住院期间盼望得到良医好药，希望资历老、水平高、有经验的医护人员为自己治病；同时也十分在意医护人员的态度和举止。医护人员的一举一动都会对病人的情绪产生一定的影响。因此，护理人员应以亲切和蔼的态度、沉着优美的举止、精湛娴熟的技术使病人感到宽慰，增强其康复的信念。对病人的择优心理应进行适当的引导，以高质量的护理来消除病人的顾虑，避免不必要的紧张。入院病人的心理状况表现各异。护理人员必须仔细观察和研究病人的各种心理状况，采取相应的护理措施，满足病人的心理需要。

第三节 出院病人基本护理

出院护理是指对于经过住院期间的治疗与护理，病情好转、稳定、痊愈需出院或需转院（科）的病人，或不愿接受住院治疗而自动离院的病人，护理人员协助病人办理离开医院事项的一系列护理工作。

一、通知病人和家属

医生根据病人康复情况，决定出院日期，开写出院医嘱。护士根据出院医嘱，提前通知病人及家属，协助其做好出院准备；通知营养部门及有关部门取消饮食、治疗及药物。

注意病人的情绪变化，特别是对病情无明显好转、转院、自动离院的病人，应进行有针对性的安慰与鼓励，增进其康复信心，以减轻其离开医院所产生的恐惧与焦虑。自动出院的病人要得到病人或家属的签名认可。

二、办理出院手续

护士执行出院医嘱，指导病人或亲属到出院处办理出院手续，结算病人住院期间的治疗及护理等费用。病人出院后仍需服药时，护士凭出院医嘱处方，从药房领取药物交给病人，指导出院后在休息、饮食、用药、功能锻炼和定期复查等方面的注意事项，必要时可为病人或家属提供有关书面资料，指导病人及家属掌握有关的护理知识和技能。护士收到出院证，协助病人整理个人用物，开物品带出证。

对每个出院病人填写出院护理评估单。征求病人对医院医疗护理等各项工作的意见，以便不断提高医疗护理质量。

护送出院：根据病人病情用轮椅、平车或步行护送病人至病区门外或医院门口。

三、出院后护理

处理相关文件：在体温单上相应出院日期和时间栏内，用红色钢笔纵行填写出院时间。取消治疗单中该病人姓名及内容，撤销治疗卡片。撤去“病人一览表”上的诊断卡及床（尾）头卡。填写出院病人登记本。按要求整理病历，交病案室保存。①在体温单 40～42℃相应时间栏内，用红笔竖写出院时间。②出院后注销所有治疗、护理执行单。③填写出院病人登记本，按要求整理病历，交病案室保存。出院病历排列顺序：住院病历首页、出院或死亡记录、入院记录、病史及体格检查、病程记录、各项检验检查报告单、护理病历、医嘱单和体温单。

处理床单位：病人离开医院后方可整理床单位，避免在病人未离开病床时撤去被服，给病人带来心理上的不舒适。①撤去病床上的污被服，放入污衣袋，送洗衣房处理。②床垫、床褥、枕芯、棉胎放在日光下曝晒 6 小时或用紫外线照射消毒。③床及床旁桌椅用消毒液擦拭，非一次性面盆、痰杯等用消毒液浸泡。④打开病室门窗通风。⑤传染性疾病的床单位及病室，均按传染病终末消毒法处理。⑥铺好备用床，准备迎接新病人。

门窗通风。撤去病床上污被服，放入污衣袋。根据疾病种类决定清洗和消毒的方法。床垫、床褥、棉被、枕芯等放在日光下曝晒 6 小时或用臭氧消毒器消毒后，按要求折叠。用消毒液擦拭床、床旁桌椅，非一次性使用的痰杯、脸盆等用物需用消毒液浸泡。患传染性疾病的病人离院后，需按传染病终末消毒法对病室及床单位进行处理。铺好备用床，准备迎接新病人。

第四节 病人运送法

当本地的医疗救治条件和水平不能满足伤患的救治时，需要将伤患转运至符合救治条件的医疗卫生机构；或者当异地旅行者发生意外或疾病，甚至死亡时，需要将其转运至原居住地等情况，促使了医疗转运的不断发展。医疗转运包括活体转运、尸体转运、骨灰转运、陆路转运、航空转运等类别和方式。是指医疗机构对病人异地医治处理，以及将死亡人员的遗体或骨灰进行异地安置等处理方法。

在临床工作中，经常出现需要将病人从一个科室或者部门转运到另外一个科室，比如，进行各种辅助检查，或者转入病房住院治疗等等，对于危重病人、急诊病人等，本身病情危重，转运过程中可能因为运输、颠簸、过床搬动等原因，导致出现病情变化等后果，严重时可能出现生命危险。如此，实在得不偿失。让我们来看看如何能让院内转运进行的更加稳定顺利。

一、转运前评估

（一）目的必须明确

你是要去做什么？你做的事情，病人受益是否大于风险？是否有不可替代的作用？比如，明确诊断，进行手术或者介入等治疗。

（二）基本思路

如果转运不能得到更多益处，目的地和现有区域治疗没有区别，不建议转运，除了大型无法搬动的医疗器械以外，建议将器械搬动到床前治疗，相关和资质科室的医生到病床前，就地抢救。

（三）最基本转运原则

在现有的条件下，经过积极处理（请了能请的所有科室会诊，用了能用的所有器械和药物，并且有至少高年资主治医师指挥的抢救），仍然不能维持血流动力学稳定，气道不能有效开放，通气和氧合不能保证的情况下，不要进行转运，病人路上一定九死一生。

如果需要立即内外科手术干预的急症（包括脏器破裂，大出血，血管破裂，急性心梗等）根据病情和现有条件，可以进行转运，转运前把转运的必要性和风险告知病人及家属，并签字同意。签署危重病人转运/检查或治疗病情谈话及风险告知书，向病人家属说明，病人目前诊断，需要做某种检查，或者治疗，在转运和检查过程中，可能出现如下风险：呼吸心跳骤停；胃内容物返流、误吸、窒息、痰液堵塞；诱发原有/潜在疾病加重，或者恶化，严重时可危及生命；各种导管脱落；检查结果不理想，不能明确诊断，需要再次检查；病人病情随时变化，不能耐受检查，需要中止检查；其他未能预见的疾病和并发症等；上述意外情况及风险，产生的治疗费用，由病人承担。

检查将有医护人员陪同，并携带部分监护仪器和抢救设备、药物等，密切观察病情变化，及时处置。必要时，医务人员有权随时决定中止检查和治疗，但仍然不能避免上述不良后果发生，情况已经向家属告知，若家属愿意承担上述后果，请签字为证。

二、转运需要的硬件

（一）人员方面

转运医生和护士转运人员应该受过基本和高级生命支持训练，能够及时建立人工气道、救治休克、识别心电监护的改变，熟练操作各种转运医疗器械。转运医生为转运负责人，医生需要一直陪护到安全到达目标科室，或者进行某项检查后，陪护返回病房。

（二）器材准备

必须确保所有转运设备正常运转并满足转运要求。所有电子设备都应能电池驱动，平时充满电量备用。体温：高热病人出发前提前处理；循环：使用心电监护仪，除颤器，很多时候，除颤器可以当监护仪用；呼吸：末梢血氧监护，必须携带氧气瓶，氧气袋容量一般，只能维持大概十分钟，也就是最低水准罢了，其他气道管理等。

（三）转运药物

直接把急诊科抢救车常用抢救药再准备一套即可，放入抢救箱，抢救箱随身携带，除了药物以外，还必须有足够的注射器和输液器，随时可以用药。

（四）转运车辆

最好用专用的重症病人转运车，但是，一般单位都没有，所以，多数都是直接用平车，建议使用可以半卧位，对于特殊疾病，如心衰，腹腔感染等病人，可以改善病情。监护仪器应该固定在抢救车上，避免通过导线长距离相连，拖泥带水，不但容易脱落，而且容易绊倒转运人员或者导致车辆突然打滑减速等，严重时会危害病人安全。

（五）沿途准备

所有转运设备都必须能够通过转运途中的电梯、门廊等通道，走廊必须能同时并排容纳两辆平车，避免与对面其他危重病人拥挤。如果需要经过室外转运，必须做好防寒，防晒，防雨工作。必须通知停车场管理人员，检查是否有转运通道被私家车，其他救护车，杂物等堵塞问题，提前清空。必须提前通知电梯和接收科室，电梯专人清空等待，接收科室空床以待。

三、转运前的病人准备

（一）呼吸方面

转运前应充分评估病人的气道安全性，对于高风险的病人，为确保气道的通畅，应积极建立人工气道，不宜使用喉罩转运。机械通气的病人出发前应标定气管插管深度并妥善固定，给予适当镇痛、镇静。尽量使用转运呼吸机，使用与此前相同的呼吸支持条件通气，观察病人能否耐受并维持稳定。观察病人能否耐受转运呼吸机并维持恰当的通气及氧合[动脉血氧分压（PaO2）≥60 mm Hg，动脉血氧饱和度（SaO2）≥0.90]。如果没有转运呼吸机，只有抱球和氧气袋，那么，一般认为，如果 peep 超过 10，或者 FiO2 超过 60%才能维持（SaO2）≥0.90 时，不建议转运。

（二）循环方面

转运前应保持两条通畅的静脉通路，低血容量病人必须控制活动性出血等导致低血容量的病因，进行有效的液体复苏，必要时使用血管活性药物维持病人循环功能稳定。待血流动力学基本稳定[收缩压（SBP）≥90 mm Hg，平均动脉压（MAP）≥65 mm Hg]后方可转运。

（三）针对不同疾病的特殊处理

转运前对原发疾病需有针对性地进行处理。

创伤病人：使用颈托等保持脊柱稳定．长骨骨折应行夹板固定。

因高热惊厥、癫痫病人：可严重影响呼吸循环。因此，转运前必须控制其发作并预防复发。

气胸或血气胸病人：如果有指征，在转运前应完成胸腔闭式引流，在转运全程中引流瓶/袋必须保持在病人身体平面下方。

四、转运过程中的监测与治疗

转运过程中不应随意改变已有的监测治疗措施。必须记录转运途中病人的一般情况、生命体征、监测指标、接受的治疗、突发事件及处理措施等，并记入病历。应为接收方提供相关记录，力争做到转运前后监测治疗的无缝衔接。

转运时必须监测心电图、脉搏血氧饱和度、无创血压及呼吸频率。机械通气病人需要记录气道插管深度，监测呼吸频率、潮气量、气道压力、吸呼比、氧气供应情况等，频繁躁动者，可适当应用镇痛、镇静剂，但应尽可能保留其自主呼吸。

转运途中应将病人妥善固定，防止意外事件的发生，特别注意防止气管插管的移位或脱出、静脉通道的堵塞和滑脱等。当到达接受科室转运人员应与接收科室医务人员进行正式交接，以落实治疗的连续性，交接的内容包括病人病史、重要体征、实验室检查、治疗经过，以及转运中有意义的临床事件，交接后应书面签字确认。如果是进行CT等检查，那么，在过床时，必须预先把CT床位和转运床位调成同一水平，各种管路和线路提前预留病人移动的距离，由多名人员，采用类似脊髓损伤病人搬运类似的方法，同步过床。一般建议在病人身下垫上带有把手的牢固床单，几人一起动手即可稳妥操作，要求颈部必须有专人单独操作保护，如果是颈部外伤病人，建议带颈托操作。检查时，将监护仪对着CT操作人员方向，转运人员和CT操作者，可以随时看到生命体征变化，可以随时停止操作进行抢救。

第五节 体位、环境及疼痛护理

一、体位护理

危重病人由于受到意识状态、镇静剂、肌松剂或外科手术的影响，常需要长期卧床。长期卧床会导致不良的后果，包括肺不张、肺炎、低氧血症、静脉血栓、压力感受器缺乏导致的晕厥、压力性溃疡等。采取合适的卧位对预防因卧床不动引起的并发症以及提高病人的治疗效果有重要的意义。

（一）卧位的种类

1.水平侧卧位

特点：体位的变化对人体影响最大的是呼吸系统和循环系统。水平仰卧位时，重力对于循环系统的作用减少，回心血量增加；换气血流之比，上肺野和下肥野比较均一。但水平仰卧位时，头与足动脉相似，故颅内压增高；由于心脏、各级的压迫，肺容量会减少，顺应性也减少。

适用人群：适用于循环血量不足、血管扩张致静脉回流减少的病人，如休克或血流动力学不稳定以及下肺野有病变的病人。

禁忌症：由于平卧位时静脉回流增加，所以右心衰竭、肺水肿、颅内压增高的病人不建议采用平卧位。水平卧位时，肺容量以及顺应性都减少，因此有呼吸功能障碍的病人、肥胖者不宜采用此体位。

2.半卧位

特点：①半卧位是上半身抬高 30~45 度的体位，同时可将枕头放于膝关节下使腿屈曲，或两腿原样伸展。有利于食物通过幽门进入小肠，减少胃内容物潴留，从而有效减少返流和误吸。半卧位还可使膈肌下降，减少呼吸时的阻力，增加吸气肺扩张时胸膜腔的负压，有利于肺扩张和改善通气功能。胸腔负压增加也利于静脉血液和淋巴液的回流。所以半卧位对循环、呼吸两方面都有好处，而且病人也赶紧舒服。②半卧位是防止胃内容物返流人呼吸道及预防呼吸机相关性肺炎 VAP 的重要措施。美国疾病预防控制中心建议：为了预防吸入性细菌性肺炎，对机械通气病人应该抬高床头 30～45 度。③半卧位也可能导致骶尾部发生压力性溃疡的危险性增高。

适用人群：常用于心肺疾病所引起的呼吸困难、机械通气、颅内高压、腹盆腔手术后或有炎症、头面部手术后的病人。

禁忌症：不是每个重症病人都适宜采用半卧位，如低心脏指数、低血压、外伤性脑损害、俯卧位、医嘱规定禁忌等情况。

3.侧卧位

特点：侧卧位是脸面向一侧的卧位。面向的一侧身子稍向上，上肢屈曲，下肢髋关节、膝关节稍屈曲，下肢上侧比下侧伸向前。此体位的优点是可防止意识不清的病人误咽呕吐物和血液，侧卧位对血压的改变个体差异很大，对低心输出量、低体温及使用血管活性药的病人影响比较明显。

适用人群：危重病人应采用左侧还是右侧卧位，要根据病人的肺部情况以及血流动力学的稳定性来综合判断、有研究表明：病人患单侧肺疾病（肺炎、肺不张）时，取患侧卧位，会产生通气与血流灌注的不匹配，导致低氧血症，因为当患侧卧位时，由于重力的作用，血流会增加，但患侧肺的通气进一步受损，通气与灌注的比例进一步恶化。所以，单侧肺疾病的病人应采用健侧卧位。

禁忌症：与平卧位相似，以下情况禁用健侧卧位：肺脓肿、肺出血及间质性肺气肿。肺脓肿、肺出血宜采用患侧卧位，可防止引流物堵塞健侧肺，而间质性肺气肿病人采用患侧卧位的目的是预防肥过度膨胀。

4.俯卧位

特点：不同体位时引起胸内压力变化的各种因素中最重要的是纵膈。仰卧位时纵膈位于胸腔上部，其重力不可避免的作用于下面肥组织使其受到相对大的压力，而侧卧位时，纵膈邻近胸骨，它对背侧肺组织的压力作用消失。因此这时背侧胸腔压力小雨仰卧位时背侧胸腔压力，胸腔内压力梯度减少。

适用人群：俯卧位通气不仅适用于 ARDS 病人，也可用于各种原因引起的急性肺损伤病人。俯卧位通气能有效改善大部分 ARDS/ALI 病人的氧合状况，减少肺损伤的发生。采取俯卧位的病人要注意好各种并发症的预防和观察记录。

禁忌症：休克、急性出血、复合伤、怀孕、颅内高压、近期腹部手术、脊柱不稳定并发症为神经压迫、肌肉压伤、静脉淤血、视网膜损伤、气管插管脱落、受压部位褥疮、膈肌运动受限。

（二）危重病人的体位护理

体位变换的频率：目前的护理标准是每 2 小时协助病人翻身一次，然而部分护士没有对这以标准很好的执行，90%病人没有得到至少每 2 消失翻身一次，50%病人平卧 4～8 小时，20%病人在 8 小时内不翻身。可能的原因是护士不重视，担心血流动力学不稳定、缺乏足够的人员和时间，而其他原因可能是病人的耐受力、血流动力学稳定性以及疼痛。在实际工作中比较难做到每 2 小时翻身，也因为 ICU 病人有很多治疗、诊断检查、医疗护理处置等都需要病人取仰卧位。是否每个危重病人都要 2 小时变换一次体位？体位变换的间隔时间到底是多长？对于这一问题仍有待深入的研究。

半卧位的执行：尽管有充分的理论依据及临床实践支持，危重病人应采用抬高床头的半卧位，但临床上并未广泛执行。所以，对 ICU 护士进行必要的半卧位重要性的认知教育，提供方便、可行的测量方法，要求护士在规定时间内进行抬高角度的测量及记录等一系列措施是执行规范的保证。

大量的证据表明：“抬高床头”半卧位能有效的降低 VAP 发生率，但是也可能造成压力性溃疡。尽管研究显示俯卧位能改善 ARDS 病人的气体交换功能，但却不能有效的降低死亡率。ICU 护士应根据病人的生理状况及科学的证据对病人进行体位护理，使病人得到最好的治疗效果，减少并发症的发生。现在的 ICU 护理标准是每 2 小时给予病人改变体位 1 次，但这个标准执行的现在并不乐观，需要进行有关体位转换的频次及其与病人护理效果的相关性研究。另外，应该加强护士的培训，使他们认识到体位护理的重要性并制定相关的护理操作指引，使体位护理落到实处。

二、环境护理

（一）急诊

门诊的护理工作预检分诊预检分诊的护士应具有丰富的实践经验和良好的职业素质。接诊时应热情主动，先简要询问病史，经观察病情后，作出初步判断，再给予合理的分诊，做到先预检分诊，再指导病人挂号就诊。安排候诊和就诊；开展健康教育；实施治疗；严格消毒隔离；做好保健门诊的护理工作。护士经过培训可直接参与健康体检、疾病普查、预防接种、健康教育等保健工作。

预检分诊：病人到达急诊科，应有专人负责出迎。预检护士要掌握急诊就诊标准，通过一问、二看、三检查、四分诊的顺序，初步判断疾病的轻重缓急，及时分诊到各专科诊室。遇有危重病人应立即通知值班医生和抢救室护士；遇有法律纠纷、交通事故、刑事案件等应立即通知医院的保卫部门或公安部门，并请家属或陪送者留下；遇有灾害性事件应立即通知护士长和有关科室。

抢救工作：急救物品准备：急救物品包括一般用物、无菌物品和急救包、急救设备、急救药品和通讯设备。急救物品应做到“五定”，即定数量品种、定点安置、定人保管、定期消毒灭菌及定期检查维修，使急救物品完好率达到100%.护士要熟悉急救物品的性能及使用方法，且能排除一般性故障。配合抢救工作的开展。

（二）病区

病区的设置和布局每个病区均设病室、危重病室及抢救室、治疗室、医生办公室、护士办公室、配膳室、盥洗室、浴室、洗涤间、厕所、库房、医护休息室、示教室等，如有条件可设置病人娱乐室、会客室等。每个病区设病床30～40张，每间病室设1～6张床。两床之间应设隔帘，有利于治疗、护理及维护病人的隐私权；两床之间的距离不少于1 m。

病区的环境管理病区是住院病人接受诊疗、护理及康复的场所，良好的住院环境是保证病人生理、心理舒适的重要因素。为病人提供一个安全、舒适、整洁、安静的物理环境和良好的社会环境是护士的重要职责之一。

铺床：保持病室整洁，准备接受新病人。用物包括床、床垫、床褥均加套、棉胎、枕心、随季节加毛毯和罩单、大单、被套、枕套、床刷及一次性床刷套。

备齐用物，将护理车推至病人床旁。移开床旁桌约 20 厘米，移椅至床尾正中、离床约 11 厘米，将用物按使用顺序放椅上。检查床、床垫、床褥有无损坏，扫净床褥上渣屑，翻转床褥，上缘紧靠床头，扫净床褥上渣屑。

铺大单，正面向上，中缝与床中线对齐，分别散开。顺序为床头一床尾一中间。铺大单方法：一手将床头的床垫托起，一手伸过床头中线将大单塞人床垫下，在床头约 30 厘米处，向上提起大单边缘使其同床边缘垂直，呈一等边三角形，以床缘为界。将三角形分为两半，上半三角覆盖于床上，下半三角平整塞在床垫下再将上半三角翻下塞与床垫下，形成直角。至床尾拉紧大单，一手托起床垫，一手握住大单，同法铺好床角。沿床边扇形拉紧大单中部边缘，然后双手掌心向上，将大单塞与床垫下。从床尾转至对侧，同法铺大单。

套被套方法：卷筒式：将被套反面向外，平铺于床上，开口端朝床尾，将棉胎平铺于被套上，上缘和被套封口边齐、将棉胎同被套上层一并由床尾卷至床头，或由床头卷至床尾，自开口处翻转，拉平系带、羞被上沿与床头平齐，边缘向内折叠和床沿平齐。尾端向内折叠和床尾齐。“s”型式：被套正面向外使被套中线与床中线对齐平铺于床上。开口端的被套上层翻转向上约 1/3，将折好的棉胎放人被套开口内，底边同被套开口边齐，拉棉胎上边至被套封口处，再将竖摺的棉胎两边打开与被套平齐（先近侧后对侧），对好两上角，棉被上沿与床头平齐，逐层拉平棉被，系带打结，按卷筒式折叠成信封式。被套—侧开口法：被套正面向外，开口背门平铺于床上，将被套开口上层翻转向上，棉胎横摺三折放被套开口内，底边同被套开口边平齐，棉胎在被套内展平，棉被上缘与床头平齐、逐层拉平被套，按卷筒式折叠成信封式。

毛毯：毛毯对齐中线，毛毯上端距盖被15厘米，床尾展平。铺罩单：正面向上对齐中线，上端与床头齐、向外反折约20厘米，床尾罩与毛毯一并塞于棉被下成斜角垂于床边。转至对侧同法折叠另一侧棉被、毛毯、罩单。

套被套：松花芯，将枕套套于枕芯外，使四角充实，开口背门，平放于床头棉被上，再将反折的罩单平盖于枕上。床旁桌、椅移回原外。整理用物。

在病人进餐或进行无菌性治疗时应暂停铺床，床如有损坏修理后再用。操作中要用节力原则，姿势正确，层次分明、动作轻巧迅速。铺床完毕，整理床单和周围环境，保持病室整洁、美观。

三、疼痛护理

（一）疼痛的定义

国际疼痛学会对疼痛的定义为：疼痛是非愉快的感觉体验和情感体验，通常在发生或引起各种组织损伤乃至继续组织损伤时的一种特殊表现。目前疼痛已成为继体温、脉搏、呼吸、血压四大生命体征之后的第五生命体征。

（二）对疼痛的评估

治疗疼痛，准确有效的评估是第一步。评估工具：护理人员首先要解决如何评估的问题。针对这一问题，国外的护理人员进行了大量的研究开发了多种“疼痛程度评估工具”，帮助病人准确地表达自己的疼痛以及用药后疼痛的缓解情况，目前较为普遍使用的疼痛程度评估工具有以下几种：①文字描述评分量表（VDS）。②数字评分量表（NRS）。③口头评分量表（VRS）。④视觉模拟评分表（VAS）。⑤MEGILL 疼痛问答法。⑥Memcllan 疼痛估计表。⑦儿童疼痛表示法。⑧用形容疼痛程度的词语描述疼痛。⑨其他。

（三）疼痛控制

疼痛的药物治疗：WHO 推荐阶梯用药止痛法治疗疼痛。第 1 阶段为非麻醉性止痛药，如非类固醇类抗炎药、非那西丁、阿斯匹林等；第 2 阶段为弱麻醉性药物，如可待因、右旋丙氧酚等，适用于第 1 阶段止痛药效果不理想的病人；第 3 阶段用药为强麻醉性药物，如杜冷丁、吗啡等，适用于重度疼痛的内脏痉挛痛，大、中型手术后疼痛。

病人自控止痛法：病人通过一个电子仪器控制的注药泵将药物按一定的浓度和速度注入体内，由病人自己管理，能及时有效缓解疼痛。

硬膜外给药：用于控制手术后的疼痛，术后保留硬膜外导管连接止痛泵，提供持久的止痛效果。

疼痛的护理：病人有要求镇痛的权利，医护人员负有评估和减轻所有类型疼痛的义务。疼痛的护理包括：有效评价病人的疼痛；协助医生为病人缓解疼痛；对疼痛的治疗效果进行观察和记录、心理支持以及对病人进行疼痛宣教。

有效评价病人的疼痛：护士应根据病人及本科室的实际情况选择合适的疼痛评价工具。本书中提到的各种评估工具有其各自的优点不足：VAS简便易行，但精确度稍差；NRS精确、简明，但用于没有数字概念的患儿较困难；VDS醒目、便于理解，但对不识字的病人难于使用；面部表情量表没有文化背景的要求，但需仔细辨识等。评估的内容不仅包括身体上的痛苦，还要关注病人的心理感觉，同时护士在医生、病人及其家属中也起着协调的作用。了解疼痛对病人心理和精神方面是否有影响，病人是否存在沮丧、恐惧、焦虑、缺乏自信等表现。疼痛是一种主观的感觉，是病人的自我认识，自身的体验，因此护士在对病人进行评估时要相信病人的主诉。在调查中发现护士对病人疼痛的评价往往低于病人的自我感觉。

协助医生为病人缓解疼痛：疼痛的治疗需要依据医生的医嘱，但是护士也应该知道疼痛的治疗方法和止痛的原则。研究表明对医护人员进行术后疼痛管理和麻醉药使用知识的教育和培训是十分必要的。护士要认真检查导管是否固定妥当，镇痛期间给病人擦澡、更衣、翻身等各项操作，要严格小心保护，防止滑脱或扭曲；注射药物时要严格执行三查八对及无菌操作，防止硬膜外腔感染；对穿刺点要每日换药，并观察局部皮肤有无发红、脓性分泌物渗出等感染征兆，发现问题及时处理。病人服用药物或使用其他止痛方法后，护士应观察病人的呼吸、脉搏、血压、血氧饱和度、尿量、液体输入量等。尤其是止痛泵镇痛（PCA）和硬膜外麻醉止痛药对病人有潜在的危险，会影响呼吸功能，应连续监测呼吸。

对疼痛的治疗效果进行观察和记录：对疼痛的治疗效果进行观察和记录能为医生调整用药提供充分的依据。护士应对门诊或住院病人建立疼痛护理记录，将收集到的病人疼痛信息简明准确地记录下来。目前有日本某大学病院护理部制定的《疼痛记录单》，比较形象、简洁、实用，值得借鉴。对于疼痛效果的评价标准，Collins 认为，术后病人有效的止痛目标是 3 级疼痛水平，这个目标可允许病人 8 h 内走动 2 次，每次 15 min。若超过这一水平将明显影响其活动，需提醒医生采取措施；Sterman 强调应将病人的疼痛程度维持在满意的水平（0～3 级），同时必须在用药的 24 h 之内进行多次的个体化的护理评估并记录止痛效果。疼痛控制不足的原因多为护士对疼痛的严重程度估计不足和过分担心药物的成瘾性。

心理支持：尊重病人的人格，相信病人的感觉，耐心倾听病人的主诉有助于病人减轻疼痛。心理支持也属于辅助疗法的范畴，常用的心理治疗方法有暗示法、行为疗法、深呼吸静息训练均有一定的效果。

宣教：从基础和临床上对不同止痛药物的用药方式和不同止痛方法的注意事项进行宣教，以提高病人的自控能力。

随着整体护理的逐步实施和完善，护士在疼痛的控制中起着越来越重要的作用，掌握正确的评估方法，实施有效的止痛措施和完善护理，对提高疼痛病人的生活质量，促进病人的康复有着重要的意义。

参考文献

[1]金铮铮，吕亚儿.舒适护理对择期剖宫产产妇术后舒适度及疼痛的影响[J].中国现代医生，2016，54（2）：145-148.

[2]杨长爱.骨科病人术后疼痛舒适护理研究[J].医疗装备，2016，29（2）：192-193.

[3]张丽华.普外科手术后病人疼痛的护理[J].中国医药指南，2009，7（16）：142.

[4]高凤莉.充分发挥护理人员在术后疼痛控制中的作用[J].现代护理，2008，14（6）：808-809.

[5]覃桂荣.出院病人延续护理的现状及发展趋势[J].护理学杂志，2012，27（3）：89-91.

[6]张玲.门诊实施优质护理服务的成效分析[J].长江大学学报自然科学版：医学卷，2012，9（3）：63-64.

[7]龚进红，叶雯，林丽云.门诊流程再造开展优质护理示范工程的实践[J].中国现代药物应用，2012，6（14）：133-134.

[8]王昌玲，班玲玲.对高龄卧床病人压疮的预防及护理体会[J].中国冶金工业医学杂志，2017，34（2）：168-169.

[9]郭艳，吴金球，张小蔚，等.门诊老年压疮病人创面感染原因分析及治疗护理对策[J].全科护理，2017，15（9）：1060-1063.

[10]肖建勤，贾彩霞.开展优质护理服务提升门诊护理工作质量[J].临床合理用药杂志，2015，5（16）：151.

[11]Chookalayi H，Heidarzadeh M，Hasanpour M，et al.A Study on the Psychometric Properties of Revised-nonverbal Pain Scale and Original-nonverbalPain Scale in

Iranian Nonverbal-ventilated Patients[J]. Indian J Crit Care Med.2017 Jul；21（7）：429-435.

[12]Mouravska N，Zielinski L，Bhatt M，et al.Adverse outcomes associated with opioid prescription for acute low back pain：a systematic review protocol[J].Syst Rev，2017，6（1）：163.

[13]Jafarizadeh H，Lotfi M，Ajoudani F，et al.Hypnosis for reduction of background pain and pain anxiety in men with burns：A blinded，randomised，placebo-controlled study[J].Burns，2017，8（17）：348-350.

[14]HusebøBS，Flo E，Engedal K.The Liverpool Care Pathway：a systematic review discarded in cancer patients but good enough for dying nursing home patients?[J].BMC Med Ethics，2017，18（1）：48.

[15]Pour PS，Ameri GF，Kazemi M，et al.Comparison of Effects of Local Anesthesia and Two-Point Acupressure on the Severity of Venipuncture Pain Among Hospitalized 6-12-Year-Old Children[J].J Acupunct Meridian Stud，2017，10（3）：187-192.

[16]梁宏玲.开展优质护理服务病人满意度调查分析[J].实用护理杂志，2015，35（2）：315-317.

[17]Mehta NM，Skillman HE，Irving SY，et al.Guidelines for the Provision and Assessment of Nutrition Support Therapy in the Pediatric Critically Ill Patient：Society of Critical Care Medicine and American Society for Parenteral and Enteral Nutrition[J].Pediatr Crit Care Med，2017，18（7）：675-715.

[18]Arab V，Bagheri-Nesami M，Mousavinasab SN，et al.Comparison of the Effects of Hegu Point Ice Massage and 2%Lidocaine Gel on Arteriovenous Fistula

Puncture-Related Pain in Hemodialysis Patients : A Randomized Controlled Trial[J].J Caring Sci，2017，6（2）：141-151.

第四章 医院感染防控

第一节 医院感染概念与分类

一、医院感染概念

医院感染是指住院病人在医院内获得的感染，包括在住院期间发生的感染和在医院内获得出院后发生的感染，但不包括入院前已开始或者入院时已处于潜伏期的感染。医院工作人员在医院内获得的感染也属医院感染。广义地讲，医院感染的对象包括住院病人、医院工作人员、门急诊就诊病人、探视者和病人家属等，这些人在医院的区域里获得感染性疾病均可以称为医院感染，但由于就诊病人、探视者和病人家属在医院的时间短暂，获得感染的因素多而复杂，常难以确定感染是否来自医院，故实际上医院感染的对象主要是住院病人和医院工作人员。

自有医院以来就存在着医院感染问题，但是，从科学上来认识医院感染以及减少医院感染发生的必要性，乃是近代科学在发展过程中逐步认识，逐步深入和解决的。医院感染的历史可概括为三个阶段：

细菌学时代以前，19 世纪以前，人们认为创伤后发生的化脓性感染是不可避免的，因为当时人们还没有认识到自然界中的微生物，无法采取预防对策。比如霍姆斯于 1843 年发现了产褥热，当时在欧洲是人所共知的一种及其危险的疾病。医院曾因它而被称为“死亡场所”。

细菌学时代以后，19 世纪以后，人们逐步认识了微生物，英国外科医师利斯特首先阐明了细菌与感染之间的关系，并提出消毒的概念。法国微生物学家巴斯德在显微镜下发现了空气中的微生物，并采用加热消毒等方法来减少他们的数量，从而控制感染。不久后产生了无菌技术，以后又开始了蒸汽消毒器灭菌时代。

抗生素时代，1928 年，英国弗莱明发现了青霉素，并于 40 年代制造成功，从此进入了抗生素时代，青霉素在预防和治疗感染上起到了特殊效果，引起了医务人员极大的反响，但同时削弱了医院对灭菌技术的重视。直到 70 年代，医务人员又把注意力转向无菌技术上来，并且与抗生素应用相结合，正在有效的解决感染与医院感染问题。

任何感染都是致病微生物与宿主在一定条件下相互作用而发生的一种病理过程。医院感染也不例外，一方面，病原体寻找一切机会和途径侵入人体，并在其生长、繁殖过程中排出代谢产物，损害宿主的细胞和组织；另一方面，人体启动其各种免疫防御机制，力图将侵入的病原体杀灭，将其连同毒性产物排出体外。两者力量的强弱和增减，决定着整个感染过程的发展和结局。

医院内有各种疾病的病人，其免疫防御功能都存在不同程度的损害和缺陷。同时，病人在住院期间，又由于接受各种诊断和治疗措施，如气管插管、泌尿道插管、内窥镜、大手术及放射治疗、化疗等，又不同程度的损伤并降低了病人的免疫功能。加之医院中人员密集，有各种感染疾病的病人随时可能将病原体排入医院环境中。于是医院内的空气受到严重污染，成为微生物聚集的场所。细菌、病毒、真菌等微生物在医院的空气、物体表面、用具、器械等处皆可存在。这样，处于抵抗力低下的各种病人，又活动在微生物集中的环境里，时刻都有遭受医院感染的危险。

医务人员对医院感染及其危害性认识不足；不能严格地执行无菌操作技术和消毒隔离制度；医院规章制度不全，致使感染源传播。此外，缺乏对消毒灭菌效果的有效监测，不能有效地控制医院感染的发生。随着医学的发展，医疗活动中侵入性操作越来越多，如动静脉插管、泌尿系导管、气管切开、气管插管、吸入装置、监控仪器探头等，在诊治疾病的同时，还把外界的微生物导入体内，同时损伤了机体的防御屏障，使病原体容易侵入机体；为治疗需要，激素或免疫抑制剂的大量使用，接受化疗、放疗后，致使病人自身免疫机能下降而成为易感者；大量抗生素的开发和普及治疗，使病人体内正常菌群失调，耐药菌株增加，致使病程延长，感染机会增多；随着医疗技术的进步，过去某些不治之症可治愈或延长生存时间，故住院病人中慢性疾病、恶性疾病、老年病人所占比例增加，而这些病人对感染的抵抗力是相当低的，导致医院感染增加。

内源性感染发病机理：内源性感染在医院感染中占有重要位置，尤其是对于某些特殊人群，如免疫力功能低下、器官移植、大量应用广谱高效抗菌药物等病人。但不同病人医院感染的发病机理可能不完全相同。比如中国肖光夏等学者对烧伤病人发生肠源性医院感染的系列研究。发现肠道细菌在烧伤后1～3小时开始移位，30～60分钟到达肠系膜淋巴结，90分钟到达肝脾，12～24小时全身播散达高峰。这主要是因为大面积烧伤后肠粘膜发生应激性反应，通透性增加，产生出血、溃疡、IgA分泌减少，抗定植能力降低所致；同时巨噬细胞摄取过度增殖菌而不能杀灭之，使之成为穿壁运载和播散细菌的工具。因此烧伤病人发生早期败血症于肠粘膜损害屏障和门静脉内的内毒素迅速增加密切相关。还有学者对医院内肺炎的发病机理进行了研究。认为其病原体主要来源于病人体内，如病人鼻咽部的定植菌随各种操作进入下呼吸道，也可能是由于病人胃内pH值增高，使G-细菌定植，经胃液返流逆向定植于口咽部、气管，再经吸入而致肺炎或因直接误吸胃液而致肺炎；同时，一些外源性因素如各种插管、细谈对呼吸道粘膜损伤、呼吸机螺纹管的污染、被污染的冷凝水的回流及医务人员手的污染等，也是促使病人鼻咽部、气管定植菌移位而致肺炎的重要因素。

外源性感染发病机理：外源性感染病原体来自病人体外，通过不同途径进入病人体内，进而发生感染。比如微生物通过各种被污染的器械、被污染的植入物、医务人员的手进入病人体内，继而黏附、聚集、定植于病人不同部位，在病人免疫力下降时发生感染。

医院感染的危害不仅表现在增加病人发病率和病死率，增加病人的痛苦及医务人员工作量，降低病床周转率方面，还给病人及社会造成重大的经济损失。据报道：医院感染造成的额外病死率为4%～33%，病死率最高的是HAP。阿根廷的研究显示，UTI、导管相关BSI（CA-BSI）血流感染、VAP分别增加病死率5%，25%，35%。另据报道，美国每年发生医院感染超过200万例，引起40亿美元的额外费用和8万病例死亡；英国估计每年发生10万例医院感染，造成5000病例死亡，额外支出16亿欧元，这些都是指直接的损失。发达国家的研究显示，每例医院感染的额外费用为1000～4500美元（平均1800美元），但在儿科病房特别是新生儿病房额外费用可超过10000美元。

二、医院感染分类

（一）按感染部位分类

全身各器官、各部位都可能发生医院感染，可分为呼吸系统医院感染、手术部位医院感染、泌尿系统医院感染、血液系统医院感染、皮肤软组织医院感染等等。

（二）按病原体分类

可将医院感染分为细菌感染、病毒感染、真菌感染、支原体感染、衣原体感染及原虫感染等，其中细菌感染最常见。每一类感染又可根据病原体的具体名称分类，如柯萨奇病毒感染、铜绿假单孢菌感染、金黄色葡萄球菌感染等。

（三）按病原体来源分类

内源性感染：又称自身感染，是指各种原因引起的病人在医院内遭受自身固有病原体侵袭而发生的医院感染。病原体通常为寄居在病人体内的正常菌群，通常是不致病的，但当个体的免疫功能受损、健康状况不佳或抵抗力下降时则会成为条件致病菌发生感染。

外源性感染：又称交叉感染，是指各种原因引起的病人在医院内遭受非自身固有的病原体侵袭而发生的感染。病原体来自病人身体以外的个体、环境等。包括从个体到个体的直接传播和通过物品、环境而引起的间接感染。

医院感染的人群分布：①调查发现，医院感染与年龄有关，婴幼儿和老年人感染率高，主要与婴幼儿和老年人抵抗力低有关；②多数调查发现医院感染于性别无关；③患不同基础疾病的病人医院感染发病率不同，其中以恶性肿瘤病人发病率最高，其次为血液病病人；④有无危险因素的病人医院感染发病率不同，有危险因素的病人医院感染发病率高。

医院感染的地区分布：①不同科室的医院感染率有很大差异，通常认为重症监护病房（ICU）发病率最高，其次为肿瘤血液病科，烧伤科等。②不同级别、性质及床位数的医院感染发病率不同。级别愈高，医院感染发病率愈高；大医院高于小医院；教学医院高于非教学医院，主要是因为前者收治的病人病情重，有较多的危险因素和侵入性操作。③地区之间的医院感染发病率不同。一般认为，贫穷国家高于发展中国家，发展中国家高于发达国家，世界卫生组织 2002 年发布的数据显示，在由其资助的 14 个国家 55 所医院的现患率调查结果显示：平均 8.7%的住院病人发生了感染。参与调查的医院代表了 4 个 WHO 区域（欧洲、东地中海、东南亚和西太平洋）。医院感染发生率最高地区的是东地中海和东南亚区域（分别为11.8%和10.0%），欧洲和西太平洋区域分别为7.7%和9.0%。

医院感染的时间分布：医院感染发病率的季节变化不明显，也有报道冬季发病率较高，夏季发病率较低。

第二节 无菌技术与理念

一、基本概念

无菌技术是在医疗护理操作过程中，保持无菌物品、无菌区域不被污染、防止病原微生物侵入人体的一系列操作技术。无菌技术作为预防医院感染的一项重要而基础的技术，医护人员必须正确熟练地掌握，在技术操作中严守操作规程，以确保病人安全，防止医源性感染的发生。

二、基本操作法

（一）工作帽的应用

戴工作帽可防止头发上的灰尘及微生物落下造成污染。护理传染病人时，也可保护自己，工作帽大小适宜，头发全部塞入帽内，不得外露。每周更换两次，手术室或严密隔离单位，应每次更换。

（二）口罩的应用

戴口罩可防止飞沫污染无菌物品。口罩应盖住口鼻，系带松紧适宜，不可用污染的手触及。不用时不宜挂于胸前，应将清洁面向内折叠后，放入干净衣袋内。口罩一经潮湿，则病菌易于侵入，应及时更换。

（三）洗手、刷手、消毒手

洗手：执行无菌操作、取用清洁物品之前，护理病人前后，接触污染物之后均应洗手。方法：用肥皂搓洗手掌、手背、指间、手指及关节，以环形动作搓擦。而后用流水冲洗双手，将皂沫全部冲净，必要时反复冲洗，最后用清洁小毛巾擦干双手。

涮手：即利用机械及化学作用去除手上污物及微生物的方法，是做好消毒隔离、预防交叉感染的重要措施。方法：取无菌刷蘸肥皂乳（或肥皂块），先刷指尖、然后刷手、腕、前臂、肘部到上臂下 1/2 段，特别要刷净甲沟、指间、腕部，无遗漏地刷洗三遍，每遍 3 分钟。刷洗时，双手稍抬高。每遍刷完后，用流水冲去肥皂沫，水由手、上臂至肘部淋下，手不能放在最低位，以免臂部的水返流到手。刷洗毕，用无菌小毛巾依次拭干手、臂。手、臂不可触碰其它物品，如污染必须重新刷洗。

消毒手：消毒液泡手能有效地去除手上的微生物。方法：刷洗后，双手及上臂下 1/3 伸入盛有消毒液的桶内，用无菌小毛巾轻擦洗皮肤 5 分钟，手不可触及桶口。浸泡毕，拧干小毛巾，揩去手、臂、消毒液，晾干。双手保持于胸前半伸位准备穿手术衣。

（四）持物类别

临床常用的持物钳（镊）有卵圆钳、三叉钳和长、短镊子。卵圆钳：钳的柄部有两环，使用时手指套入环内，钳的下端（持物端）有两个小环，可用以夹取刀、剪、钳、镊、治疗碗及弯盘等。由于两环平行紧贴，不能持重物。三叉钳：结构和卵圆钳相似。不同处是钳的下端为三叉类，呈弧形向内弯曲。用以夹取盆、盒、瓶、罐等较重的物品。镊子：镊的尖端细小，使用时灵巧方便。适用于夹取棉球、棉签、针头、注射器、缝针等小物品。

（五）操作

无菌持物钳（镊）应浸泡在盛有消毒溶液的无菌广口容器内，液面需超过轴节以上 2～3cm 或镊子 1/2 处。容器底部应垫无菌纱布，容器口上加盖。每个容器内只能放一把无菌持物钳（镊）。取放无菌持物钳（镊）时，尖端闭合，不可触及容器口缘及溶液面以上的容器内壁。手指不可触摸浸泡部位。使用时保持尖端向下，不可倒转向上，以免消毒液倒流污染尖端。用后立即放回容器内，并将轴节打开。如取远处无菌物品时，无菌持物钳（镊）应连同容器移至无菌物品旁使用。无菌持物钳（镊）不能触碰未经灭菌的物品，也不可用于换药或消毒皮肤。如被污染或可疑污染时，应重新消毒灭菌。无菌持物钳（镊）及其浸泡容器，定期消毒灭菌，并更换消毒溶液及纱布。

（六）无菌容器的使用法

经灭菌处理的盛放无菌物品的器具称无菌容器。如无菌盒、贮槽、罐等。无菌容器应每周消毒灭菌一次。

（七）无菌包的使用法

无菌包布是用质厚、致密、未脱脂的棉布制成双层包布。其内可存放器械、敷料以及各种技术操作用物，经灭菌处理后备用。

无菌包的包扎法将物品置于包布中间，内角盖过物品，并翻折一小角，而后折盖左右两角（角尖端向外翻折），盖上外角，系好带子，在包外注明物品名称和灭菌日期。无菌包的打开法取无菌包时，先查看名称，灭菌日期，是否开启、干燥。将无菌包放在清洁干燥的平面上，解开系带卷放于包布角下，依次揭左右角，最后揭开内角，注意手不可触及包布内面。用无菌钳取出所需物品，放在已备好的无菌区域内。如包内物品一次未用完，则按原折痕包好，注明开包时间，有效期为 24 时。如不慎污染包内物品或被浸湿，则需要重新灭菌。取小包内全部物品时，可将包托在手上打开。解开系带挽结，一手托住无菌包，另一手依次打开包布四角翻转塞入托包的手掌心内，准确地将包内物品放入无菌容器或无菌区域内（勿触碰容器口缘），盖好。

（八）无菌盘的铺法

将无菌治疗巾铺在清洁、干燥的治疗盘内，使其内面为无菌区，可放置无菌物品，以供治疗和护理操作使用。有效期限不超过 4 小时。①无菌治疗巾的折叠法将双层棉布治疗巾横折 2 次，再向内对折，将开口边分别向外翻折对齐。②无菌治疗巾的铺法手持治疗巾两开口外角呈双层展开，由远端向近端铺于治疗盘内。两手捏住治疗巾上层下边两外角向上呈扇形折叠三层，内面向外。③取所需无菌物品放入无菌区内，覆盖上层无菌巾，使上、下层边缘对齐，多余部分向上反折。

（九）无菌溶液的倒取法

取无菌溶液瓶，擦净灰尘，核对标签，检查瓶盖有无松动，瓶壁有无裂痕，溶液有无沉淀、混浊、变色、絮状物。符合要求方可使用。揭去铝盖常规消毒瓶塞，以瓶签侧面位置为起点旋转消毒后，用无菌持物钳将瓶塞边缘向上翻起，再次消毒。以无菌持物钳夹提瓶盖，用另一手食指和中指撑入橡胶塞盖内拉出。先倒少量溶液于弯盘内，以冲洗瓶口，再由原处倒出溶液于无菌容器中；倒溶液时瓶签朝上。无菌溶液一次未用完时，按常规消毒瓶塞、盖好，注明开瓶时间。

（十）无菌手套的戴法

戴无菌手套：洗净擦干双手。核对手套号码及有效期。打开手套袋，取滑石粉涂抹双手，注意避开无菌区。手套可分别或同时取出。双手分别捏住袋口外层，打开，一手持手套翻转折部分（手套内面），取出；另一手五指对准戴上。将戴好手套的手指插入另一只手套的翻折面（手套外面），取出，同法将另一手套戴好，戴手套时不可强拉。最后将两手套翻折面套在工作衣袖外面。注意手套外面为无菌区，应保持其无菌。手套戴好后，双手置胸前，以免污染。脱手套：将手套口翻转脱下，不可用力强拉手套边缘或手指部分。

第三节 洗手与手消毒

一、洗手

七步洗手法是医务人员进行操作前的洗手方法，用七步洗手法清洁自己的手，清除手部污物和细菌，预防接触感染，减少传染病的传播。洗手全过程要认真揉搓双手15秒以上；特别要注意彻底清洗戴戒指、手表和其他装饰品的部位。甲型H1N1流感的世界范围肆虐，已经输入到我国。通过SARS、禽流感以及手足口病的洗礼，中国人民聪明许多，知道如何正确应对。群众对这种疾病也有比较高的认识，已知道流感等呼吸道传染病如何防治，对室内通风换气、家庭和个人卫生越来越受到重视。用七步洗手法清洁自己的手，清除手部污物和细菌，预防接触感染，减少传染病的传播。甲型H1N1流感的世界范围肆虐，已经输入到我国。通过SARS、禽流感以及手足口病的洗礼，中国人民聪明许多，知道如何正确应对。群众对这种疾病也有比较高的认识，已知道流感等呼吸道传染病如何防治，对室内通风换气、家庭和个人卫生越来越受到重视。手与外界接触最为广泛，传播急性传染性疾病的机会就多。现在专家提倡：百姓要象医务人员一样，用七步洗手法清洁自己的手，以减少传染病的传播。

环境要求：宽敞明亮、有非接触式自来水龙头和齐腰高的水槽。

洗手前准备：手部无伤口，剪平指甲；穿好洗手衣（或收好袖口），戴好口罩、帽子；备好洗手液（或肥皂）、干燥的无菌擦手巾。

第一步：洗手掌流水湿润双手，涂抹洗手液（或肥皂），掌心相对，手指并拢相互揉搓；第二步：洗背侧指缝手心对手背沿指缝相互揉搓，双手交换进行；第三步：洗掌侧指缝掌心相对，双手交叉沿指缝相互揉搓；第四步：洗指背弯曲各手指关节，半握拳把指背放在另一手掌心旋转揉搓，双手交换进行；第五步：洗拇指一手握另一手大拇指旋转揉搓，双手交换进行；第六步：洗指尖弯曲各手指关节，把指尖合拢在另一手掌心旋转揉搓，双手交换进行；第七步：洗手腕、手臂揉搓手腕、手臂，双手交换进行。

特别要注意彻底清洗戴戒指、手表和其他装饰品的部位，（有条件的也应清洗戒指、手表等饰品），应先摘下手上的饰物再彻底清洁，因为手上戴了戒指，会使局部形成一个藏污纳垢的“特区”，稍不注意就会使细菌“漏网”。

二、手消毒

外科手消毒所属现代医学名词之一，指的是外科手术前医务人员用肥皂（皂液）和流动水洗手，再用NICOLER手消毒剂清除或杀灭手部暂居菌和减少常居菌的过程。外科手消毒是指医务人员在外科手术前用肥皂（液）或抗菌皂（液）和流动水洗手，再用手消毒剂清除或杀灭手部暂居菌、常居菌的过程。对含醇手消毒剂应考虑杀菌效果好、手感佳、有护肤功能且价格低廉的产品。手卫生消毒产品不要求持续作用，且目前酒精类揉搓剂是唯一能最大限度降低和抑制微生物活性的产品。

外科手术前医务人员用肥皂（皂液）和流动水洗手，再用NICOLER手消毒剂清除或杀灭手部暂居菌和减少常居菌的过程。其中有分类手卫生（hand hygiene）：为洗手、卫生手消毒和外科手消毒的总称。其中洗手是指医务人员用肥皂或者皂液和流动水洗手，去除手部皮肤污垢、碎屑和部分致病菌的过程。为达到普通洗手卫生的最清洁度，洗手时间最好不要少于20秒钟。卫生手消毒是指医务人员使用速干手消毒剂揉搓双手，以减少手部暂居菌的过程。外科手消毒是指医务人员在外科手术前用肥皂（液）或抗菌皂（液）和流动水洗手，再用手消毒剂清除或杀灭手部暂居菌、常居菌的过程。产品手卫生产品主要包括皂液与含醇手消毒剂。选择皂液时应考虑对皮肤刺激小、去污能力强、易冲洗、具有抗菌功能（该功能主要是针对皂液免细菌污染）且价格低廉的产品。对含醇手消毒剂应考虑杀菌效果好、手感佳、有护肤功能且价格低廉的产品。对酒精过敏的医护人员建议使用异丙醇手消毒剂。上述产品应采用密封容器盛装，一次性使用，不得反复盛装。若需反复盛装，应对容器进行严格的清洗消毒。优点首先酒精类手消毒剂具有快速、广谱、出色的杀菌活性、无奈药性的优点。手卫生消毒产品不要求持续作用，且目前酒精类揉搓剂是唯一能最大限度降低和抑制微生物活性的产品。

第四节 清洁、消毒与灭菌

一、手术室清洁

手术间地面及所用的各种物品，应该经常保持清洁整齐，每日手术前用清洁湿抹布擦拭手术间窗台、地面、无影灯、敷料桌、托盘、输液架、手术床及走廊地面等。每台手术后应该立即洗净地面上污液，清除地面上的线头、纸屑等杂物。污染手术后，室内物品及地面应该彻底清洁与消毒。每月还应该定期对手术间地面、墙壁、室内各用物进行彻底大扫除。

手术室内部要求。

（1）地面和墙壁建筑材料应光洁、耐洗、耐酸碱、无接缝或少接缝、色泽柔和，墙壁与天花板或地面衔接处呈半圆弧形，便于清洁，减少积灰。

（2）墙壁嵌有电钟，墙上要有X线片阅片灯、药品敷料壁柜或架子。

（3）手术间要有多路电源和足够的插座，地面有导电设备，以防麻醉及使用电灼器时发生意外。电灯开关要有明显的标记。电源插座应有防火装置。

（4）有冷、暖气设备。温度应控制在23～25 ℃左右。

（5）备接受急症手术，不得擅离。

（6）手术室的工作人员均应熟悉手术室内各种物件的放置地点及使用方法，用后放回原处。急救药品、器材必须随时作好准备，以便立即取用。一般药品、器材应定期检查、补充及保养。

（7）室内一切器械物品未经负责人员许可，不得擅自外借。

（8）手术完毕，用过的器械物品应及时作清洁或消毒处理，然后放回原处。严重感染或特殊感染手术用过的一切器材，均应作特殊消毒处理，手术间亦应重新消毒后方可再用。

生物洁净手术室只限于特别严格的手术，如人工关节置换术，胸部与心脏手术、器官移植等一类切口手术。更衣规则：进入净化手术室的人员必须每日更换消毒的衣、裤、帽子、口罩、鞋子；衣裤、口罩、帽子最好为无纺布封闭式制成；严禁穿羊毛衫进入净化手术间。风淋能除去人体表面99.97%的灰尘，故进入净化手术室人员必须严格执行风淋制度。

清洁剂是洗涤过程中帮助去除被处理物品上有机物、无机物和微生物的制剂。清洁剂包括阴离子型清洁剂、阳离子型清洁剂、非离子型清洁剂和碱类与聚磷酸盐清洁剂。四种类型中，阴离子型清洁剂在生活中应用最为广泛，主要包括洗衣粉、肥皂、洗洁净和洗发香波。其中，由钠、钾或铵盐的脂肪酸制成粉状、片状或条状的剂型；洗涤液类型主要包括磺酸盐、硫酸盐或磷酸盐的碳氢化合物。

二、消毒

（一）概念

消毒是指杀死病原微生物、但不一定能杀死细菌芽孢的方法。通常用化学的方法来达到消毒的作用。用于消毒的化学药物叫做消毒剂。灭菌是指把物体上所有的微生物（包括细菌芽孢在内）全部杀死的方法，通常用物理方法来达到灭菌的目的。防腐是指防止或抑制微生物生长繁殖的方法。用于防腐的化学药物叫做防腐剂。无菌不含活菌的意思，是灭菌的结果。防止微生物进入机体或物体的操作技术称为无菌操作。

（二）意义

传染病消毒是用物理或化学方法消灭停留在不同的传播媒介物上的病原体，藉以切断传播途径，阻止和控制传染的发生。其目的：

防止病原体播散到社会中，引起流行发生。防止病者再被其他病原体感染，出现并发症，发生交叉感染。同时也保护医护人员免疫感染。

仅靠消毒措施还不足以达到以上目的。须同时进行必要的隔离措施和工作中的无菌操作，才能达到控制传染之效。

不同的传播机制引起的传染病，消毒的效果有所不同。肠胃道传染病，病原体随排泄物或呕吐物排出体外，污染范围较为局限，如能及时正常地进行消毒，切断传播途径，中断传播的效果较好。呼吸道传染病，病原体随呼吸、咳嗽、喷嚏而排出，再通过飞沫和尘埃而播散，污染范围不确切，进行消毒较为困难。须同时采取空间隔离，才能中断传染。虫媒传染病则采取杀虫灭鼠等方法。

（三）消毒种类

分疫源地消毒和预防性消毒两种，也可按照消毒水平的高低，分为高水平消毒、中水平消毒与低水平消毒。

疫源地消毒：是指有传染源（病者或病原携带者）存在的地区消毒车间消毒车间，进行消毒，以免病原体外传。疫源地消毒又分为随时消毒和终末消毒二种。随时消毒是指及时杀灭并消除由污染源排出的病原微生物而进行的随时的消毒工作。终末消毒是指传染源住院隔离，痊愈或死亡后，对其原居地点进行的彻底消毒，以期将传染病所遗留的病原微生物彻底消灭。在医院中传染源停止隔离出院后，对物品及病房的消毒亦为终末消毒。

预防性消毒：是指未发现传染源情况下，对可能被病原体污染的物品、场所和人体进行消毒措施。如公共场所消毒，运输工具消毒，饮水及餐具消毒，饭前便后洗手均属之。医院中手术室消毒，免疫受损严重的病人，如骨髓移植病人预防性隔离及消毒措施亦为预防性消毒。

高水平消毒：杀灭一切细菌繁殖体包括分枝杆菌、病毒、真菌及其孢子和绝大多数细菌芽孢。达到高水平消毒常用的方法包括采用含氯制剂、二氧化氯、邻苯二甲醛、过氧乙酸、过氧化氢、臭氧、碘酊等以及能达到灭菌效果的化学消毒剂在规定的条件下，以合适的浓度和有效的作用时间进行消毒的方法。

中水平消毒：杀灭除细菌芽孢以外的各种病原微生物包括分枝杆菌。达到中水平消毒常用的方法包括采用碘类消毒剂（碘伏、氯己定碘等）、醇类和氯己定碘的复方、醇类和季铵盐类化合物的复方、酚类等消毒剂，在规定条件下，以合适的浓度和有效的作用时间进行消毒的方法。

低水平消毒：能杀灭细菌繁殖体（分枝杆菌除外）和亲脂类病毒的化学消毒方法以及通风换气、冲洗等机械除菌法。如采用季铵盐类消毒剂（苯扎溴铵等）、双胍类消毒剂（氯己定）等，在规定的条件下，以合适的浓度和有效的作用时间进行消毒的方法。

（四）消毒方法

为使消毒工作顺利进行，取得较好效果，须根据不同情况，选择适当方法。一般应考虑以上几个问题。

不同传染病病原体各有特点，对不同消毒方法的耐受性不同。如细菌芽胞对各种消毒措施的耐受力最强，必须用杀菌力强的灭菌剂、热力或辐射处理，才能取得较好效果。故一般将其作为最难消毒的代表。其他如结核杆菌对热力消毒敏感，而对一般消毒剂的耐受力却比其他细菌为强。真菌孢子对紫外线抵抗力很强，但较易被电离辐射所杀灭。肠道病毒对过氧乙酸的耐受力与细菌繁殖体相近，但季胺盐类对之无效。肉毒杆菌素易为碱破坏，但对酸耐受力强。至于其他细菌繁殖体和病毒、螺旋体、支原体、衣原体、立克次体对一般消毒处理耐受力均差。常见消毒方法一般均能取得较好效果。

同样消毒方法对不同性质物品、效果往往不同。对油漆光滑的墙面，喷洒药液不易停留，应以冲洗、擦拭为宜。对较粗糙墙面，易使药液停留，可用喷洒消毒。环氧乙烷熏蒸，对易于吸收药物的布、纸张效果较好，而对金属表面，须延长时间。粪便、痰液消毒不宜用凝固蛋白质药消毒柜消毒柜物处理，因蛋白质凝固对病原体可起保护作用，高压蒸气杀菌效果虽好，但不宜用于毛皮，塑料和人造纤维制品。环氧乙烷熏蒸赛璐珞制品，高浓度过氧乙酸或含氯消毒剂如漂白粉浸泡绵织品，来苏液多次长时间浸泡乳胶手套，均可造成损坏。对于食品及餐具不宜用有毒或有恶臭的消毒液处理。

在室内消毒时，密闭性好的房屋，可用熏蒸消毒，密闭性差者应用消毒液擦试或喷洒。通风良好的房屋，可用通风换气法消毒，通风换气不良，污染空气长期贮留处应当用药物熏蒸和喷洒。人口稠密地区不可用刺激性强气体消毒。接近火源不宜用环氧乙烷等易燃物消毒。

不同条件下传播机会不同，在防疫方面要求不同。传染病流行时，发病严重的疫区，应集中应用效力好的药物与器械。发病少的外围地区，可采用简易消毒方法。传染病院或病房，病人集中，污染严重，消毒量大，应采用固定设备和高效措施，病家消毒属于临床措施，工作量小，可采用简易措施。饮水应在净化基础上煮沸，生活用水净化后加氯消毒即可。对呼吸道传染病，强调空间隔离，通风和合理的带口罩，对肠胃道病应强调用具，粪便、呕吐物消毒和接触后洗手。不同病种的消毒，应注意区别对待。病毒性肝炎病人，应用较强含氯消毒剂或氯人剂消毒，不宜应用季胺盐及来苏等一般消毒剂处理。

在消毒工作时还须注意影响消毒的因素，如消毒剂量（包括消毒的强度及作用时间），消毒物品污染的程度，消毒的温度，湿度及酸碱度，有关化学拮抗物，消毒剂的穿透力及表面张力等。

（五）消毒方法的应用

有物理方法，化学方法及生物方法，但生物方法利用生物因子去除病原体，作用缓慢，而且灭菌不彻底，一般不用于传染疫源地消毒，故消毒主要应用物理及化学方法。

1.物理消毒法

机械消毒一般应用肥皂刷洗，流水冲净，可消除手上绝大部分甚至全部细菌，使用多层口罩可防止病原体自呼吸道排出或侵入。应用通风装置过滤器可使手术室、实验室及隔离病室的空气，保护无菌状态。

热力消毒包括火烧、煮沸、流动蒸气、高热蒸气、干热灭菌等。能使病原体蛋白凝固变性，失去正常代谢机能。

火烧：凡经济价值小的污染物，金属器械和尸体等均可用此法。简便经济、效果稳定。

煮沸：耐煮物品及一般金属器械均用本法，100 ℃1～2 分钟即完成消毒，但芽胞则须较长时间。炭疽杆菌芽胞须煮沸 30 分钟，破伤风芽胞需 3 小时，肉毒杆菌芽胞需 6 小时。金属器械消毒，加 1～2%碳酸钠或 0.5%软肥皂等碱性剂，可溶解脂肪，增强杀菌力。棉织物加1%肥皂水 15l/kg，有消毒去污之功效。物品煮沸消毒时，不可超过容积 3/4，应浸于水面下。注意留空隙，以利对流。

流动蒸气消毒：相对湿度 80～100%，温度近 100℃，利用水蒸气在物何等表面凝聚，放出热能，杀灭病原体。并当蒸气凝聚收缩产生负压时，促进外层热蒸气进入补充，穿至物品深处，加速热量，促进消毒。

高压蒸气灭菌（湿热灭菌）：通常压力为 98.066kPa，温度 121～126 ℃，15～20 分钟即能彻底杀灭细菌芽胞，适用于耐热、潮物品。

干热灭菌：干热空气传导差，热容量小，穿透力弱，物体受热较慢。需 160～170 ℃，1～2 小时才能灭菌。适用于不能带水份的玻璃容器，金属器械等。

不同病原体的热耐受力，以热死亡时间表达。

辐射消毒有非电离辐射与电离辐射二种。前者有紫外线，红外线和微波，后者包括丙种射线的高能电子束（阴极射线）。红外线和微波主要依靠产热杀菌。电离辐射设备昂贵，对物品及人体有一定伤害，故使用较少。目前应用最多为紫外线，可引起细胞成份、特别是核酸、原浆蛋白和酸发生变化，导致微生物死亡。紫外线波长范围 2100～3280A，杀灭微生物的波长为 2000～3000A，以 2500～2650A 作用最强。对紫外线耐受力以真菌孢子最强，细菌芽胞次之，细菌繁殖体最弱，仅少数例外。紫外线穿透力差，3000A 以下者不能透过 2mm 厚的普通玻璃。空气中尘埃及相对湿度可降低其杀菌效果。对水的穿透力随深度和浊度而降低。但因使用方便，对药品无损伤，故广泛用于空气及一般物品表面消毒。照射人体能发生皮肤红斑，紫外线眼炎和臭氧中毒等。故使用时人应避开或用相应的保护措施。

日光曝晒亦依靠其中的紫外线，但由于大气层中的散射和吸收使用，仅 39%可达地面，故仅适用于耐力低的微生物，且须较长时间曝晒。

此外过滤除菌除实验室应用外，仅换气的建筑中，可采用空气过滤，故一般消毒工作难以应用。

2.化学消毒法

根据对病原体蛋白质作用，分为以下几类。

凝固蛋白消毒剂括酚类、酸类和醇类。

酚类主要有酚、来苏、六氯酚等。具有特殊气味，杀菌力有限。可使纺织品变色，橡胶类物品变脆，对皮肤有一定的刺激，故除来苏外应用者较少。

苯酚（石炭酸）（carbolic acid）：无色结晶，有特殊臭味，受潮呈粉红色，但消毒力不减。为细胞原浆毒，对细菌繁殖型 1：80～1：110 溶液，20 ℃30 分钟可杀死，但不能杀灭芽胞和抵抗力强的病毒。加肥皂可皂化脂肪，溶解蛋白质，促进其渗透，加强消毒效应，但毒性较大，对皮肤有刺激性，具有恶臭，不能用于皮肤消毒。

来苏（煤酚皂液）（lysol）：以47.5%甲酚和钾皂配成。红褐色，易溶于水，有去污作用，杀菌力较石炭酚强2～5倍。常用为2～5%水溶液，可用于喷洒、擦试、浸泡容器及洗手等。细菌繁殖型10～15分钟可杀灭，对芽胞效果较差。

六氯酚（hexochlorophane）：为双酚化合物，微溶于水，易溶于醇、酯、醚，加碱或肥皂可促进溶解，毒性和刺激性较少，但杀菌力较强。主要用于皮肤消毒。以2.5～3%六氯酚肥皂洗手可减少皮肤细菌80～90%，有报告可产生神经损害，故不宜长期使用。

酸类对细菌繁殖体及芽胞均有杀灭作用。但易损伤物品，故一般不用于居室消毒。5%盐酸可消毒洗涤食具，水果，加15%食盐于2.5%溶液可消毒皮毛及皮革，10l/kg加热30℃浸泡40小时。乳酸常用于空气消毒，100m3空间用10g乳酸熏蒸30分钟，即可杀死葡萄球菌及流感病毒。

乙醇（酒精）（ethyl alcohol）75%浓度可迅速杀灭细菌繁殖型，对一般病毒作用较慢，对肝炎病毒作用不肯定，对真菌孢子有一定杀灭作用，对芽胞无作用。用于皮肤消毒和体温计浸泡消毒。因不能杀灭芽胞，故不能用于手术器械浸泡消毒。异丙醇（isopropylalcohol）对细菌杀灭能力大于乙醇，经肺吸收可导致麻醉，但对皮肤无损害，可代替乙醇应用。

溶解蛋白消毒剂主要为碱性药物，常用有氢氧化钠、石灰等。

氢氧化钠：白色结晶，易溶于水，杀菌力强，2～4%溶液能杀灭病毒及细菌繁殖型，10%溶液能杀灭结核杆菌，30%溶液能于10分钟杀灭芽胞，因腐蚀性强，故极少使用，仅用于消灭炭疽菌芽胞。

石灰（CaO）遇水可产生高温并溶解蛋白质，杀灭病原体。常用10～20%石灰乳消毒排泄物，用量须2倍于排泄物，搅拌后作用4～5小时。20%石灰乳用于消毒炭疽菌污染场所，每4～6小时喷洒一次，连续2～3次。刷墙2次可杀灭结核芽胞杆菌。因性质不稳定，故应用时应新鲜配制。

氧化蛋白类消毒剂包括含氯消毒剂和过氧化物类消毒剂。因消毒力强，故目前在医疗防疫工作中应用最广。

漂白粉应用最广。主要成分为次氯酸钙（Ca（ClO）2），含有效25～30%，性质不稳定，可为光、热、潮湿及CO2所分解。故应密闭保存于阴暗干燥处，时间不超过1年。有效成份次氯酸可渗入细胞内，氧化细胞酶的硫氢基因，破坏胞浆代谢。酸性环境中杀菌力强而迅速，高浓度能杀死芽胞，粉剂中用于粪、痰、脓液等的消毒。每升加干粉200克，搅拌均匀，放置1～2小叶，尿每升加干粉5克，放置10分钟即可。10～20%乳剂除消毒排泄物和分泌物外，可用以喷洒厕所，污染的车辆等。如存放日久，应测实际有效氯含量，校正配制用量。漂白粉精的粉剂和片剂含有效氯可达60～70%，使用时可按比例减量。

氯胺—T（chloramine T）为有机氯消毒剂，含有效氯24～26%，性较稳定，密闭保持1年，仅丧失有效氯0.1%。微溶于水（12%），刺激性和腐蚀性较小，作用较次氯酸缓慢。0.2%1 小时可杀灭细菌繁殖型，5%2 小时可杀灭结核杆菌，杀灭芽胞需 10 小时以上。各种铵盐可促进其杀菌作用。1～2.5%溶液对肝炎病毒亦有作用。活性液体须用前 1～2 小时配制，时间过久，杀菌作用降低。

二氯异氰尿酸钠（sod.dichlorisocynurate）又名优氯净，为应用较广的有机氯消毒剂，含氯 60%～64.5%。具有高效、广谱、稳定、溶解度高、毒性低等优点。水溶液可用于喷洒、浸泡、擦沫，亦可用干粉直接消毒污染物，处理粪便等排泄物，用法同漂白粉。直接喷洒地面，剂量为 10～20g/m2。与多聚甲醛干粉混合点燃，气体可用熏蒸消毒，可与 92 号混凝剂（羟基氯化铝为基础加铁粉、硫酸、双氧水等合成）以 1：4 混合成为“遇水清”，作饮水消毒用。并可与磺酸钠配制成各种消毒洗涤液，如涤静美，优氯净等。对肝炎病毒有杀灭作用。

此外有氯化磷酸三钠、氯溴二氰尿酸等效用相同。

过氧乙酸（peroxy-acetic acid）亦名过氧醋酸，为无色透明液体，易挥发有刺激性酸味，是一种同效速效消毒剂，易溶于水和乙醇等有机溶剂，具有漂白的腐蚀作用，易挥发的刺激性酸味，是一种高效速效消毒剂，易溶于水和乙醇等有机溶剂，具有漂白和腐蚀作用，性不稳定，遇热、有机物，重金属离子、强大碱等易分解。0.01～0.5%，0.5～10 分钟可杀灭细菌繁殖体，1%5 分钟可杀灭芽胞，常用浓度为 0.5%～2%，可通过浸泡、喷洒、擦抹等方法进行消毒，在密闭条件下进行气雾（5%浓度，2.5ml/m^2）和熏蒸（0.75～1.0g/m^3）消毒。

过氧化氢 3～6%溶液，10 分钟可以消毒。10～25%60 分钟，可以灭菌，用于不耐热的塑料制品，餐具、服装等消毒。10%过氧化氢气深胶喷雾消毒室内污染表面；180～200ml/m3，30 分钟能杀灭细菌繁殖体；400ml/m3，60 分钟可杀灭芽胞。

过氧化氢蒸汽（HPV）消毒技术正迅速成为制药、生物技术和医疗卫生行业生物净化方法的选择，对与高压锅相同的生物指示剂-嗜热脂肪芽孢杆菌达到 6-log 的杀灭率。在试运行或停工期间可采用广泛的消毒产品和服务对设施进行生物净化。Bioquell 采用专利的 Clarus 双循环技术合并 PLC 程控将灭菌循环的效果最佳化，当过氧化氢在房间或舱体的表面形成微冷凝时达到生物消毒，这个阶段可以在显微镜下看到一个肉眼不可见的亚微米级的过氧化氢薄层，科学研究证实这个低温、无残留的过程已经在蒸汽发生阶段开始杀灭微生物。微冷凝的形成确保形成了微生物杀灭的最佳条件，当达到凝露点时，减少一个对数级别（1-log）微生物的时间（D 值）最短。从灭菌动力学曲线可以看到微生物的数量陡降，伴随着微冷凝的形成，生物指示剂数量曲线从舒缓变得急剧下降。

过锰本钾 1～5%浓度浸泡 15 分钟，能杀死细菌繁殖体，常用于食具、瓜果消毒。

阳离子表面活性剂（Cationic surfactants）主要有季铵盐类，高浓度凝固蛋白，低浓度抑制细菌代谢。有杀菌浓度，毒性和刺激性小，无漂白及腐蚀作用，无臭、稳定、水溶性好等优点。但杀菌力不强，尤其对芽胞效果不佳，受有机物影响较大，配伍禁忌较多，为其缺点。国内生产有新洁尔灭，消毒宁（度米苍）和消毒净，以消毒宁杀菌力较强，常用浓度 0.5～1.0‰，可用于皮肤，金属器械，餐具等消毒。不宜作排泄物及分泌物消毒用。

烷基化消毒剂：福尔马林为 34～40%甲醛溶液，有较强大杀菌作用。1%～3%溶液可杀死细菌繁殖型，5%溶液 90 分钟或杀死芽胞，室内熏蒸消毒一般用 20 ml/m3 加等量水，持续 10 小时，消除芽胞污染，则需 80 ml/m324 小时，适用于皮毛、人造纤维、丝织品等不耐热物品。因其穿透力差，刺激性大，故消毒物品应摊开，房屋须密闭。戊二醛（glutaraldehyde）作用似甲醛。在酸性溶液中较稳定，但杀菌效果差，在碱性液中能保持 2 周，但强提高杀菌效果，故通常 2%戊醛内加 0.3%碳酸氢钠，校正 pH 值为化合物（杀菌效果增强，可保持稳定性 18 个月。无腐蚀性，有广谱、速效、高热、低毒等优点，可广泛用于杀细菌，芽胞和病毒消毒。不宜用作皮肤、粘膜消毒。环氧乙烷（epoxyethane）低温时为无色液体，沸点 10.8℃，故常温下为气体灭菌剂。其作用为通过烷基化，破坏微生物的蛋白质化谢。一般应用是在 15℃时 0.4～0.7kg/m2，持续 12～48 小时。温度升高 10℃，杀菌力可增强 1 倍以上，相对湿度 30%灭菌效果最佳。具有活性高，穿透力强，不损伤物品，不留残毒等优点，可用于纸张、书籍、布、皮毛、塑料，人造纤维、金属品消毒。因穿透力强，故需在密闭容器中进行消毒。须避开明火以防爆。消毒后通风防止吸入。

其他：碘通过卤化作用，干扰蛋白质代谢。作用迅速而持久，无毒性，受有机物影响小。常有碘酒、碘伏（碘与表面活性剂为不定型结合物）。常用于皮肤粘膜消毒，医疗器械应急处理。洗必泰（hibitane）

为双胍类化合物。对细菌有较强的消毒作用。可用于手、皮肤、医疗器械、衣物等消毒，常用浓度为0.2‰～1‰。

二氧化氯因为其具有杀菌能力强，对人体及动物没有危害以及对环境不造成二次污染等特点而备受人们的青睐。二氧化氯不仅是一种不产生致癌物的广谱环保型杀菌消毒剂，而且还在杀菌、食品保鲜、除臭等方面表现出显著的效果。

二氧化氯还可以用于漂白，如纺织与造纸元采用氯气漂白的都可以用二氧化氯替代。

对饮用水的消毒：二氧化氯是净化饮用水的一种十分有效的净水剂，其中包括良好的除臭与脱色能力、低浓度下高效杀菌和杀病毒能力。二氧化氯用于水消毒，在其浓度为0.5～1mg/L时，1分钟内能将水中99%的细菌杀灭，灭菌效果为氯气的10倍，次氯酸钠的2倍，抑制病毒的能力也比氯高3倍，比臭氧高1.9倍。二氧化氯还有杀菌快速，PH范围广（6～10），不受水硬度和盐份多少的影响，能维持长时间的杀菌作用，能高效率地消灭原生动物、孢子、霉菌、水藻和生物膜，不生成氯代酚和三卤甲烷，能将许多有机化合物氧化，从而降低水的毒性和诱变性质等多种特点。

对空气的杀菌：空气中含有大量可以致病的细菌，特别是饮食业场所及食品加工厂生产车间空气中微生物种类和数量多而复杂，对于这些微生物普遍采用的是紫外线灭菌方式，但由于室内空气相对湿度大，紫外线杀菌效果并不理想。而二氧化氯制剂的灭菌能力强，分解迅速无残留，非常适于饮食业及食品加工业的有关场所的空气喷雾杀菌及消毒。此外，春秋两季是感冒、气管炎等传染病的多发季节，可以用二氧化氯对环境进行消毒，不但能杀灭病原微生物，还能消除异味，清新空气。因此，二氧化氯是十分理想的预防“非典”的环境消毒剂。

对厨房用具、食品机械设备的消毒厨房用具、食品机械设备、容器等如果不经彻底的消毒，容易对食品造成污染，导致食物中毒的发生。用二氧化氯对厨房用具、食品机械设备、容器等进行消毒，可杀灭大肠杆菌、金黄色葡萄球等。

在医疗领域二氧化氯用于口腔含漱，可有效控制牙龈炎、牙斑菌和口臭，用作坐浴或冲洗，可防止多种疾病，等等。在1998年抗洪救灾中，抗洪战士用二氧化氯消毒液洗脸、坐浴、擦身、泡脚、泡洗内衣裤等，其神奇作用再次被验证。实践证明，二氧化氯对防治红眼病、皮肤病及除臭有良好效果。

（六）消毒效果检查

直到2013年检测多仍采用一此条件致病菌为间接指标。肠道传染病以大肠杆菌为指标，呼吸道传染病以溶血性链球菌为指标。肝炎病毒从2010年到2013年表面抗原，DNA聚合酶以及电镜观察，甲肝病毒分离等为指标。如消毒前后均未检出大肠杆菌或溶血性链球菌，则可以消毒后自然菌总数率低的百分率评价，消毒后自然菌总数下降80%以上为效果良好，降低70%为较好。减少60%以上为一般，减少60%以下为不合格。

具体检查方法如下。

物品表面检查：在消毒物品相邻部位划出 2 个 10cm2 范围，消毒前后别以无菌棉签采样，接种后培养 24～48 小时观察结果。

排泄物检查：消毒前后各取 0.2ml 排泄物的稀释液接种肉汤管，37℃培养 24 小时后再取样转种相应的培养基，24～48 小时后观察结果。

空气消毒效果检查：一般用自然沉降法。消毒前后在消毒的空间不同平面和位置。放置 4～5 个平面，暴露 5～30 分钟后盖好，培育 24～48 小时观察结果。

（七）乙肝消毒方法

1.乙肝病毒消毒方法一

凡是在传染期内乙肝病人接触过的东西如书籍、报纸、化验单、病历、人民币等都应该严格消毒。对病人使用过的食具、盥洗用具、玩具等耐热品煮沸 10～20 分钟，即可达到消毒效果。

2.乙肝病毒消毒方法二

地面、墙面、家具等可用 3%漂白或 2%过氧乙酸喷雾或擦洗 2 次。乙肝病人居住过的房间可用甲醛熏蒸消毒。用法：取 37%～40%的甲醛溶液 16 毫升加入高锰酸钾 8 克，立即产生挥发性烟雾，密熏蒸 24 小时可用于 0.2 立方米空间的消毒，病人用过的物品、衣物、被褥等应悬挂在室内密闭熏蒸消毒。

3.乙肝病毒消毒方法三

对垃圾废物最好倒掉。接触过污染物的手，先用 0.2%过氧乙酸浸泡 2 分钟，再用肥皂和流动水洗干净。

4.乙肝病毒消毒方法四

对不能煮沸的东西如被褥、衣服等可用1%漂白粉或0.05%过氧乙酸浸泡2小时后再用清水洗涤，或在一密封柜中用甲醛（福尔马林）熏蒸12～24小时，或环氧乙烷400克/立方米熏蒸。

第五节 隔离技术

一、概念

隔离技术（isolation technique）一指将传染源传播者和高度易感人群安置在指定地点和特殊环境中，暂时避免和周围人群接触，对前者采取传染源隔离。二指实现单片集成电路内各元件之间有效电绝缘的技术。隔离技术，将传染源传播者和高度易感人群安置在指定地点和特殊环境中，暂时避免和周围人群接触，对前者采取传染源隔离，对具有传染性的分泌物、排泄物、用品等物品进行集中消毒处理，防止传染病病原体向外传播，对后者采取保护性隔离，保护高度易感人群免收感染。

二、隔离病区

（一）传染病区隔离单位的设置

传染病区与普通病区分开并远离食堂、水源和其他公共场所，相邻病区楼房相隔大约30cm，侧面防护距离为10cm，以防止空气对流传播。病区设有工人员与病人分别进出的门。病区内配设必要的卫生、消毒设备。

以病人为隔离单位：每个病人有独立的环境与用具，与其他病人及不同病种间进行隔离。

以病室为隔离单位：同一病种病人安排在同一病室区，但病原体不同者，应分室收治。

凡未确诊、或发生混合感染、重、危病人具有强烈传染性者应住单独隔离室。

（二）工作区的划分及隔离要求

清洁区：未被病原微生物污染的区域。如医护办公室、治疗室、配餐室、更衣室、值班室等场所以及病区以外的地区，如食堂、药房、营养室等。

隔离要求：病人及病人接触过的物品不得进入清洁区；工作人员接触病人后需刷手、脱去隔离衣及鞋方可进入清洁区。

半污染区：有可能被病原微生物污染的区域。如走廊、检验室、消毒室等。

隔离要求：病人或穿了隔离衣的工作人员通过走廊时，不得接触墙壁、家具等；各类检验标本有一定的存放盘和架，检验完的标本及容器等应严格按要求分别处理。

污染区：病人直接或间接接触的区域。涂病房、病人洗手间等。

隔离要求：污染区的物品未经消毒的处理，不得带到他处；工作人员进入污染区时，务必穿隔离衣、戴口罩、帽子，必要时换隔离鞋；

离开前脱隔离衣、鞋，并消毒双手。

三、隔离原则

病房和病室门口前悬挂隔离标志，门口放用消毒液浸湿的脚垫，门外设立隔离衣悬挂架，备消毒液、清水各一盆及手刷、毛巾、避污纸等。

工作人员应按规定进入隔离室需戴口罩、帽子、穿隔离衣，只能在规定范围内活动。

穿隔离衣前，必须将所需的物品备齐，各种护理操作应有计划并集中执行并以减少穿脱隔离衣的次数和刷手的频率。病人接触过的物品或落地的物品应视为污物，消毒后方可给他人使用；病人的衣物，信件、钱币等经熏蒸消毒后才能交家人带回；病人的排泄物、分泌物、呕吐物须经消毒处理后方可排放。病室每日进行空气消毒，可用紫外线照射或消毒液喷雾；每日晨间护理后，用消毒液擦拭床及床旁桌椅。了解病人的心理情况，尽量解除病人因隔离而产生的恐惧，孤独，自卑等心理反应。传染性分泌物三次培养结果均为阴性或已渡过隔离期，医生开出医嘱后，方可解除隔离。终末消毒：是指对出院，转科或死亡病人及其所住病室，用物，医疗器械等进行的消毒处理。

四、隔离技术

隔离技术，将传染源传播者和高度易感人群安置在指定地点和特殊环境中，暂时避免和周围人群接触，对前者采取传染源隔离，对具有传染性的分泌物、排泄物、用品等物品进行集中消毒处理，防止传染病病原体向外传播，对后者采取保护性隔离，保护高度易感人群免收感染。

传染病是在人群中互相传播的疾病。任何一种传染病的流行都需要具备三个环节：即传染源、传播途径和易感人群。控制传染发生的主要手段是阻断传染链的形成。简单、直接而有效的中断传染链的方法是应用各种屏障技术切断传播途径。隔离技术的目的是防止病原微生物在人群中扩散，最终控制和清除传染源。

五、隔离技术

（一）刷手

任何护理技术操作都要通过护士的手来实施。为了避免发生交叉传染，避免污染无菌物品或者清洁物品，以保证病人和工作人员的安全，必须掌握正确的刷手方法。

水龙头最好采用长柄开关、脚踏式开关或者感应式开关。刷手时身体要和洗手池保持一定距离，以免弄湿工作服或工作服污染洗手池。打开水龙头，用洗手刷醮取肥皂液，淋湿手臂。

从前臂上端开始向指尖方向刷洗，刷手的范围要超过被污染的部位，刷完手臂，再刷手掌，要用洗手刷稍用力的来回刷洗，以增加磨擦，有利于清除细菌。刷手时要注意刷净手的各面，包括手背、手掌、指蹼、指缝间和指甲。刷洗完一只手以后，用流水冲净洗手刷，然后放入盛使用过的刷子的容器内。冲洗手臂的肥皂泡沫冲淋时手的腕部要低于肘部，使水由前臂至腕部流向指尖。换一把洗手刷醮取肥皂液再使用同样的方法和顺序刷洗另一只手。每只手各刷洗30秒钟左右。用过的洗手刷用流水冲洗干净以后放在盛洗手刷的容器内。每天要煮沸或者高压蒸汽消毒一次。两只手臂都刷洗完一遍以后再换洗手刷，按同样的方法再次刷洗两只手臂和手。把手臂分为三段刷洗，先刷肘关节以上和前臂的上1/2，再刷前臂的下1/2，然后刷手背，要特别注意仔细刷洗皮肤皱纹和凹陷处。指甲末端是微生物滋生的地方，要特别注意刷洗干净。取刷子醮肥皂冻时注意污染的手不能触及干净的刷子、皂冻和水龙头。刷手时隔离衣不能触及水池，注意水流不要太大，以免溅湿隔离衣，如隔离衣被溅湿应及时更换。接触传染病人或传染病人污染物后，即使操作时戴着手套，脱去手套后也应该及时洗手。如果没有戴手套，就必须洗手、刷手并消毒。刷手可以通过物理作用去掉手上的病原微生物，有效的阻断传染途径，防止微生物在人群中扩散，最终控制和清除传染源，达到预防和控制医院内感染的目的。手的消毒常用消毒液浸泡和高效消毒剂擦手两种。传染病区多用消毒液泡手。消毒泡手时注意将双手浸入消毒液中，用小毛巾反复擦洗两分钟后，再用清水冲净、擦干。刷洗完双手以后，用小毛巾自上而下把双手擦干或者用烘干机吹干双手。

（二）穿脱隔离衣

穿脱隔离衣前要先取下手表，戴好帽子和口罩，长袖工作服要把衣袖卷过肘关节以上，备好护理工作中所需要的一切物品，不要穿了隔离衣后再到清洁区去取物品，已经接触过病人的隔离衣，污染面向内挂在半污染区的衣钩上。手握衣领从衣钩上取下隔离衣，清洁面向着操作者，对齐肩缝，露出袖笼内口。右手握住衣领，左手伸入衣袖内，抬高左臂把衣袖向下倒，右手把衣领向上拉，直到左手露出来。调换左手握住衣领，右手伸入衣袖内，举起右手臂，使衣袖向肩的方向滑下。两只衣袖都穿好以后，用双手握住衣领的前缘中央，顺着衣领向后理顺，到颈后把衣领的系带系好。注意不要让袖口触及头和面部。

将双手握在胸前，到洗手池刷洗双手，刷完以后，用清洁的手从衣领的前面沿领边向后解开衣领的系带。将右手伸入左侧衣袖口内，拉下衣袖，使衣袖遮住左手，再用衣袖遮盖处的左手握住右手衣袖的外面，把衣袖拉下来，然后用双手轮换握住衣袖，把两臂逐渐从衣袖中退出，当双手退到肩缝时，用一只手握住两侧肩缝，另一只手先退出来握住衣领，再退出另一只手，最后用双手握住隔离衣衣领把两侧边缘对齐，使清洁面向外。第二种脱隔离衣的方法是：先解开后缘下部的钮扣，然后解开隔离衣袖口的系带，把袖口向外翻起并且向上卷塞好衣袖。卷塞好衣袖以后，到洗手池刷洗干净双手，然后双手分别伸入对侧衣袖内，拉下衣袖，使衣袖遮盖住清洁的双手，用两只手在衣袖里面解开腰带，把背后交叉的腰带拉到前面打一个活结。左手拉着右衣袖，退出右手，把右侧隔离衣反搭在左臂上，用右手解开衣领系带，并握住衣领退出左手，双手抓住衣领，把隔离衣的两侧边缘对齐，清洁面向外挂在半污染区的衣钩上。

（三）护理隔离病人

用避污纸垫着拿取物品或作简单操作可以保持双手或用物不被污染，以减少消毒手续。取避污纸要从上面抓取，不可掀页拿取。用后弃在污物桶里，定时焚烧。一般神志清楚、合作的传染病人需要测量血压时，可以给病人套上特制的袖套测量血压。展开清洁的测血压袖套，请病人把手伸入清洁的袖筒里，将袖套套在病人的和手臂上，其余的部分铺在床上及病人的身上，使这些部位成为一个清洁区，把血压计放在清洁区内，隔着袖套把血压计的袖带平整的缠于上臂中部，戴好听诊器，测量血压。病人患传染病时常常会产生一些消极情绪，对隔离不理解，护士要帮助病人了解隔离的意义，正确对待各种隔离措施，防止疾病传播。测量完毕，收好血压计。将测血压袖套的污染面折叠在内，清洁、消毒后备用。注意手不要触及污染面。传染病人的体温计应该每人一支，固定使用，用避污纸拿取体温计擦干以后请病人放于腋窝，夹紧体温计。十分钟以后请病人取出体温计，护士用避污纸接取以后看清体温度数，甩下水银柱，再放回盛消毒液的瓶里，避污纸弃在污物桶里。注射时，将已经备好的药物的注射盘连同注射本放在治疗车上，车下层放盛消毒液的盒子，核对无误后，取出碘酒、酒精棉签，请病人露出注射部位，消毒的部位要宽，注射时护士的手不要触及消毒范围以外的部位。注射完毕，将注射器放在消毒液内浸泡。

给传染病人服药时，药杯、水壶等物品都要用避污纸拿取，先给轻病人发药，帮助病人把药服下以后，用避污纸把药杯取回，放入消毒液里浸泡。

为传染病人整理床铺，应该穿上隔离衣，操作完毕再刷手，脱去隔离衣。

六、隔离种类

为传染性强，死亡率高的传染病设计的隔离，适用于经飞沫，分泌物，排泄物直接或间接传播的烈性传染病。如：鼠疫，霍乱，炭疽等。

具体措施：住单间病房，门外挂隔离标志，不得随意开启门窗。禁止病员走出病室和探视。接触此类病员，必须戴好帽子，穿隔离衣裤和隔离鞋，必要时戴橡胶手套。一切用物一经进入病室即视为污染均应严格消毒处理或销毁；病员的分泌物，呕吐物和排泄物，均应严格消毒处理。其他按一般消毒隔离和终末消毒处理进行。

（一）呼吸道隔离

是对病原体经呼吸道传播的疾病所采取的隔离方法。适用于：麻疹，流感，百日咳，开放性肺结核等疾病。

具体措施：将同种疾病的病员安置在一室，病室通向走廊的门窗关闭，出入随手关门。接触病人须戴口罩，帽子，穿隔离衣。病员的口，鼻分泌物需消毒处理。注意病室的通风换气，每晚进行紫外线灯照射或者过氧乙酸喷雾消毒。

（二）消化道隔离

是对病原体通过污染食物，饮水，食具或手并经口引起传播的疾病所给予的隔离方法。

适用于伤寒，副伤寒，甲型肝炎，细菌性痢疾。

具体措施：不同病种最好分室居住，同居一室时须做好床边隔离。常用治疗器械，应固定专用。每一病人应有自己的食具和便器，其排泄物，呕吐物和剩余食物须消毒后排放。护理人员须按病种分别穿隔离衣，并消毒双手。病室应有防蝇设备。

（三）接触隔离

是对病原体经皮肤或粘膜进入体内的传染病所采取的隔离方法。适用于破伤风，狂犬病，气性炭疽，性传播疾病等。

具体措施：最好分室居住。密切接触病员时须穿隔离衣，工作人员的手或皮肤有破损者应避免作伤口换药或护理等操作，必要时戴橡胶手套。被伤口分泌物或皮肤脱屑所污染的物品器械，敷料等须严格消毒处理。病员接触过的一切污染物品，应先灭菌再清洁。

（四）昆虫隔离

是对病原体通过昆虫为媒介而传播的疾病所进行的隔离方法。适用于流行性乙型脑炎，流行性出血热，疟疾，斑疹伤寒，回归热等。

具体措施：流行性乙型脑炎，疟疾由蚊叮咬传播，室内应有防蚊措施。流行性出血热，其传播是野鼠，通过螨叮蛟而传播。斑疹伤寒，回归热是由虱类传播，病员须经灭虱处理，沐浴更衣后进入病室。

（五）血液—体液隔离

是对病原体经血液—体液而传播所致的传染病进行的隔离方法。适用于：乙型肝炎，艾滋病等。

具体措施：患同种疾病的病员要置一室，但出血不能控制的病人应单人隔离。接触血液一体液污染物时，须戴手套。工作时尽量避免损伤皮肤。其他人员受到病员的血液一体液污染，和不宜用其他方法消毒的物品受浸染时，立即用5.25%次氯酸钠擦拭消毒。用过的一次性注射器，针头，输液器须经严格的消毒处理，才能送供应室处理，或装入耐刺容器内作特殊标记后送出集中销毁。

（六）保护性隔离

是对某些免疫特别低下或易感染的病员，为保护其不再受其他感染，所采取的具体相应措施的隔离方法。适用于严重烧伤，早产儿，血液病，骨髓移植，肾移植等。

具体措施：病员单独隔离。接触病员须清洗双手，甚至消毒双手，戴帽子，穿隔离衣裤及隔离鞋。病室内每天用消毒液擦拭病室内所有家具地面；每日用紫外线进行空气消毒1～2次，每次60分钟。尽量减少入室人员，医护人员患呼吸道疾病或咽部带菌者应避免接触病人。适于免疫力低下的病人。

参考文献

[1]曾月莲，旷红梅.CSSD科研人才培养实践与探讨[J].中国护理管理，2012，12（7）：69-70.

[2]刘盼，李海立，徐永娇，等.医院消毒供应中心的职业防护与对策[J].中华医院感染学杂志，2012，22（2）：371.

[3]丁玉玲.消毒供应中心集中式管理的实践[J].医学理论与实践，2013，26（4）：558.

[4]石燕，程云芳.不同消毒方法对手术室连台消毒效果的影响[J].吉林医学，2014，35（23）：5253-5254.

[5]倪丽红，杨淑文.消毒供应工作在医院感染预防中的地位和作用[J].国际护理学杂志，2014，33（10）：2886-2888.

[6]李瑞虹，李焕平，蔡婉嫦.消毒供应中心包装不良事件原因分析与对策[J].中国现代药物应用，2015，9（24）：289-290.

[7]张春斐，张红枫，任灵飞.无责罚不良事件上报在消毒供应室的实践[J].医院管理论坛，2015，32（6）：20-21.

[8]Rizvi Z，Usmani RA，Rizvi A，et al.Service Quality Of Diagnostic Fine Needle Aspiration Cytology In A Tertiary Care Hospital Of Lahore（Process Measure As Patient's Perspective）[J].J Ayub Med Coll Abbottabad，2017，29（1）：93-97.

[9]Deogade SC，Mantri SS，Saxena S，et al.Awareness and Knowledge of Undergraduate Dental Students about Sterilization/Disinfection Methods of Extracted Human Teeth[J].Ann Med Health Sci Res，2016，6（6）：348-355.

[10]乌兰图雅，马凤霞.消毒供应中心护士的职业危险因素及防护措施[J].药物与人，2015，28（1）：398-399.

[11]李六亿.医院感染管理部门在推进消毒供应中心标准实施中的作用[J].中国护理管理，2011，11（1）：13-14.

[12]Del Santo K，Audouin M，Ouzaid I，et al.Evaluation of the operating results and costs associated with the implementation of a flexible ureteroscopy activity within a

university hospital center[J].Prog Urol，2017，27（6）：375-380.

[13]何惠燕，陈爱琴，李丽娇，等.立足岗位需求开展消毒供应中心护士持续培训的探讨[J].中国实用护理杂志，2011，27（20）：75-76.

[14]Omori C，Toyama H，Takei Y，et al.Positive pressure ventilation in a patient with a right upper lobar bronchocutaneous fistula：right upper bronchus occlusion using the cuff of a left-sided double lumen endobronchial tube[J].J Anesth，2017，31（4）：627-630.

[15]Hassaine-Lahfa I，Boucherit-Otmani Z，Sari-Belkherroubi L，et al.Retrospective study of Candida sp.contaminations of endoscopes at the University Hospital of Tlemcen（Algeria）[J].J Mycol Med，2017，27（2）：127-132.

[16]Carney PI，Yao J，Lin J，et al.Comparison of Healthcare Costs Among Commercially Insured Women in the United States Who Underwent Hysteroscopic Sterilization Versus Laparoscopic Bilateral Tubal Ligation Sterilization[J].J Womens Health（Larchmt），2017，26（5）：483-490.

[17]黎平.RCA 对消毒供应中心不良事件的干预作用[J].实用临床医药杂志，2014，18（E02）：232-233.

[18]何小琼.医院消毒供应中心工作中常见差错的原因分析及防范措施[J].包头医学，2015，39（4）：253-254.

[19]李泳.1 起消毒供应中心不良事件的分析报告[J].护理实践与研究，2014，11（12）：153-154.

[20]薛永姣.非惩罚性报告制度在消毒供应中心管理中的应用[J].药物与人，2015，28（1）：414-414.

第五章 基本护理措施

第一节 舒适、休息及活动

一、舒适

随着现代护理学科的发展，护理工作不再是单纯简单的技术操作，更应注重“以人为本”的护理过程，舒适护理（comfortcave）是一种整体的、个性化的、创造性的、有效的护理模式，其目的是使病人在生理、心理、社会上达到最愉快的状态，或降低不愉快的程度。90年代就提出舒适护理的概念，认为舒适护理应作为整体化护理艺术的过程和追求的结果，使基础护理与护理研究更注重病人的舒适感受的和满意度。

随着医疗卫生事业的发展，入世的挑战，服务品质的提升已成为竞争的焦点，也直接关系到医院的生存与发展。“三H”（Hotel宾馆、Hospital医院、Home家庭，简称“三H”）护理服务运用马斯洛的“需要层次理论”不但满足病人低层次的需要，更重要的是满足高层次的需要，使病人在生理、心理、社会三个方面得到全面的护理，其实施措施为：

（一）Hotel 式护理服务—舒适的护理

硬件要求：视觉上，环境舒适、干净整齐；听觉上，安宁怡静、音乐氛围；感觉上，温度适宜、温馨宜人。病房家具卫浴设备一尘不染，生活设施、生活用品、医疗物品呈备用状态，绿化、音乐体现文化氛围。

软件要求：护理人员不仅业务过硬，而且仪表素雅、举止端庄、亲切和蔼、坦诚可信，特别是在礼仪、信仰、生活习惯等方面尊重病人，避免不理解而造成对病人的伤害。

（二）Hospital 式护理服务—个性化护理

评估：评估病人对疾病的认识程度和生活依赖程度。了解：了解病人最关心的事，最喜欢的事，最担心的事，视病人生理、心理、社会为一个整体。制定：根据对病人的评估和了解，因人而异制定个性化护理标准，使病人感到护士的关爱和尊重，从而解除其孤独、焦虑、忧虑和抑郁的情绪，树立战胜疾病的信心。提供：提供优质、高效的护理服务及健康信息，使病人有选择地接受最合适的诊治和护理，让病人以最佳的心态接受治疗和护理，促进身心健康。

（三）Home 式护理服务—温馨护理

一次亲切的问候：新病人入院后，护士长亲自到病人床边进行访谈，从访谈中获取与病人有关的各种信息，以便指导和安排护理工作，让护士服务于病人开口之前，使病人有安全感。一次纪念日活动：病人住院期间，如果正逢节日或纪念日，医护人员为病人进行多种形式的祝福，为病人提供更多有形的物质支持和无形的情感心理支持，让病人有居家的感觉。一次出院后回访：病人出院后一周内，护士对病人进行电话回访，内容包括生活、饮食、服药、健康状况及护士的问候，将温馨服务延伸到家庭。

舒适护理使人在生理、心理、社会、灵性上达到最愉快的状态，或缩短、降低其不愉快的程度。也就是说，护理人员能给予病人一个最舒适的状态。针对各种因子的影响，找出解决舒适问题的方法。轻松、自在的状态，没有疲惫或疼痛等，生理、心理、社会、环境四个层面的需要被满足，感到轻松、自在的状态。

舒适的四种状态。缩短（Shortening）：将不愉快的时间尽可能缩短，没有增加病人不愉快的程度；减轻（Relief）：将不愉快的程度尽可能降低，不增加不愉快的时间；自在（Ease）：将不愉快完全消除；超越（Transcendence）：不仅将不愉快完全消除，更令人有“超越自在”的感受，此时精神百倍，活力十足，不但不会疼痛，还比平常兴奋愉快。

舒适的四个层面。生理舒适：指身体与感觉的舒适，包括环境中的温度、湿度、光线、音响等；心理舒适：指心理感觉，如满足感、安全感、被尊重感等；社会舒适：包括家庭、职业、社会阶层等社会关系上带来的舒适；灵性舒适：指信仰、追求方面带来的舒适。

舒适护理是一种整体的、个性化、创造性、有效的护理模式，能最大程度上满足病人的需求，多角度的进行护理，提高满意度；能够在护理的过程中改变、提升护理理念，原有的护理理论加上舒适护理的研究是培养护理专家的基础。基本舒适护理、症状舒适护理、疼痛舒适护理、外科舒适护理、皮肤舒适护理、妇幼舒适护理、老年人舒适护理、心理社会舒适护理、临终舒适护理、灵性舒适护理。

舒适护理措施：流程舒适，病人来到医院，接诊护士热情接待，门诊预检分诊，门诊医生诊疗，病房护士热情接待，接受住院治疗，给予合适治疗，实施舒适护理，给予健康教育，给予出院指导，病人康复出院。环境舒适：优美舒适的环境，适宜休养的病房，微笑多点、关爱多点、声音轻点。床单位舒适：床单位不仅干净平整，还尽量满足病人舒适的需要，垫得舒服点，躺得舒服点。用具舒适：既保暖又稳定，冬温暖、夏致凉，小小的支架让病人的活动没有顾虑，我们的努力只为了病人更舒适。

心理舒适：用心交流、用心护理，在手术室用通俗易懂的标识图架起医患沟通的桥梁，术前短短的访谈，减轻了病人对手术的紧张与恐惧。每天对病人说三句问候的话：今天您好吗？有需要我帮忙的地方吗？我能跟您聊聊吗？每天对病人说三句鼓励的话：很好！我们一起做！谢谢您帮我！这是与病人缘分的开始、延续和升华。社会舒适：保护病人的隐私权，尊重病人权益，赢得病人认同，病人心理舒适按摩，家人的关爱、社会的支持是病人战胜疾病无穷的力量。灵性舒适：尊重病人信仰，灵性的关怀让病人得到心灵的满足。

舒适护理实施的效果：整体护理是我们的基础，舒适护理是我们的进步。“整体护理+舒适护理”是最人性化的护理。“原有的基础+现在的进步”是培养护理专家的基础。转变了护士的服务理念，更注重满足病人的舒适需求，以提高病人的舒适度为服务宗旨。病人的需要是我们的工作，我们的工作就是为了病人。转变了护士的心智模式。善良同情生命，信仰敬畏生命。在现实工作中积极进步的态度，在变化的环境当中坚信以人为本的服务理念，在护理中应用新的理论和方法来创新的活力，在实践中不断完善创新系统，即技术创新、知识创新，知识传播、知识使用。

二、休息与活动

（一）休息

休息（rest）是一个汉语词汇，拼音 xiu xi，是指在一定时间内相对地减少活动，休息能使人从生理上和心理上得到松弛，它是一个消除或减轻疲劳，恢复精力的过程。每个人都有休息的需要，对将看人来说，充足的休息是维持机体身心健康的必要条件；对病人来说，充足的休息是促进疾病康复的重要措施。休息对维持健康具有重要的意义，具体表现为：休息可以减轻或消除疲劳，缓解精神紧张和压力；休息可以维持机体生理的规律性；休息可以促进机体正常的生长发育；休息可以减少能量的消耗；休息可以促进蛋白质的合成及组织修复。休息的方式因人而异，取决于个体的年龄、健康状况、工作性质和生活方式等因素。无论采取何种方式，只要达到缓解疲劳、减轻压力、促进身心舒适和精力恢复的目的，就是有效的休息。

1.协助病人休息的措施

增加身体的舒适身体的舒适对促进休息非常重要，在休息之前应当把病人身体方面的不适降低至最小程度。在协助病人休息时，护士应帮助病人调整姿势和体位，减轻或消除各种原因造成的不适，协助病人得到有效的休息。促进心理的放松心情愉快、精神放松是保证休息质量的关键，护士可以引起病人焦虑和紧张的因素入手，调动病人家庭和社会支持系统，帮助病人排解心中的苦闷和压抑，指导病人以积极的心态正确面对疾病，及时调节不良情绪，保持健康的心理状态。保证环境的和谐医疗环境的安排、布置、工作程序都要以病人为中心，充分考虑病人的舒适与方便，以协助病人得到良好的休息。应保持环境的安全、安静、整洁和舒适，为病人提供舒适的病床、合理的空间、适宜的光线、必要的遮挡，并保持适当的温度和适度湿度及空气清新的流动。医务人员需做到走路轻、说话轻、关门轻、操作轻。护士还应充分认识到长期卧床对病人的潜在危险，如运动系统功能障碍、静脉血栓、坠积性肺炎、压疮等并发症，在疾病允许的情况下，护士应辩证地认识休息和活动的关系，合理安排病人的休息与床上活动，保证病人在生理和心理上同时获得真正的休息。保证足够的睡眠护士在协助病人休息的过程中，要全面评估影响病人睡眠的因素及病人个人的睡眠习惯，综合制定促进睡眠的措施，保证病人睡眠时间和质量，以达到有效的休息。

2.睡眠

睡眠是一种周期发生的知觉的特殊状态，由不同时相组成，对周围环境可相对的不做出反应。睡眠是休息的一种重要形式，任何人都需要睡眠，通过睡眠可以使人的精力和体力得到恢复，可以保持良好的觉醒状态，这样人才能精力充沛地从事劳动或其他活动。睡眠对于维持人类的健康，尤其是促进疾病的康复，具有十分重要的意义。

睡眠的时相：根据睡眠发展过程中脑电波变化和机体活动功能的表现，将睡眠分为慢波睡眠和快波睡眠两个时相。慢波睡眠又称正相睡眠或非快速眼球运动睡眠；快波睡眠又称异相睡眠或快速眼球运动睡眠。成人进入睡眠后，首先是慢波睡眠，持续 80～120 分钟后转入快波睡眠，维持 20～30 分钟后又转入慢波睡眠。整个睡眠有 4 或 5 次交替，越近睡眠的后期，快波睡眠时间维持越长。两种睡眠时相状态均可直接转为觉醒状态，但在觉醒状态下，一般只能进入慢波睡眠而不能进入快波睡眠。

慢波睡眠分为四个时期：入睡期、浅睡期、中度睡眠期及深度睡眠期。

睡眠的需要：对睡眠的需要因人而异。睡眠量受年龄、个体健康状况、职业等因素影响。新生儿 24 小时中大多处于睡眠状态，1 周后未 16～20 小时；婴儿为 14～15 小时；幼儿为 14 小时；学龄儿童为 10～12 小时；成人一般为 7～8 小时；50 岁以上平均 7 小时。

睡眠评估：对病人的睡眠情况进行综合评估，制定适合病人需要的护理计划，指导和帮助病人休息与睡眠的目的。护士掌握收集睡眠资料的内容和方法，获得准确的睡眠资料时完成护理计划的基础和关键。主要内容如下：每天需要睡眠的时间；就寝的时间；是否需要午睡及午睡的时间；睡眠习惯，包括对食物、饮料、个人卫生、放松形式、药物、陪伴、卧具、光线、声音及温度等需要；入睡持续的时间；睡眠深度；是否打鼾；夜间醒来的时间、次数和原因；睡眠中是否有异常情况，其严重程度，原因以及对机体的影响；睡眠的效果；睡前是否需要睡眠药物以及药物的种类和剂量。

促进睡眠的护理措施包括以下几项，满足病人身体舒适的需要：在睡前帮助病人完成个人卫生护理，避免衣服堆病人身体的刺激及束缚，避免床褥对病人舒适的影响，选择合适的卧位、放松关节和肌肉、保证呼吸的通畅、控制疼痛及减轻各种躯体症状等。创造良好的睡眠环境：控制病房的温度、湿度、光线、空气及声音。病室内保持适宜的温度，一般冬季为18～22 ℃，夏季为25 ℃左右，湿度保持在50%～60%，保证空气的清新和流动，及时清理病房中的血、尿、便、呕吐物、排泄物等，避免异味对病人睡眠的影响。床铺应当安全、舒适，有足够的宽度及长度。老人儿童及意识障碍的病人需加床档，以保证睡眠安全。

（二）活动

活动是由共同目的联合起来并完成一定社会职能的动作的总和。活动由目的、动机和动作构成，具有完整的结构系统。苏联心理学家从 20 年代起就对活动进行了一系列研究。其中A.H.列昂节夫的活动理论对苏联心理学的发展影响很大，成为现代苏联心理学的重要理论基石。活动和动作都是以实现预定目的为特征的，但是动作受单一目的的制约。而活动则受一种完整的目的和动机系统的制约。活动是由一系列动作构成的系统。

活动总要指向一定的对象。对象有两种：①制约着活动的客观事物；②调节活动的客观事物的心理映象。离开对象的活动是不存在的。

活动总是由需要来推动的，人通过活动改变客体使其满足自身的需要。人对客观现实的积极反映、主体与客体的关系都是通过活动而实现的。在活动过程中主客体之间发生相互转化，通过活动客体转化为主观映象，而主观映象也是通过活动才转化为客观产物的。内省心理学脱离活动研究意识、行为主义心理学脱离意识去研究行为，都不能得出科学的结论。

人的心理、意识是在活动中形成和发展起来的。通过活动，人认识周围世界，形成人的各种个性品质；反过来，活动本身又受人的心理、意识的调节。这种调节具有不同的水平。肌肉的强度、运动的节律是在感觉和知觉水平上进行的调节，而解决思维课题的活动则是在概念水平上进行的调节。

活动可以分为外部活动和内部活动。从发生的观点来看，外部活动是原初的，内部活动起源于外部活动，是外部活动内化的结果。内部活动又通过外部活动而外化。这两种活动具有共同的结构，可以相互过渡。

人的活动的基本形式有 3 种：游戏、学习和劳动。这 3 种形式的活动在人们不同发展阶段起着不同的作用，其中有一种起着主导作用。例如在学龄前，儿童的主导活动是游戏；到了学龄期，游戏活动便逐步为学习活动所取代；到了成人期，劳动便成为人的主导活动。

活动受限的原因包括，疼痛：许多疾病引起的疼痛都会限制病人的活动，最常见的是手术后，病人因刀口疼痛而主动或被动地限制活动以减轻活动。类风湿关节炎病人，为避免关节活动时疼痛，会被动地减少活动，特别是形成某种特定的姿势。运动、神经系统功能受损：可造成暂时的或永久的运动障碍，如脑血管意外、脊髓损伤造成的中枢性神经功能损伤，导致受损神经支配部分的身体出现运动障碍。运动系统结构改变：肢体的先天畸形或残障等，直接或间接地限制了正常活动。营养状态改变。损伤肌肉、骨骼、关节的器质性损伤。精神心理因素。

第二节 营养与饮食

一、营养

营养是指人体消化、吸收、利用食物或营养物质的过程，也是人类从外界获取食物满足自身生理需要的过程，包括摄取、消化、吸收和体内利用等。

（一）基本概念

生物从低级到高级，从单细胞生物到高等动植物，从水中生活到陆地生活，所处的环境不同，生态各异。因之，所需要的养料和摄取养料的方式也不相同。生物所需的养料，其元素组成，大量的有氢、氧、氮和碳。这些是组成生物体的蛋白质和储存能量的主要元素。此外，还有少量的硫、磷、钙、镁、钾、钠、氯和多种微量元素。有些微量元素在生物体内仅有痕量。含有叶绿素和紫色素的植物和微生物能够经过根、叶或细胞膜直接从外界吸取这些无机化合物，并利用日光的能量来合成自身生长、发育等生命活动所需的有机物质，如蛋白质、脂质和碳水化合物（糖类）等。具有这样营养方式的生物称为自养型或无机营养型生物。另一些生物（如动物）不能直接利用外界的无机物合成自身生命所需的有机物，必须从自养型生物或其它同类生物获取养料。通过代谢过程将摄取的物质转变成自身所需的蛋白质、脂质、碳水化合物等有机物。具有这样营养方式的生物则称为异养型生物。

营养学即是研究食物对生物的作用的科学。营养学在其发展的过程中，不仅包括食物进入机体内的变化，如参与生化反应和结合到组织细胞中；还包括指导人们如何选择食物以保障机体的正常生长、发育与繁殖。所以营养学除了有其生物学意义外，还有其社会经济意义。

营养素是维持正常生命活动所必需摄入生物体的食物成分。现代营养学对于营养素的研究，主要是针对人类和禽畜的营养素需要。营养素分蛋白质、脂质、碳水化合物（糖类）、维生素和矿物质（无机盐）、水、纤维素 7 大类。

（二）机体代谢方面

1.蛋白质

机体组织细胞成分主要为蛋白质，体液也含蛋白质。蛋白质的营养作用在于它的各种氨基酸。组成食物蛋白质的氨基酸有 20 余种，其中有数种不能在人体与动物体内合成，而必须获自食物，这些氨基酸被称为“必需氨基酸”，即蛋氨酸、赖氨酸、色氨酸、苏氨酸、缬氨酸、苯丙氨酸、亮氨酸和异亮氨酸。此外，幼儿生长尚需组氨酸，禽类如鸡还需精氨酸和甘氨酸。除这些必需氨基酸以外的其他氨基酸，因为都能在机体内合成，故被称为“非必需氨基酸”。

各种蛋白质的氨基酸种类与含量是不相同的。有的蛋白质缺少某种必需氨基酸，如明胶蛋白不含色氨酸，玉米胶蛋白不含赖氨酸。因此，评价一种食物蛋白质的营养价值，主要应视其所含的各种必需氨基酸量是否能满足机体的需要。不足时，机体就不能有效地合成体蛋白质，其他种氨基酸只能经脱氨代谢，生成糖（糖原异生）和作为燃料供给热能。由此可知，食物蛋白质的氨基酸模式是决定其质的优或劣的关键。国际上以全鸡蛋的必需氨基酸模式，或人乳中必需氨基酸模式，或根据人体所必需的氨基酸量提出的假设模式，作为评价食物蛋白质营养价值的标准。这就是所谓蛋白质营养价值的化学分评价法。另外，还有生物评价法，是根据食物蛋白质在机体内的利用率作出营养评价。常用的有“蛋白质生理价值”（简写为BV，为体内存留氮量与吸收氮量的百分比）、“净蛋白质利用率”（简写为NPu，为体内存留氮量与摄入氮量的百分比，即BV×蛋白质的消化率）或“蛋白质效能比值”（简写为PER，为摄入每克蛋白质的体重增加量）。

2.脂质

包括中性脂肪和类脂。前者主要是供给能量，后者多具有重要的生理功能。脂质的基本组成为脂肪酸，有必需脂肪酸和非必需脂肪酸之分。必需脂肪酸主要有3种，即亚油酸、亚麻酸和花生四烯酸。这3种必需脂肪酸的生物活性不相同，以花生四烯酸的为最大，亚油酸的为其次，亚麻酸的为最小，碳的长链脂肪酸，在脑与视网膜的发育与功能中有着特殊的作用。动物缺乏必需脂肪酸时，生长迟缓，出现皮肤症状（脱毛、湿疹性皮炎、鳞皮等）。有人报道幼儿缺乏必需脂肪酸时也有同样症状。但成年动物和人很难产生缺乏症状，这是因为体内有较大量亚油酸储存之故。必需脂肪酸缺乏，可引起细胞膜磷脂的脂肪酸组成的改变，因而影响膜的功能；并可减低前列腺素的合成。前列腺素的前体为 18 碳和 20 碳的多不饱和脂肪酸。有人建议以测定血中三烯酸和四烯酸的比值，作为必需脂肪酸是否缺乏的指标。这是由于脂肪酸代谢过程中有酶系统的竞争作用。当亚油酸缺乏时，由亚油酸延长碳链并经脱饱和作用而生成花生四烯酸的量减少，另一族脂肪酸——油酸的代谢加强，大量生成二十碳三烯酸，因此血中三烯酸与四烯酸的比值乃有增高。人的必需脂肪酸需要量按其热量计约为每日热能需要量的 1%～2%。

3.糖类

糖类也称碳水化合物，因为它们的分子式通式为 Cn（H2O）m。随着科学的发展，人们发现糖类中的氢、氧原子个数比不一定的是 2:1，也不以水分子的形式存在，并且有些符合通式的物质也不是糖，所以碳水化合物这个名字已经失去原来的意义而很少使用了。

（糖类）供给生物热能的一种主要营养素。食物中的碳水化合物是多糖（淀粉）和纤维素。多糖的降解产物单糖，可为绝大多数生物所利用，而纤维素则仅在具有纤维素酶的生物体内才能被降解和利用。在膳食热量摄入不足时，机体的脂肪组织和蛋白质将被分解以补充热量的不足。表现为生长停滞，体重下降。严重时可致死亡。人类的饮食习惯不同，膳食碳水化合物供给的热量一般占总热能消耗的45%～80%。在经济不发达地区可高达90%以上，这是因为碳水化合物是最廉价的热能来源。若膳食碳水化合物的热量过低，脂肪热量过高将会发生酮症。减肥的人常过多的限制碳水化合物，以限制热量的摄入，并增强劳动以消耗体脂，在这种情况下也会出现酮症。因此，来源于碳水化合物的热能不宜少于总热能的45%。

纤维不能为人和多数动物所消化利用。膳食纤维包括纤维素、半纤维素、果胶、藻多糖和木质素。早年在测定纤维时，用酸、碱消化植物组织，其残渣为粗纤维，其余的纤维组分大部分在测定过程中遭受损失。的新方法可分别测定纤维的各种组分。膳食纤维经胃肠道中细菌的纤维素酶发酵，可有大部分被酶解为短链脂肪酸。草食动物即以此为能量来源。

流行病学及实验室工作证明，膳食纤维可降低肿瘤的发生，如结肠癌。其原因在于它们的亲水性和形成凝胶的能力，增大粪便体积，利于排出，从而加速致肿瘤活性的固醇代谢物的排泄，减少了与结肠接触的时间。膳食纤维也有利于对其他疾病，如冠心等的改善。

蛋白质、脂质和碳水化合物都属于产生热能的营养素。在进行一切生物反应时必须要有足够的热能。膳食蛋白质、脂质和碳水化合物所供给的热能，在扣除未被消化吸收部分后的热能值，称为生理热能值。每克蛋白质、脂肪和碳水化合物的生理热能值分别为4.0、9.0和4.0千卡。这就是通常用以计算膳食热量的数据。

热量的摄入与消耗，在正常情况下，应处于平衡状态，即摄入量与消耗量相等，是为能量平衡。生物在生长阶段，机体的物质在增加，尤其是蛋白质和脂质，因而有能量的储存。但摄入量超过需要时，即以脂质的形式存于体内。与此相反，在摄入量低于需要时，将消耗自身的物质导致消瘦。

4.矿物质

19世纪中叶就发现仅用蛋白质、脂肪和碳水化合物饲喂动物不能维持其生命，因而认为食物燃烧后的灰分必具有生理作用。但补充饲以灰分后动物仍死亡。直到20世纪初发现了维生素，并逐渐阐明了矿物质的重要作用，才对营养素有了较全面的了解。人体内有数十种矿物元素，广泛分布于全身。目前尚未能证明这些元素全部都具有生理功能。其中少部分元素具有生理功能的，被称为必需元素。按其在体内的含量又分为大量营养元素和微量营养元素。前者有钙、磷、镁、钾、钠、氯、硫。后者有铁、铜、锌、锰、钼、铬、钴、镍、钒、锡、碘、硒、硅、氟等。

钙、磷、镁是骨骼和齿的主要成分。镁又是植物叶绿素的重要成分。钙、磷、镁的生理功能为：钙与镁在肌纤维收缩、神经传导、激活生化反应中，以及钙在凝血作用中都起着极重要的作用。磷与能量代谢有关。三磷酸腺苷（ATP）是储存和释放能量的重要化合物。镁为产生三磷酸腺苷的激活物质。镁、钾、钠、氯都是维持体液酸碱平衡和适宜渗透压的重要电解质。硫为含硫必需氨基酸——蛋氨酸和胱氨酸，和几种维生素，如硫胺素、泛酸和生物素的组分。硫与氢组成的巯基在生物反应中有重要作用。

在微量营养元素中，铁是血红蛋白的重要成分，为携带氧的载体。铜与铁在血红蛋白合成中有协同作用。碘是甲状腺素的主要成分。铬是糖耐量因子的成分。钴是维生素 B12 的成分。已知锌是 40 余种酶的辅基，缺乏时将导致生长停滞和性发育不成熟。锰、钼、硒也都是酶的成分。氟由于具有防龋齿作用，因此，也是必需元素。其余的元素如镍、钒、锡、硅在动物实验中发现有缺乏表现，但其机制尚未阐明。必需元素摄入过量时，对机体也可产生不利影响。

5.水

水约占成年人体重的 65%，在调节体温、输送营养、排除废物等方面有重要作用。成人一般每天的摄入量为 1500ml 左右，这里面包括食物与日常饮水两方面。

另外水电势能是大脑工作的最主要的能量来源。

水分在细胞能量供应中，承担了极其微妙的角色。所有体细胞的膜结构中都含有一类蛋白，特别容易与各种矿物质离子结合，如钠、钾、镁、钙等离子。这些离于与蛋白结合后，就能在水的作用下从膜的一侧跨越到另一侧，从而制造出膜两侧的电势差，形成水电势能。

这一过程中产生出的能量，最终会储存在三磷酸腺甘（ATP）和三磷酸鸟苷（GTP）等高能物质中。

水电势能是人体大脑和各部位体细胞工作的直接能量来源。这是一种“清洁”的能量，不会产生任何残余废物，多余的水仅以尿液的形式排出体外。水不会在人体中堆积，不像食物会以脂肪的形式在体内储存。人体缺乏水分的时候，脱水最严重的是细胞内部。脱水发生时，损失的水分有60%来自细胞内，26%来自组织液，仅有8%来自血液。血液循环系统能够通过毛细血管的收缩来维持循环，而脱水的细胞却会陷人能量短缺，因而使各种生理机能陷于停滞。人体中受脱水影响最为严重的部位是大脑。人体的脑细胞和神经元总数多达数百亿个，这些神经细胞不停地靠电信号彼此交流，以确保人体对周围环境的变化做出正常反应。水电势能是神经细胞工作的最主要的能量来源，因此，一杯水是你能找到的最好的“提神饮料”，它能在几分钟之内让你感到思维顺畅。如果想要靠食物达到同样的目的，那么你不仅要喝下大量的水来消化食物，而且这一过程需要多得多的时间。食物首先要转化为糖分，才能为大脑提供可以利用的能量。

6.维生素

维生素足量则可，并非多多益善。

由于维生素是人体必不可少的营养素，具有重要的生理功能，因此，有些人认为维生素吃得越多越好，这种做法不但错误，而且非常危险！维生素可分水溶性和脂溶性两种，脂溶性维生素如维生素A、维生素D等摄入过多时，不能又尿直接排除体外，易在体内大量蓄积，引起中毒。如长期大量口服维生素A，可发生骨骼脱钙、关节疼痛、皮肤干燥、食欲减退、肝脾肿大等中毒症状。长期大量口服维生素D，可导致高血钙症、厌食、恶心、呕吐、弥散性肌肉乏力、肌肉疼痛等。至于水溶性维生素，多吃后虽可以从尿中排出，毒性较小，但大量服用仍可损伤人体器官。如大剂量服用维生素C，可能刺激胃黏膜一起出血。此外，长期过量服用维生素，可使机体对食物中的维生素的吸收率降低，一旦停服，会导致维生素缺乏的症状。因此，长期过量服用维生素，不是科学的做法。正常人服用的剂量，应连同食物中的维生素在内，达到我国膳食标准规定的数量即可。

纤维素（cellulose）通常人们认为纤维就是“粗草料”，但是事实并非如此，纤维可以吸收水分。因此它可以使食物残渣膨胀变松，更容易通过消化道。由于食物残渣在体内停留的时间缩短了，因此感染的风险被降低；而且，当一些食物特别是肉类变质时，会产生致癌物质并引起细胞变异，食物残渣在体内停留时间的减短同样可以降低出现这种情况的可能性。经常食肉者的饮食中纤维的含量很低，这会将食物在肠道中停留的时间增加到24～72小时，在这段时间内，有一些食物可能出现变质。因此如果你喜欢吃肉，那么你必须确保饮食中同时含有大量纤维。

纤维有很多种类，其中一些是蛋白质而不是碳水化合物。有些种类的纤维，如燕麦中含有的那一类被称为“可溶性纤维”，它们与糖类分子结合在一起可以减缓碳水化合物的吸收速度。这样它们就可以帮助保持血糖浓度的稳定。有一些纤维的吸水性比其他种类的纤维要强很多。小麦纤维在水中可以膨胀到原来体积的10倍，而日本魔芋中的葡甘露聚糖纤维在水中可以膨胀到原来体积的100倍。由于纤维可以使食物膨胀，减缓糖类中能量的释放速度，因此高吸水性纤维可以帮助控制食欲，有助于保持适当的体重。

二、饮食护理

对病人进行科学合理的饮食护理，是满足病人最基本的生理需要的重要护理措施之一是实施整体护理重要环节护士应该在全面评估病人营养与饮食状况的基础上，确定存在的健康问题，制定护理计划，并采取相应的护理措施，帮助维持或恢复病人良好的身体。

（一）饮食护理分类

一般病人的护理食。凡生活能自理、安静合作的病人，可采用集体进餐。护理要点：搞好饮食卫生：餐厅应清洁整齐，病人饭前应用流动水洗手，饭菜可按份备好，并保持温度适宜。饭后餐具要用消毒液先浸泡、后洗涤，再做进一步消毒，严防交叉感染。如发现消化道传染病人，应立即进行隔离。维持餐厅秩序：病人可按组分桌或固定席位，让病人有秩序入座就餐。餐厅环境要安静，避免不良刺激。可在进餐时播忙乱轻音乐，以促进食欲。开饭时护理人员要巡视病房，保证每个病人按时就餐，防止遗漏，并要观察进餐情况。若发现病人饭未吃完中途离们开发呆不吃，应查明原因，对症处理。要保证病人吃饱、吃好。进餐中要主动为病人添加饭菜。严防病人抢吃别人饭菜或利用餐具伤人。要尊重少数民族的生活习惯，准备清真饭菜，另备餐，设专用餐桌，单独处理食具。

特殊重点病人的饮食护理：特殊病人系指拒食、抢食、吞咽困难、兴奋病人等。此类病人可在病房内进餐，设专人照顾。对兴奋、生活不能自理的病人，可专人喂饭。对抢食及不知饥饱的病人，应单独进餐，可分量分次配给，并劝其缓慢进食，预防因进食过快发生噎食。

对暴饮暴食的病人，要宣讲饮食卫生，尤其在改善伙食花样时，要适当限制入量，逐步改进不良习惯。对进食不主动的病人，要寻找原因，对症处理。如有的病人因大便秘结，腹胀不敢进食，当给予恰当处理、病人排便后即可进食。对个别偏食的病人，应尽量照顾满足要求。严重药物副作用的病人，应给予软饭并协助喂饭，劝其缓慢进餐，不可催促病人，以防吞咽困难发生噎食。对拒食病人要分析原因，耐心做说服解释，劝喂饮食。无效时给予鼻饲或输液。总之，要保证营养入量，保证水与电解质平衡，每日入量不得少于 3000ml。

（二）中医饮食护理

饮食是人体生长发育必不可少的物质，是五脏六腑、四肢百骸得以濡养的源泉，也是人体气血津液的来源。正如孙思邈在《千金要方·食治》中所说："不知食宜者，不足以存生也。"又指出："夫在身所以多疾此皆由……饮食不节故也。"说明注意饮食营养对保持健康有十分重要的意义，指出不注意饮食卫生和饮食不节是多种疾病发生的直接原因。要求："食能以时"、味不重珍，衣不火单热"和"凡食，无强厚味，无以烈味重酒。"只有这样才能身无灾，保持健康。

中医治疗历来重视食疗，《内经》中强调："毒药攻邪，五谷为养，五果为助，五畜为益，五菜为充，气味合而服之，以补精益气。"《素问·五常政大论》中又说："大毒治病，十去其六……"，"谷肉果菜，食养尽之，无使过之，伤其正也。"说明药物配合饮食治疗，既可减少"毒药"对人体的损害，又能补精益之，从而提高治疗效果。要求在疾病治疗过程中，要在用药除去大部分疾病后，随即用饮食调养正气，祛尽余邪，否则一味用药治疗，必损人体正气。

饮食虽能维护人体的生长发育，但如果饮食失宜，饱饥无常也可导致疾病的发生。如《济生方·宿食门》中说的："善摄生者，谨于和调，一饮一食，使入胃中，随消随化，则无滞留之患；若禀受怯弱，饥饱失时，或过餐五味，鱼腥乳酪，强食生冷瓜果菜，停蓄胃脘，遂结宿滞，轻则吞酸呕恶，胸满噎噫，或泄或痢；久则积聚，结为癥瘕，面黄羸瘦，此皆宿食不消而主病焉。"说明了饮食不节，或过食生冷瓜果菜，或肥甘厚味无度，或暴饮暴食等均可导致疾病发生。当然也可因偏食或摄入不良而致病的。

鉴于饮食时对人体生命活动和提高治疗效果、促进病人康复有这样重要的作用，护理上应遵循中医理论体系，做好饮食调护。

中医饮食护理的原则。

辨证选择食物：病证有寒、热、虚、实之分，食物亦有四性五味之别，在饮食调护在应按病证的性质不同，选择相宜之食品。所谓"四性"，即寒、热、温、凉四种不同性质的食性。《素问·至真要大论》中"寒者热之，热者寒之"的治疗原则，同样适用于食性选择的原则。由于寒凉性食物，具有清热、泻火或解毒的作用，因此可选用于热证。如粮食中的陈仓米、小米、高梁米、大麦、苡仁、赤小豆、绿豆等；凡属热性温性的食物，同样具有温中、祛寒之功效。如：糯米、黄米、小麦等甘温食物，可选用于寒症病人。如脾胃虚寒、腹痛、泄泻等症，可用葱、韭、姜、蒜、辣椒等辛热之品，以达健脾通阳温中之效。而各种水果及一些瓜类，性味多偏寒凉，多有清热解渴之效，可选用于温病热盛伤津者。所谓“五味”，指的是酸、苦、甘、辛、咸五种食味。食物的五味不同，具有的作用也不相同。如《素问·至真要大论》中说：“辛甘发散为阳，酸苦涌泄为阴，咸味涌泄为阴，淡味渗泄为阳。”《素问·脏气法时论》中又指出：“辛、酸、甘、苦、咸，各有所别，或散，或收，或缓，或急，或坚，或软，四时五脏，病随五味所宜也。”如辛味，有能宣散、行气血、能润之功效，对于表寒证及气血阻滞病证应注意选用之。甘味，有补益和中缓急的作用，在人体五脏气血阴阳任何一方虚证时可用甘味缓和拘急疼痛等。如糯米红枣粥可治脾胃气虚或胃阳不足；糯米酒加鸡蛋，煮熟后食用以供产妇补益等，均取糯米、红枣之甘味，再合其温性，而求其补气、温阳、散寒之功效。又如酸味，有收敛固涩之效，适用于气虚、阳虚不摄而致的多汗症，以及泄泻不止，尿频，遗精，滑精等病证。再如苦味，有能泄、能燥、能坚的作用，多用于解除热证、湿证、气逆等病症。例如：苦瓜味苦性寒，用苦瓜炒菜，即取其苦能清泄之功，而达到清热、明目、解毒的目的。常吃苦瓜，对热病烦渴，中暑，目赤，疮疡肿毒等证极为有利。同样，咸味有软坚散结，亦能泻下的作用。用治热结，痰核，瘰疬等病症。

此外，食物性味之偏，它们对五脏的作用也不一样。如《素问·宣明五气篇》中记载：“五味所入：酸入肝，辛入肺，苦入心，咸入肾，甘入脾，是谓五入。”说明酸、辛、苦、咸、甘五味分别对五脏产生特定的联系和亲和作用，它们进入哪一脏，就会对该脏发挥有益的生养作用。

总之，在选择食物时，必须根据病证的性质，结合食物的性味归经，选用相宜的食物配膳，做到寒热协调，五味不偏，有益于健康。

饮食禁忌，在饮食护理中也是十分重要的。临床上许多疾病难愈，或愈而复发，不少是与不注意饮食禁忌有关。《千金方》曾说：“大凡水肿病难治，瘥后持须慎于口味，又复病水入多嗜食康，所以些病难愈也。”《医学六要》对血证饮食禁忌强调“血证不断酒色厚味，纵止必发，终成痼疾”。其它如黄疸忌食油腻；温病高热忌食辛辣荤腥；脾虚泄泻，忌食生冷瓜果；肺痨、痔疮、痈疖忌食燥性食物；产后、经期忌食寒凉食品等经验，均应在饮食护理中加以运用。此外，饮食禁忌除以上内容外，还应注意食物与药物，食物与食物之间的关系。如服用中药一般忌嗜茶，服参类补品，忌食萝卜。还有习惯服蜂蜜忌葱，白术忌桃、李，鳖甲忌苋菜，荆芥忌鲫鱼，天门冬忌鲤鱼，鳝鱼忌犬肉，雀肉忌白木耳等，也可供参考。

饮食适量，软硬相宜：食量要因人因证而宜，勿太过或不足。食量太过，运化不及，反损伤脾胃，对健康不利；食量不足，机体得不到水谷精微之品，导致正气不足，无以驱邪，久之气血亏损而病生。

食物的软硬应根据病人脾胃功能酌定。大多数病人，脾胃功能低下，应给以软、精、细的食物为原则，即使与病证相宜的，也应适当控制，以免加重脾胃的负担，而使余邪难清或愈而复发。

（三）手术饮食护理

外科手术切除癌症治疗的常用措施之一，病人的营养状况好坏直接影响手术的成功与否，在此对手术前、后的病人饮食护理做些介绍。

手术前的饮食护理：癌症切除手术，尤其是某些清除术都属于很大的手术，对病人机体是较大的创伤。因此，手术前给病人良好的饮食，使病人有较好的体质以保证手术的顺利进行，并是促进病人康复的必要条件。所以，病人应在术前一段时间内采取一些具体措施增加营养，如较消瘦的病人要线高热量、高蛋白质、高维生素膳食，使病人能在短期内增加体重；对较肥胖的病人要给高蛋白、低脂肪的膳食，以储存部分蛋白质并消耗体内脂肪，因为体脂过多会影响伤口愈合。对患不同部位肿瘤的病人亦要有针对性的安排膳食，如肝、胆、胰肿瘤的病人要用低脂膳食，而胃肠道肿瘤的病菌术前要安排少渣流食或半流食，以减少胃肠道内残渣。一般病人在术前 12 小时应禁食，术前 4～6 小时要禁水，以防止麻醉或手术过程呕吐或并发吸入性肺炎，胃肠道内较多食物积存也将影响手术的顺利进行。

手术后的饮食护理：手术后初期一般采用特殊途径供给营养，如静脉高营养。待胃肠道功能恢复后，可以先给清流食或流食，逐步过渡到半流食，经过一段时间后再依次过渡到软膳食或普通膳食，以要给病人补充大量的蛋白质和维生素。为了促进病人的早日康复或尽快接受其它治疗，术后病人原则上给予高蛋白质、高热量和高维生素的营养膳食，如牛羊肉和瘦猪肉，鸡肉，鱼、虾、鸡蛋、排内及豆制品，可以给病人多喝牛奶、藕粉和鲜果汁，以及多吃新鲜的蔬菜水果。不同手术部位病人的膳食安排。非胸腹部手术的病人，一般在麻醉反应消失后或小手术后进食，可最先给冷流食，次日给流食，第三天改为半流食。口腔部位肿瘤手术后要酌情允计进食，以半流食和软膳为好。

膳食要营养充足，食物细、软、烂，如牛奶、酸奶、豆浆、豆腐脑、藕粉、面糊、菜泥、肉泥等，忌硬食物或辛辣刺激食物。腹部手术的病人，胃肠手术后，病人在术后3～4天排气，然后可少量清流食，再改为全流食；几天后改为少渣半流食，需经一段时间后过渡到软食，适应后不能用普通膳食。头部肿瘤手术的病人，对于术后昏迷的病人，合理的饮食护理能促进病人早日恢复，并减少合并症发生。昏迷病人一般可采用鼻饲的方法给予高热量、高蛋白质的流食。

（四）老年饮食护理

1.烹饪时的护理

咀嚼、消化吸收机能低下者的护理：蔬菜要细切，肉类最好制成肉末，烹制方法可采用煮或炖，尽量使食物变软而易于消化。但由于易咀嚼的食物对肠道的刺激作用减少，往往很容易引起便秘，因此应多选用富含纤维素的蔬菜类，如青菜、根菜类等烹制后食用。

吞咽机能低下者的护理：某些食物很容易产生误咽，对吞咽机能障碍的老年人更应该引起注意，如酸奶、汤面等。因此，应选择粘稠度较高的食物，同时要根据老年人的身体状态合理调节饮食种类。味觉、嗅觉等感觉机能低下者的护理：饮食的色、香、味能够大大地刺激食欲，因此味觉、嗅觉等感觉机能低下的老年人喜欢吃味道浓重的饮食，特别是盐和糖，而盐和糖食用太多对健康不利，使用时应格外注意。有时老年人进餐时因感到食物味道太淡而没有胃口，烹调时可用醋、姜、蒜等调料来刺激食欲。

2.进餐时的护理

一般护理：进餐时，室内空气要新鲜，必要时应通风换气，排除异味；老年人单独进餐会影响食欲，如果和他人一起进餐则会有效增加进食量；鼓励自行进食，对卧床的老年人要根据其病情采取相应的措施，如帮助其坐在床上并使用特制的餐具（如床上餐桌等）进餐；在老年人不能自行进餐，或因自己单独进餐而摄取量少，并有疲劳感时，照顾者可协助喂饭，并注意尊重其生活习惯，掌握适当的速度与其相互配合。

上肢障碍者的护理：老年人患有麻痹、挛缩、变形、肌力低下、震颤等上肢障碍时，自己摄入食物易出现困难，但是有些老年人还是愿意自行进餐，此时，可以自制或提供各种特殊的餐具。如国外有老年人专用的叉、勺出售，其柄很粗以便于握持，亦可将普通勺把用纱布或布条缠上即可；有些老年人的口张不大，可选用婴儿用的小勺加以改造；使用筷子的精细动作对大脑是一种良性刺激，因此应尽量维持老年人的这种能力，可用弹性绳子将两根筷子连在一起以防脱落。

视力障碍者的护理：对于视力障碍的老年人，作好单独进餐的护理非常重要。照顾者首先要向老年人说明餐桌上食物的种类和位置，并帮助其用手触摸以便确认。要注意保证安全，热汤、茶水等易引起烫伤的食物要提醒注意，鱼刺等要剔除干净。视力障碍的老年人可能因看不清食物而引起食欲减退，因此，食物的味道和香味更加重要，或者让老年人与家属或其他老人一起进餐，制造良好的进餐气氛以增进食欲。

吞咽能力低下者的护理：由于存在会厌反应能力低下、会厌关闭不全或声门闭锁不全等情况，吞咽能力低下的老年人很容易将食物误咽入气管。尤其是卧床老年人，舌控制食物的能力减弱，更易引起误咽。因此进餐时老年人的体位非常重要。一般采取坐位或半坐位比较安全，偏瘫的老年人可采取侧卧位，最好是卧于健侧。进食过程中应有照顾者在旁观察，以防发生事故。同时随着年龄的增加，老年人的唾液分泌也相对减少，口腔粘膜的润滑作用减弱，因此，进餐前应先喝水湿润口腔，对于脑血管障碍以及神经失调的老年人更应如此。

在癌症的发病率日益提高的今天，手术、放疗、化疗、生物治疗仍然是最主要的四种治疗方法，其中放疗的使用更为普遍，约70%的肿瘤病人在疾病的某个时期会接受放疗。一般情况下，病人入院后，将自己交给了医护人员，把希望都寄托在诊断和治疗上，但是对于肿瘤病人来说，在放疗期间合理的饮食也非常重要。下面就介绍一下肿瘤病人放疗期间饮食方面应该注意的问题。

（五）糖尿病护理

强调饮食治疗的重要性：规则饮食是DM的基础治疗方法，是控制血糖和减轻症状的重要途径。无论是胰岛素依赖型糖尿病，还是非胰岛素依赖型糖尿病，病人均需遵循一定的膳食管理，否则药物疗效不能巩固。理想的糖尿病饮食应该能维持满意的体重，使血糖、血脂恢复正常，并能供给足够的能量和必须的营养成分，以保持身体正常代谢平衡，防止或减少急、慢性糖尿病并发症的发生。因此，必须强调病人应该终身严格执行饮食治疗。护理对策应帮助病人认识其重要性，以增加“动力”，自觉实施饮食治疗。

择饮食治疗的方法：日本糖尿病学会推荐的食品交换法是将食品所含的主要营养成分，产生的总热卡及其重量有机地联系在一起，找出其中的规律，使复杂的计算简单化，容易掌握。既能达到饮食治疗的目的，又能根据各人的口味、爱好象健康人那样自行设计食谱。因此，食品交换法是目前饮食治疗最合理的方法，优于估计法和传统的细算法。所以，护理对策应推荐食品交换法。

确定饮食治疗的护理内容、形式及“工具”。饮食护理内容：在运用食品交换法中必须纠正饮食治疗中不正确的知识和行为，进行相应的健康知识教育。根据病人的标准体重、现有体重、年龄及活动量计算每日饮食量。开始实行饮食控制者多为超重型，摄入热量比必需量宜稍少，使体重平稳而有规律的减少，至体重近正常时适当增加至平衡热量。

饮食中应调整好碳水化合物（糖）、脂肪及蛋白质的比例。以往认为 DM 病人摄入糖量占所需总热量的 40%～50%（比正常人低 10%），脂肪量 30%～35%，蛋白质量不超过 20%。最近美国有研究表明高碳水化合物饮食可明显改善葡萄糖耐量性及胰岛素敏感性，故多推荐摄入糖量占总热量的 50%～60%，摄入脂肪量不超过总需热量的 30%.每日进食量的分配很大程度上取决于治疗情况。若单纯靠饮食疗法控制病情，则可简单地分为三正餐（早、中、晚）及两餐点心；若口服降糖药者则糖类供应需均匀分配于一天内；使用胰岛素者则请营养专家给予特别指导，糖类的供应保证在胰岛素发挥作用的高峰期有充足的糖浓度供代谢用以防止低血糖症及胰岛素休克。饮食疗法应贯穿于 DM 病人的一生中。坚持定时进餐，延迟进餐或不进餐可打乱血糖水平及促发脂肪分解；同时注意每天测尿糖，定期测血糖及体重以评价饮食法是否恰当，必要时请营养师及护理专家给予调整。

饮食护理形式：国外学者指出，护理对策的宗旨是帮助病人参与疾病的自我控制并认为在饮食治疗中课堂指导比个人自学效果好。我国专家认为可采取讲课与个别指导相结合，群体教育与跟踪随访相结合的强化指导。首次课前，病人先称体重，课堂中讲述根据身高，体重计算热卡，仪器单位数的方法，课后再逐个指导，要求病人回家复习食品交换法并记录实施情况。以后每次活动进行小组讨论，交流，病人可互相帮助。同时根据病人的“自我记录”作个别指导，并发随访信或电话对缺课病人作指导。

饮食护理“工具”：为了提高护理对策效果应编写食谱，并制作食品和食谱的幻灯片和彩色照片，供授课和个别指导时用。

排除饮食治疗的生物-心理-社会方面的障碍，DM 病人具有不同程度的生物-心理-社会方面的障碍，这些障碍的产生一方面有病人本身的主客观原因，另一方面是家属对病人饮食治疗缺乏认识，家庭关系不和睦等原因。因此就负性情感的影响，人生观，增强自我参与意识等方面进行相应的心理护理及围绕生物-心理-社会模式对家属作健康教育和相应的工作。

第三节 排泄

一、排尿

排尿（micturition）尿在肾脏生成后经输尿管而暂贮于膀胱中，贮到一定量后，一次地通过尿道排出体外的过程。排尿是受中枢神经系统控制的复杂反射活动。

（一）输尿管的功能

输尿管主要由平滑肌组成，能作蠕动运动，从肾盂向下传布。蠕动波每分钟约发生 1～5 次，每次历时约 7 秒，每秒约前进 3 厘米。随着蠕动波的进行，可将尿液喷入膀胱。输尿管的下端斜着穿入膀胱三角区的两侧。当蠕动波到达时，即引起入口的开放。但膀胱接受尿液而膨胀时，却使入口处受压而关闭，这样就阻止了膀胱内尿液倒流。关于输尿管蠕动波产生的原因，以往曾认为是肾盏和肾盂充满尿液而被动地扩张后所引起的；但现在认为，输尿管平滑肌同心肌和胃肠平滑肌一样，也有起步点，能自发地产生动作电位，从而引起输尿管的蠕动。人体输尿管的起步点细胞，位于肾小盏及其附着于肾实质的部分。肾小盏的积尿可影响起步点细胞的活动，但对其动作电位的产生并不是必要的。

（二）膀胱和尿道的功能

人的膀胱是中空的肌肉囊。位于骨盆的前部，由韧带与盆腔相连。男子的膀胱附于前列腺的基部；女子的膀胱在子宫的前下方，附于子宫颈和阴道前壁。排空时，膀胱萎陷；贮尿时，膀胱增大，呈梨状。

可容纳 500～600 毫升尿液。膀胱壁内衬皱褶的粘膜。它与输尿管和尿道的粘膜相连续。膀胱壁外层有平滑肌纤维束交织成网构成的逼尿肌。在膀胱和尿道连接处，平滑肌纤维束较多，形成交叉的肌肉襻，称为尿道内括约肌，它只是在功能上起到括约肌的作用，而在结构上并不是真正的环状括约肌。尿道在通过尿-生殖隔膜的过程中被环状的横纹肌纤维包围。这个横纹肌环组成尿道外括约肌。膀胱与尿道，在胚胎发生上均源于泄殖腔的排尿-生殖部。在结构上或是在功能上同属于一个单位。平时，膀胱逼尿肌舒张，尿道括约肌收缩，这样，膀胱内贮存的尿液不致外流；排尿时膀胱逼尿肌收缩而尿道括约肌舒张，尿液得以从膀胱经尿道排出体外。无尿时膀胱内压力为零，若向膀胱内注入 100 毫升液体，其内压可增至 10 厘米水柱；若再注入液体，甚至增到 300～400 毫升时，膀胱内压几乎没有变化，即在一定的容积范围内，膀棚内压并不随尿量增加而上升。这是由于逼尿肌紧张性随尿量增加而松弛，是膀胱贮尿的一种适应。当注入膀胱液体超过 400～500 毫升时，逼尿肌的紧张性迅速增加。并伴有节律性收缩和松弛；最终引起排尿。由于逼尿肌的这些生理特性，即使膀胱在没有神经支配时，也能贮存一定容积的尿液，并能引起排尿。但在膀胱失去神经中枢控制的情况下，在人总有 200～300 毫升尿液不能排出。

（三）排尿相关的外周神经

有 3 对混合神经干支配膀胱和尿道。每条神经都有传入和传出的神经纤维，把膀胱和尿道与调控排尿的神经中枢联系起来。

腹下神经：它的传出纤维起自脊髓胸 12～腰 1、2 段侧柱，属于交感神经系。支配膀胱及尿道内括约肌等。能传导兴奋以增强尿道内括约肌的紧张性和减弱膀胱逼尿肌的紧张性，这与膀胱贮尿机能有关。它的传入纤维传导膀胱的痛觉。

盆神经：它的传入纤维传导膀胱和尿道内括约肌的充胀感觉。它的传出纤维起自脊髓骶 2～4 段侧柱，属于副交感神经系，支配膀胱与尿道后括约肌。它传导的兴奋能引起逼尿肌收缩和尿道括约肌松弛，促进排尿。

阴部神经：它的传入纤维传导后尿道的感觉（包括痛觉）。它的传出纤维起自脊髓骶 2～4 段前角细胞，为躯体神经，支配尿道外括约肌和会阴部的横纹肌，能引起尿道外括约肌的紧张性收缩。阻止膀胱排尿；排尿时，它的紧张性兴奋受抑制，从而减弱尿道外括约肌的紧张性，尿液受逼尿肌驱动，由舒张的尿道流出体外；排尿过程中，可以有意识地使它兴奋而收缩尿道外括约肌，中断排尿；排尿终止后，它又立即恢复其紧张性兴奋，以维持尿道外括约肌的紧张性收缩。

（四）排尿反射

引起排尿的原发性刺激是由于膀胱扩张，使膀胱壁的张力增加，牵拉了膀胱壁内的牵张感受器产生充胀感觉。随着尿量增加，牵张感受器所受的牵拉张力越大，充胀感觉越强。此外，由于膀胱的过度膨胀和收缩还会刺激膀胱的痛觉末梢引起痛觉。

排尿的基本反射中枢位于脊髓，由两个相联系的反射活动所组成。一是盆神经传入膀胱充胀的感觉冲动，到达脊髓骶 2～4 段侧柱的排尿中枢。经盆神经传出，引起逼尿肌收缩与尿道内括约肌松弛，后尿道放宽，阻力减小，尿液被压入后尿道。二是当尿液进入后尿道，刺激其中的感受器，经盆神经传入脊髓排尿中枢，抑制骶2～4段前角细胞，减少阴部神经的紧张性传出冲动而使尿道外括约肌松弛，于是尿液被迫驱出。

在脊髓下位横截之后，开始时逼尿肌松弛，膀胱无紧张性，排尿反射消失，引起尿潴留。只要脊髓骶段中枢及其与膀胱和尿道的神经联系完整，经过一段时间之后不但恢复排尿反射，而且出现尿频。膀胱内只要有150毫升左右的尿即可引起排尿。但是不能排空，这样的病人既无“尿意”，也不能随意控制排尿，称为尿失禁。可见，膀胱的大量贮尿与完全排空，“尿意”与排尿的随意控制，都需要有脑的高级中枢参与。

（五）脑对排尿的调节

逼尿肌的收缩加强了对膀胱内感受器的刺激，尿流加强了对后尿道内感受器的刺激。冲动经由盆神经、腹下神经与阴部神经传入脊髓；并经脊髓-丘脑通路向上传导，继而经丘脑投射于大脑。正常成人的排尿受大脑皮层的随意抑制，在没有合适的时机或场所时，能够继续憋尿。可以毫无痛苦地憋尿600毫升。甚至忍痛憋尿到800毫升；就是在排尿过程中，它可以随意使尿道外括约肌和会阴部肌肉强力收缩，关闭后尿道，抑制尿液刺激后尿道所引起的排尿反射；并使尿液退回膀胱和使膀胱逼尿肌逐渐松弛。但是，大脑的排尿抑制区定位还不明确。它的下行通路乃是皮层脊髓束与锥体外通路，最终抑制脊髓排尿中枢和兴奋有关的横纹肌的运动神经元，以实现排尿的抑制。

小儿由于大脑机能发育尚未完善，对基本排尿中枢的抑制能力较弱，所以排尿频繁。夜间容易发生遗尿，乃至失禁。昏迷状态的成年人和大脑机能衰退的老年人也能发生尿失禁。

（六）排尿影响因素

1.年龄和性别

婴儿排尿因反射作用进行，不受意识控制，3 岁以后才能自我控制。老年人因膀胱张力降低，常有尿频现象；老年男性因前列腺增生而压迫尿道。常引起滴尿及排尿困难。女性在月经期、妊娠期时，排尿形态也有改变。

2.饮食与气候

食物中含水量多或大量饮水，可使尿量增加。咖啡、茶、酒等饮料有利尿作用。食物中含钠盐多可导致机体水钠潴留，使尿量减少。气温较高时，呼吸增快，大量出汗，尿量减少。

3.排尿习惯

排尿的时间常与日常作息有关，如晨起、睡前排尿等。排尿的姿势、排尿的环境如不适宜，也会影响排尿活动。

4.治疗因素

如利尿剂可使尿量增加；手术中使用麻醉剂、术后疼痛呵导致术后尿潴留。

5.疾病因素

神经系统受损可使排尿反射的神经传导、控制排尿意识障碍，导致尿失禁。肾脏疾病可使尿液生成障碍，导致尿少或无尿；泌尿系统的结石、肿瘤、狭窄等可造成排尿功能障碍，出现尿潴留。

6.心理因素

紧张、焦虑、恐惧等情绪变化，可引起尿频、尿急或因抑制排尿而出现尿潴留；暗示也会影响排尿，如听觉、视觉及身体其他部位的感觉刺激可诱导排尿。

二、排便

当粪便充满直肠刺激肠壁感受器，发出冲动传入腰骶部脊髓内的低级排便中枢，同时上传至大脑皮层而产生便意。如环境许可，大脑皮层即发出冲动使排便中枢兴奋增强，产生排便反射，使乙状结肠和直肠收缩，肛门括约肌舒张，同时还须有意识地先行深吸气，声门关闭，增加胸腔压力，隔肌下降、腹肌收缩，增加腹内压力，促进粪便排出体外。排便，一种正常生理活动。食物残渣在大肠内停留的时间较长，一般在十余小时以上，在这一过程中，食物残渣中的一部分水分被大肠粘膜吸收。同时，经过大肠同细菌的发酵和腐败作用，形成了粪便。粪便中除食物残渣外，还包括脱落的肠上皮细胞和大量的细菌。此外，机体代谢后的废物，包括由肝排出的胆色素衍生物，以及由血液通过肠壁排至肠腔中的某些金属，如钙、镁、汞等的盐类，也随粪便排至体外。正常的直肠通常是空的，没有粪便在内。当肠的蠕动将粪便推入直肠时，刺激了直肠壁内的感受器，冲动经盆神经和腹下神经传至脊髓腰骶段的初级排便中枢，同时上传到大脑皮层，引起便意和排便反射。这时，通过盆神经的传出冲动，使降结肠、乙状结肠直肠收缩，肛门内括约肌舒。与此同时，阴部神经的冲动减少，肛门外括约肌舒张，使粪便排排出体外。此外，由于支配腹肌和膈肌的神经兴奋，腹肌和膈肌也发生收缩，腹内压增加，促进粪便的排出。正常人的直肠对粪便的压力刺激具有一定的阈值，当达到此阈值时即可引起便意。

（一）粪便反应

粪便形成后，由于结肠蠕动使各部结肠收缩，将粪便推向远段结肠，这种蠕动常由肝曲开始，每日 2～3 次，以每分钟 1～2 厘米的速度向前推进到左半结肠，到乙状结肠贮留。但在进食后或早晨起床后由于胃结肠反射或体位反射而引起结肠总蠕动，以每小时 10 厘米的速度推进，如乙状结肠内存有粪便可使粪便进入直肠内，蓄积足够数量时（约 300 克左右）对肠壁产生一定压力时则引起排便反射。

（二）排便反射

排便反射是一个复杂的综合动作，它包括不随意的低级反射和随意的高级反射活动。通常直肠是空虚的。当粪便充满直肠刺激肠壁感受器，发出冲动传入腰骶部脊髓内的低级排便中枢，同时上传至大脑皮层而产生便意。如环境许可，大脑皮层即发出冲动使排便中枢兴奋增强，产生排使反射，使乙状结肠和直肠收缩，肛门括约肌舒张，同时还须有意识地先行深吸气，声门关闭，增加胸腔压力，隔肌下降、腹肌收缩，增加腹内压力，促进粪便排出体外。如环境不允许，则由腹下神经和阴部神经传出冲动，随意收缩肛管外括约肌，制止粪便排出。外括约肌的紧缩力比内括约肌大 30%~60%，因而能制止粪便由肛门排出，这可拮抗排便反射，经过一段时间，直肠内粪便又返回乙状结肠或降结肠，这种结肠逆蠕动是一种保护性抑制。但若经常抑制便意，则可使直肠对粪便的压力刺激逐渐失去其敏感性，对排粪感失灵，加之粪便在大肠内停留过久，水分被过多的吸收而变干硬，产生排便困难，这是引起便秘的原因之一。排便是可以随意志而延滞的，所以应当而且能够养成定时排便习惯。当人们早晨起床产生的起立反射，和早饭后产生的胃结肠反射，都可促进结肠集团蠕动，产生排便反射。因此，早上或早饭后定时排便符合生理要求，这对预防肛管直肠疾患是有很大的意义。应该形成起床后或饭后排便的正常反射，除非环境不允许，就不应当有意识地抑制排便。当排便反射弧的某个环节被破坏，如切除齿线上 4～5 厘米肠段，腰骶段脊髓或阴部神经受损伤，肛管直肠环断裂等，就会导致排便反射障碍，产生大便失禁。

（三）排便节制

由于人的排便反射受大脑皮层的控制，困此意识可控制排便。肛门部保持一定的紧张力，使肛门紧闭，阻止粪便、液体、气体漏出，这种作用叫排便节制作用。排便节制作用，由感觉、反射、肌肉活动共同完成，是一种比较复杂的反射活动。如果环境条件不许可，有排便感觉而不能排便时，排便的高级中枢下传冲动抑制低级排便中枢，使括约肌收缩增强，肛门象节制闸门一样紧闭，并反射地引起乙状结肠舒张，直肠内的粪便即返回乙状结肠，使便意暂时消失。但如果经常或长时间抑制排便，可使直肠对粪便刺激的第三性降低或消失，粪便在大肠内停留过久，水被吸收过多而使其干燥，可产生便秘。因此，不可随意地节制排便，最好有便就排。

（四）排便技巧

必要的预备运动，如怒挣前间断的短时间收腹，有利于肠蠕动和粪便下移。排便前腹部按摩，有助于肠蠕动。如用手掌按于腹部周边，顺时针按摩。穴位按压，有助于产生排便感，如用右手四指（除小指外）呈矩形在脐周距脐两指的位置分上下左右四个点按压。在双手手指末端指甲两侧分别按压，交替进行，有助于产生便感。

三、排汗

出汗是生活上的适应现象。汗腺的分泌神经是交感神经，是胆碱能神经纤维。出汗中枢随动物而异，有的在脊髓，有的在丘脑下部（温热性出汗）等。

（一）分类

温热性出汗：是由外界温度升高而引起的，一般除手掌和足趾以外，全身其他皮肤都可出汗。通过出汗发散热量调节体温。夏天坐着工作，每天的发汗量约为 300 克；体力劳动时可提高 10 倍。

精神性发汗：是由精神兴奋或痛觉刺激等原因所引起，发汗主要见于手掌、足趾和腋窝 3 个部位。人在精神紧张时手心会出汗，即属于精神性出汗。精神性出汗从加刺激到发汗的潜伏期极短，只有数秒到 20 秒。所以在紧张、恐惧、兴奋等精神因素影响下，神经冲动从大脑皮质传递到手掌小汗腺部，去甲肾上腺素的浓度升高，导致小汗腺分泌排泄活动短期内迅速增强，即产生手掌精神性出汗。也有学者认为另有精神出汗中枢，常保持有兴奋性，一加刺激后即产生反应性出汗。精神性出汗在掌跖处表现最为明显，也可见于手背、头面、颈部、前臂和小腿等处。少数人在高度精神紧张时，甚至会出现汗如雨下，汗流浃背的全身大汗情况。在恒温动物中，山羊和兔都不出汗，猫和狗仅在足趾、牛和猪仅在鼻端出汗。这些不出汗的动物是通过浅促吸呼散热来调节体温的。马、驴、骡几乎全身都出汗；除趾球以外的汗腺都属于顶浆分泌腺；在人类，仅限于腋窝部位有顶浆分泌腺，其他全是外分泌汗腺。动物足跖的出汗，认为在捕捉猎物时可防止滑脱，是生活上的适应现象。温热性发汗的支配神经是交感胆碱能神经纤维，精神性发汗的支配神经则是肾上腺素能神经纤维。出汗中枢随动物而异，有的在脊髓，有的在丘脑下部（温热性出汗）等。人的精神性出汗中枢推测是在大脑皮层。汗液约含 0.2%的氯化钠外，还含有K+、丙酮酸、乳酸、糖、肌酸酐和氨等。

味觉性发汗：属于一种生理现象，如吃某些刺激性的食物（辣椒、大蒜、生姜、可可、咖啡）后引起的多汗。

运动性发汗：属于一种生理运动，所产生的汗。

（二）方式

出汗是人体排泄和调节体温的一种生理功能，但若出汗的方式，汗液的量、色和气味发生改变，则可作为某些疾病的一种前兆，应引起重视。以下就是从传统中医学角度对一些常见出汗现象的解释。

自汗：不是因为天气闷热服用发汗药及其他刺激因素而经常出汗称“自汗”。自汗多因肺气虚弱、卫阳不固、津液外泄所致，故常伴有神疲、乏力、气短、畏寒等阳气虚损的症状。多见于患有佝偻病的孩子及甲状腺机能亢进的病人。

盗汗：入睡则汗出，醒后则汗止。盗汗多因阴虚而致，阴虚则阳亢，阴不御阳，津随液为汗，故常伴有五心烦热、失眠、口咽干燥等症状。常见于肺结核浸润期病人。

战汗：即全身战栗后汗出，是热性病过程中正邪抗争的一种表现。如战汗后热退，脉静身凉，表示邪去正安，元气恢复，是一种好现象。若汗出后四肢厥冷、烦躁不安，表示正不胜邪，正气随着虚弱下去，则是危重症候。战汗多见于各种传染病的初、中期。

绝汗：指病情危重，正气衰弱、阳气欲脱时，汗淋漓不止，多伴有呼吸急促、四肢厥冷、脉象微弱，时有时无等危症，是阳气将绝之象，多见于心衰、虚脱的病人。

头汗：出汗仅限头部。多因上焦邪热，或中焦湿热郁蒸所致，多见于阳明热症和湿热症。若见于大病之后，或老年人气喘而头额汗出，则多为虚症。如重病末期突然额汗大出，是属虚阴上越，阴虚不能附阳，阴津随气而脱的危象。但小孩睡觉时也常常头部出汗，若无其他症状，则不属病象。

偏汗：俗称“半身汗”。它见于左侧或右侧，上半身或下半身。皆为风痰或风湿之邪阻滞经脉，或营卫不周，或气血不和所致。多见于风湿或偏瘫病人。若老人出偏汗可能为中风先兆。

冷汗：指畏寒、肢冷而出汗。汗前并不发热，口不渴，常伴有精神不振、面色苍白、大便稀溏、小便清长、脉迟沉、舌淡等寒症表现。

多因平素阳虚、卫气不足所致，也可因受惊吓引起。

此外，手心出汗往往是精神过于紧张；胸口出汗是思虑过度；经常稍一动就出汗者，不是过于肥胖就是体质过于虚弱；糖尿病人的汗微带芳香；肝硬化病人的汗带有一种特殊的肝腥味。

第四节 给药、静脉输液与输血

药物有几种给药途径，口服、静脉注射（静注）、肌肉注射（肌注）、皮下注射（皮下）。药物还可舌下含化（舌下）、直肠灌注（直肠给药）、滴眼、鼻腔喷雾、口腔喷雾（吸入剂），也可皮肤局部（表面）或全身（经皮）用药。每种给药途径均有其特殊目的，各有利弊。

一、口服给药

口服给药最方便，通常也最安全，费用也最便宜，因而是最常用的给药途径。然而，该途径有不少限制，许多因素包括其他药物和食物都将影响口服药物的吸收。因此，某些药物必须空腹服药而另一些则需餐后服药，尚有部分药物不能口服。

口服药物经胃肠道吸收。药物吸收始于口腔和胃，但大部分由小肠吸收。药物必须通过小肠壁及肝脏方能进入全身血循环。许多药物在肠壁和肝脏发生化学变化（代谢），减少了吸收的药物量。静脉注射药物不经肠壁和肝脏直接进入体循环，这种给药方式可获得较口服更快和更持久的效应。

一些口服药物刺激胃肠道，如阿司匹林和大多数其他非类固醇抗炎药可损害胃和小肠壁并诱发溃疡。另一些药物吸收很差或在胃内被胃酸和消化酶破坏。尽管有这些缺点，口服给药较其他途径常用。其他给药途径一般在病人不能经口给药，药物必须尽快和准确地给予，或药物口服吸收很差且不规则时方才使用。

二、注射给药

注射给药（消化道外给药）包括皮下注射、肌肉注射和静脉注射途径。皮下注射时，注射针头插入皮下，注射后，药物进入小血管随血流进入体循环。皮下注射常用于蛋白质类药物和胰岛素给药，该药口服可被胃肠道破坏。皮下注射的药物可制成混悬剂或相对难溶的混合物，这样吸收过程可保持数小时、几天甚至更长，病人亦不须经常给药。在给予容积更大的药物时常采用肌肉注射。肌注时应采用更长的针头，因肌肉位置深于皮肤。

静脉注射时，针头直接插入静脉。在消化道外所有给药途径中，静注是最困难的一种，特别是肥胖病人静脉穿刺更加困难。无论是单剂静脉推注还是连续的静脉滴注均是快速、准确给药的最佳途径。

三、舌下给药

舌下含服（sublingual），指使药剂直接通过舌下毛细血管吸收入血，完成吸收过程的一种给药方式。舌下含服给药量有限，但因为无首过（首关）消除（first pass elimniation），药物可以通过毛细血管壁被吸收，药物分子能顺利通过较大分子间隙，吸收完全且速度较快。适用于需要快速比较紧急或避免肝脏的（首关）消除的方法。药物吸收的速度按快慢排序依次为：气雾吸入—腹腔注射—舌下给药—肌内注射—皮下注射—口服—直肠给药—皮肤给药，可见口腔黏膜对药物吸收较快，仅次于气雾剂，快于肌肉或皮下注射。但舌下用药时，药效持续期比口服用药短，所以一般仅用于急救。舌下用药时身体应靠在座椅上取坐位或半坐位，直接将药片置于舌下或嚼碎置于舌下，药物可快速崩解或溶解，通过舌下黏膜吸收而发挥速效作用。如口腔干燥时可口含少许水，有利于药物溶解吸收。应注意切不可像吃糖果似的仅把药物含在嘴里，因为舌表面的舌苔和角质层很难吸收药物，而舌下黏膜中丰富的静脉丛才利于药物的迅速吸收。

四、直肠给药

许多口服给药的药物可以栓剂形式直肠给药。药物与蜡状物混合制成栓剂，即便插入直肠亦不会溶解。药物可通过直肠壁丰富的血循环迅速吸收。当病人恶心、丧失吞咽能力、限制饮食和外科手术后等不能口服时可用栓剂直肠给药。一些药物的栓剂形式有刺激性，这类病人应采用消化道外给药。

对于大部分的儿童常见病，我们都可以用直肠给药来解决。对于症状来说，可以治疗发热、咳嗽、喘息、腹泻等症状；对于具体疾病来说，可以用于上呼吸道感染（包括急性鼻炎、扁桃腺炎、咽炎）、急性支气管炎、毛细支气管炎、婴幼儿肺炎、支气管哮喘、秋季腹泻、细菌性肠炎、细菌性痢疾、高热惊厥、水痘、腮腺炎等儿科常见病的治疗。因此有了儿童常见病直肠给药的说法。

现代医学已证实直肠的周围有丰富的动脉、静脉、淋巴丛，直肠粘膜具有很强的吸收功能。直肠给药，药物混合于直肠分泌液中，通过肠粘膜被吸收，其传输途径大致有三：其一，由直肠中静脉、下静脉和肛门静脉直接吸收进入大循环，因不经过肝脏从而避免了肝脏的首过解毒效应，提高血药浓度；其二，由直肠上静脉经门静脉进入肝脏，代谢后再参与大循环；其三，直肠淋巴系统也吸收部分药物。三条途径均不经过胃和小肠，避免了酸、碱消化酶对药物的影响和破坏作用，亦减轻药物对胃肠道的刺激，因而直肠给药大大地提高了药物的生物利用度。中医认为，大肠包括结肠和直肠，其络脉络肺，与肺相表里，而“肺朝百脉”，所以药物经直肠吸收后可通过经脉上输于肺，再由肺将药物运送到五脏六腑、四肢百骸，同时大肠、小肠、膀胱同居下焦，肾主水液，司二便，从而为直肠给药治疗急慢性肾功能衰竭提供了理论基础，酷似“透析”作用。并且前列腺紧邻直肠，经直肠给药可使药物直达病所，又有局部热疗作用，不失为治疗前列腺疾病的一种有效方法。

从临床报道看，直肠给药对泌尿系统及男科疾病的治疗均有较好的疗效，有良好的发展前景。这是因为：①操作简单，无创伤，病人乐意接受；②对不能吞服的病员更适合此法给药；③药物在直肠吸收较口服为快，尤适宜于前列腺及盆腔疾病的治疗；④中药灌肠方法简便，药源易得，价格低廉，特别适宜于在没有透析条件下抢救肾功能衰竭的病人。总之，直肠给药法应用范围广泛，见效快，疗效可靠，无明显不良反应和副作用，值得提倡推广。但截止目前，直肠给药多限于中药煎剂或中成药稀释液，随制随用，除个别是栓剂外，尚缺乏规范化的中成药制剂和肛注专用器具，影响了直肠用药的普及和推广

五、经皮给药

一些药物可以涂敷剂形式将药贴于皮肤表面。这类药物可增强皮肤渗透性，不经注射便可经皮进入血循环。这种经皮给药可缓慢持续很多小时或很多天，甚至更长。然而，这种途径受药物通过皮肤快慢的限制。只有那些日给药量少的药物可采用此途径。这类药物有治心绞痛的硝酸甘油、治疗运动系统疾病的莨菪碱、戒烟用的尼古丁、治疗高血压用的可乐定及镇痛用的芬太尼等。经皮给药系统（Transdermal Drug Delivery Systems，简称 TDDs）或称经皮治疗系统（Trandermal Thrapeutic Systerms，简称 TTS）是药物通过皮肤吸收的一种方法，药物经由皮肤吸收进入人体血液循环并达到有效血药浓度、实现疾病治疗或预防一种给药新途径。

特点：透皮给药系统可避免肝脏的首过效应和药物在胃肠道的灭活，减少了药物的吸收受到胃肠道因素的影响．减少用药的个体差异，提高了治疗效果，药物可长时间持续扩散进入血液循环。维持恒定血药浓度，增强治疗效果，避免口服给药引起的血药浓度峰谷现象，降低了胃肠给药的毒副反应。减少给药次数，提高治疗效能，延长作用时间，避免多剂量给药，使大多数病人易于接受。使用方便，病人可

以自行用药，也可以随时撤销用药，适用于婴儿、老人和不宜口服给药的病人。

途径：经表皮途径是指药物透过表皮角质层进入活性表皮，扩散至真皮被毛细血管吸收进入体循环的途径。此途径是药物经皮吸收的主要途径。经表皮途径又分为细胞途径和细胞间质途径；前者系指药物穿过角质细胞达到活性表皮，而后者系指药物通过角质细胞间类脂双分子层到活性表皮。由于药物通过细胞途径时经多次亲水/亲脂环境的分配过程，所以药物的跨细胞途径占极小的一部分。药物分子主要通过细胞间质途径进入活性表皮继而吸收进入体循环。经附属器途径即药物通过毛囊、皮脂腺和汗腺吸收。药物通过附属器的穿透速度比经表皮途径快，但皮肤附属器仅占角质层面积的 1%左右，因此该途径不是药物经皮吸收的主要途径。对于一些离子型药物或极性较强的大分子药物，由于难以通过富含类脂的角质层，因此经皮肤附属器途径就成为其透过皮肤的主要途径。

药物理化性质包括以下。

分配系数与溶解度：药物的油水分配系数是影响药物经皮吸收的主要的因素之一。脂溶性适宜的药物易通过角质层，进入活性表皮继而被吸收。因活性表皮是水性组织，脂溶性太大的药物难以分配进入活性表皮，所以药物穿过皮肤的通透系数的对数与油水分配系数的对数往往呈抛物线关系。因此用于经皮吸收的药物最好在水相及油相中均有较大溶解度。

分子大小与形状：药物分子的体积对扩散系数的影响不大，而分子体积与分子质量有线性关系，因此当分子质量较大时，显示出对扩散系数的负效应。相对分子质量大于 500 的物质较难透过角质层。药物分子的形状与立体结构对药物的经皮吸收的影响也很大，线性分子通过角质细胞间类脂双分子层结构的能力要明显强于非线性分子。

pKa：很多药物是有机弱酸或有机弱碱，它们以分子型存在时有较大的透过性，而离子型药物难以通过皮肤。表皮内 pH 为 4.2～5.6，真皮内 pH 为 7.4 左右。经皮吸收过程中药物溶解在皮肤表皮的液体中，可能发生解离。

熔点：一般情况下，低熔点药物易于透过皮肤，这是因为低熔点的药物晶格能较小，在介质或基质中的热力学活度较大。

分子结构：药物分子具有氢键供体或受体，会与角质层的类脂形成氢键，这对药物经皮吸收起负效应。药物分子具有手性，其左旋体和右旋体显示不同的经皮透过性。

TDDS 独特的优势吸引着众多的国内外制剂学专家从事其研究，目前已成为第三代药物制剂的研究热点之一。当前 TDDS 主要用于各种长期性和慢性疾病，包括心血管疾病、精神病、过敏性疾病、长期性胃肠疾病等，随着多学科理论和技术的发展，以及生产工艺材料设备的配合，TDDS 将会更好地满足治疗的需求。

六、雾化吸入

一些药物如气体麻醉剂和雾化抗哮喘药物（置容器中定量供给）可吸入给药。这些药物通过气道直接入肺，并在肺内吸收入血循环。

只有少数药物可用此途径。吸入的药物应仔细监测以保证病人在特定时间内吸入适量的药量。定量吸入系统可直接安装在给肺供气的通道上，因而非常有用。因喷雾吸入进入血液的药量差异性大，故这种途径很少用于治疗除肺以外的其他组织或器官疾病。

起效因素：保持水滴本身的稳定性是雾化治疗的前提，影响其稳定性的主要因素：水滴颗粒的体积及性质。颗粒的浓度。空气湿度。稳定的条件：直径 0.3～0.7 um，浓度 100～1000 /L，一般雾化器产生为直径 0.5～3 um。

引起雾粒沉积的物理学机制有：撞击沉积；重力沉积；弥散沉积；拦截沉积；静电吸引沉积。

吸入药物的药代动力学对气溶胶吸入疗法具有重要的影响作用。如果气溶胶吸人的目的是药物在肺内局部发生治疗作用，则选用那些吸入气道内局部生物活性高的，而吸收至全身却很快灭活的药物（如皮质激素）。如果药物仅仅是经过气道吸收而在全身其他部位发挥作用，则选用呼吸道粘膜吸收较好，局部代谢率低的药物。行人工气道机械通气的病人，在距离病人气管内管 30cm 处放置雾化发生装置可增加气溶胶在肺内的沉降率，这是因为呼吸机送气管道起着可积累气溶胶微粒的储贮雾器（spacer）的作用。

雾化装置有以下几种。

1.雾化器

雾化器：小剂量雾化器（small volume nebunizer，SVN）又称喷射雾化器.手动雾化器.医用雾化器或湿式雾化器。目前为临床上最常用的气溶胶发生装置。工作原理：压缩空气（气体压缩式空气压缩雾化器）或氧气（驱动力）以高速气流通过细口喷嘴，根据 Venturi 效应，在喷嘴周围产生负压携带贮液罐药液卷进高速气流并将其粉碎成大小不一的雾滴，其中 99%以上的为大颗粒的雾滴组成，通过喷嘴的拦截碰撞落回贮液罐内剩下的细小雾粒以一定的速度喷出，撞落的颗粒重新雾化。临床上应用喷射雾化器可对支气管扩张剂.激素.抗过敏药和抗生素等药物进行雾化吸入治疗。一般喷射雾化器的驱动气流量为 6～8 L/min，置于贮液罐内的药液为 4～6 ml，对与雾化粘性高的溶液，可加大驱动气流，但最高气流不超过 12 L/min。

超声雾化器工作原理是将电能转换成超声薄板的高频振动，高频振动使药液转化成气溶胶雾粒。超声雾化器产生的雾粒大小与超声波振动频率的高低成反比：振动频率越高气溶胶颗粒越小；相反，超声波振动的强度与其气溶胶颗粒的多少成正比：即振动越强，产生气溶胶微粒的量就越多，密度也越大。超声雾化器产生的气溶胶的微粒直径为 3.7 um～10.5 um。注意的是有缺氧或低氧血症的病人要慎用或不能长时间用，因为它产生的气溶胶的密度大，吸入后气道内氧分压相对偏。

2.定量吸入器（metered dose inhalers，MDIs）

MDIs 为目前应用最为普遍的气溶胶发生装置。它具有定量操作简单，便于携带，随时可用，不必定期消毒，无院内交叉感染问题等优点，因此其使用广泛受到欢迎。

工作原理密封的贮药罐内盛有药物和助推剂（常用氟利昂），药物溶解或悬浮于液态的助推剂内，药液通过一个定量阀们可与定量室相通再经喷管喷出。助推剂在遇到大气压后因突然蒸发而迅速喷射，卷带出药液并雾化成气溶胶微粒。MDIs 所产生的气溶胶微粒直径约为 3 um～6 um。正确使用方法每次使用前应摇匀药液，病人深呼气至残气位，张开口腔，置 MDIs 喷嘴于口前 4 cm 处，缓慢吸气（0.5L/s）几乎达肺总量位，于开始吸气时即以手指揿压喷药，吸气末屏气 5～10s，然后缓慢呼气至功能残气位。休息 3 min 左右可重复再使用一次。除婴儿外，此方法适于吸入任何药物的所有病人。特殊的 MDIs MDIs 借助贮雾器可提高气溶胶雾化吸人疗效，这是因为应用贮雾器可降低自 MDIs 喷射的气溶胶初速度，增加 MDIs 喷口与口腔之间的距离，减少气溶胶微粒在口腔中的沉降；MDIs 与贮雾器连接的最大的优点是病人在喷药和吸气的协调动作不作要求。它可使用于对掌握 MDIs 常规使用方法有困难的病人或不能配合的儿童.婴幼儿病人。但体积大，携带不方便。

干粉吸入器：单剂量吸入器常有旋转式或转动式吸入器，其旋转盘和转动盘上带有锐利的针，待吸入的药物干粉剂则盛于胶囊内。使用时将药物胶囊先装入吸纳器，然后稍加旋转即让旋转盘和转动盘上的针刺破胶囊，病人通过口含管进行深吸气即可带动吸纳器内部的螺旋叶片旋转，搅拌药物干粉使之成为气溶胶微粒而吸入。单剂量吸入器雾化微粒于肺内的沉降率约为 5%～6%，应用较少，常用于色干酸钠干粉的吸入以预防儿童过敏性哮喘。多剂量吸入器常有涡流式吸入器（turbuhaler）和碟式吸入器（diskhaler）。待吸入的药物干粉剂则盛于胶囊内。吸入器内一次可装入多个剂量。使用时旋转外壳或推拉滑盘每次转送一个剂量，病人拉起连有针锋的盖壳将装有药粉的胶囊刺破，即可口含吸入器的吸嘴以深吸气将药粉吸入，吸气后屏气5～10s再缓慢呼气。多剂量吸入器可反复使用，吸入气溶胶微粒为纯药粉，不含助推剂和表面活化物，操作方法比较简单，携带也较方便，因此颇受病人欢迎，也符合环保要求。多剂量吸入器的最大优点还在于药粉的吸入是靠病人的呼吸驱动，不需要刻意呼吸配合和用手揿压的协调动作。缺点是对于呼吸肌力降低的COPD病人、严重哮喘发作病人以及呼吸肌力较弱的婴幼儿和年龄较小的儿童使用可能受限。

第五节 标本采集

一、血标本

生化检验用的血液标本可来自于静脉、动脉或毛细血管。静脉血是最常用的标本，静脉穿刺是最常用的采血方法。毛细血管采血主要用于儿童，血气分析多使用动脉血。静脉采血多采用位于体表的浅静脉，通常采用肘部静脉、手背静脉、内踝静脉或股静脉。肘前静脉是绝大多数人（婴幼儿除外）的首选采血部位。此处一般血管较明显，疼痛感较轻，操作方便易行。小儿可采颈外静脉血液。其次为股静脉。

（一）静脉方法

备齐用物，标本容器上贴好标签，核对无误后向病人解释以取得合作。露出病人手臂，选择静脉，于静脉穿刺部位上方约 4～6cm 处扎紧止血带，并嘱病人握紧拳头，使静脉充盈显露。常规消毒皮肤，待干。在穿刺部位下方，以左手拇指拉紧皮肤并固定静脉，右手持注射器，针头斜面向上与皮肤成 15～30 度，在静脉上或旁侧刺入皮下，再沿静脉走向潜行刺入静脉，见回血后将针头略放平，稍前行固定不动，抽血至需要量时，放松止血带，嘱病人松拳，干棉签按压穿刺点，迅速拔出针头，并将病人前臂屈曲压迫片刻。卸下针头，将血液沿管壁缓缓注入容器内，切勿将泡沫注入，以免溶血。容器内放有玻璃珠时应迅速摇动，以除去纤维蛋白原；如系抗凝试管，应在双手内旋转搓动，以防凝固；如系干燥试管，不应摇动；如系液体培养基，应使血液与培养液混匀，并在血液注入培养瓶前后，用火焰消毒瓶，注意勿使瓶塞接触血液。抽血量的多少是根据化验内容的不同及项目的多少来决定的，一般在 5ml 左右。

（二）动脉及真空采血

肱动脉、股动脉、桡动脉以及其它任何部位的动脉都可以作为采血点，但多选择肱动脉和桡动脉。在摸到明显搏动处，按常规消毒，左手固定搏动处，右手持注射器，针头成 60° 角刺入，血液将自动进入注射器内。真空采血法：双向针一端插入真空试管内，另一端在持针器的帮助下刺入静脉，血液在负压作用下自动流入试管内。由于在完全封闭状态下采血，避免了血液外溢引起的污染，并有利于标本的转运和保存。标准真空采血管采用国际通用的头盖和标签颜色显示采血管内添加剂种类和试验用途。

二、尿标本

尿常规标本是指做尿常规检查时所留取的尿样。尿常规检查是诊断各类疾病的重要手段，检查结果是诊断疾病的重要依据。

尿常规标本是指做尿常规检查时所留取的尿样。尿常规检查是诊断各类疾病的重要手段，检查结果是诊断疾病的重要依据，为了使诊断更加准确，所以所留尿样必须尽可能的不要有其他杂质。这就要求正确的收集尿常规标本。

尿常规检查是肾脏病人最常做的检查项目，正确留取尿常规标本，对于保证检查结果的可靠性十分重要。

（一）目的

有效地指导尿液标本的采集、接收及保存，使标本中的待测成分不受影响，保证检测结果准确可靠。

（二）检验范围

适用于尿液颜色、浊度、pH、比重、蛋白、糖、潜血、胆红质、尿胆原、酮体、亚硝酸盐及尿沉渣标本的采集、接收及处理。

（三）标本

尿液标本由病人亲自或临床医护人员帮助采集。临床医护人员必须明确通告尿液标本的采集要求及注意事项；检验人员有义务向病人解释标本采集中的各种问题和向临床提供检验项目标本采集的类型，尿量，保存条件，注意事项，生物参考范围及临床意义等。尿液标本的运送应由病人亲自或临床医护人员运送。检验后尿液标本由检验人员或检验科卫生员按相关程序进行处理。

（四）工作程序

患尿液标本一般由病人亲自或由护理人员帮助按照医嘱留取。为了正确收集尿液标本，医护人员应该根据尿液检验项目的目的，口头和书面指导病人如何正确收集尿液标本及收集尿液标本过程中的注意事项。尿液标本采集前，应避免跑步、骑自行车、爬楼等剧烈的运动，要求病人休息15分钟后进行采集。避免污染：应避免月经血或阴道分泌物、精液或前列腺液、粪便等各种物质的污染，应向病人交代应用肥皂水清洁尿道口及其周围皮肤。使用合理容器并明确标记：尿液标本应使用一次性尿杯，不能使用未经洗涤的药物或试剂器皿收集标本。采集标本后，应将可能的资料标记在容器上。

申请者对病人的指导。申请者必须对病人讲清楚尿液标本检验的目的，留尿时间（常规尿液标本一般采用晨尿，即清晨起床后第一次中段尿液；也可采用随机中段尿，即随时留取的中段尿液）。

申请单的填写：申请单填写的内容包括病人姓名、性别、科别、床号、住院号、标本类型、临床诊断或主要症状、收集标本日期和时间、收到标本日期和时间、申请检查的实验项目及特殊说明如应用的药物（如维生素C）等。如果病人标本具有传染性疾患时，应标识明确。检验申请单填写应完整，字迹必须清楚。检验申请单至少保存三个月。

尿液标本的容器：收集尿液标本的容器多种多样，留取标本最基本的要求是使用清洁、干燥、方便的容器。无论采用何种容器，都必须满足下列要求：送检尿液标本容器上应用标签，并注明病人的姓名及惟一标识（门诊除外）。一次性塑料尿杯：一次性塑料尿杯具有使用方便、清洁，不含有干扰实验的物质；一次性塑料尿杯可容纳 50ml 尿液，用于收集标本。一次性硬塑料试管：一次性硬塑料试管具有使用方便、清洁，不含有干扰实验的物质，带有密封盖便于运送；一次性塑料试管可容纳 12ml 尿液，有 0.20，1.0，2.5，5.0，10.0，12.0ml 不同刻度，且是用于标准化尿沉渣检查的专用试管。

我院采用一次性塑料尿杯留取尿液，留尿后倒入 30ml，贴上标签运送至检验科。

尿液标本的收集方法。自然排尿法：常规尿液检查采尿时，注意防止尿道口分泌物的污染，特别是女病人易受阴道分泌物污染。临床最常用的方法是采用中段尿法。门诊病人用一次性塑料尿杯收集；住院病人用较大的容器留取，将混匀尿液倒入 30ml 到一次性塑料杯内送检。膀胱导管或穿刺法：对于自然排尿困难的病人或为了避免女病人阴道分泌物的污染，可采用膀胱导管。为了获得单次尿液标本，在耻骨弓上穿刺膀胱取尿有时被用来代替导管取尿。此法可用于婴幼儿的尿液标本的采集。此方法整个过程由临床医护人员完成。幼儿尿收集法：新生儿及婴幼儿收集尿液标本时，应注意用 0.1%新洁尔灭消毒尿道口、会阴部，然后将洁净的标本瓶紧贴尿道口收集尿液标本或采取小儿尿袋收集，整个过程应由儿科医护人员指导。不能从尿布或便池内采集尿液标本。

尿液标本采集的注意事项：清洁标本采集部位：应用肥皂洗手、清洁尿道口及其周围皮肤。避免污染：应避免月经血或阴道分泌物、精液或前列腺液、粪便、清洁剂等各种物质污染；不能从尿布或便池内采集尿液标本。女性病人应避免在月经期留取尿液标本，防止混入阴道分泌物；男性病人则要避免前列腺液或精液混入。明确标记：收集尿液标本的容器应标明病人的姓名及惟一标识。

尿液标本的运送：门诊病人的尿液标本由病人或病人家属运送，住院病人由临床医护人员运送。常规尿液标本送检地点：门诊病人尿液标本或住院病人尿液标本送到临床检验科化验室。常规尿液标本留尿后应立即送检，不能立即送检的标本应放 4～8℃冰箱环境中或室温条件下保存。尿液标本的运送必须保证运送过程中的安全，防止溢出。溢出后应用立即对环境进行消毒处理。对有传染性的尿液标本运送以确保不污染环境和保护人员的安全为原则。

尿液标本的保存：尿液标本采集后应尽快送检，原则上应在 2 小时之内送检（在当前我院条件下，根据实验要求，4 小时之内尿液标本对干化学尿液分析影响不大）。如不能及时送检的标本，应放 4～8℃冰箱环境中或室温条件下保存。临床检验科收到标本后，应及时分析；不能及时分析的标本需放在 4～8℃冰箱环境中或室温条件下保存，但不要超过 4 小时。

尿液标本的合格与接收。实验室接收合格尿液标本的标准。检验申请单应清楚填写内容必须齐全，尿液标本容器标识应与检验申请单的内容一致。尿液标本种类、尿量（10ml），符合所申请实验项目的要求。尿液采集后及时送检，不能及时送检的标本应放在 4～8℃冰箱环境中或室温条件下保存，但不要超过 4 小时。

合格的常规尿液标本接收时，应对所接收的标本进行登记，包括病人的姓名，科室，标本的类型，检验项目及接收标本的日期和时间。实验室拒收尿液标本的标准。检验申请单填写的内容必须齐全，尿液标本容器标识必须与检验申请单一致，否则拒收。尿液常规检查的标本必须在留取标本后4小时之内送到，否则拒收。常规尿液检查的标本最少量为10ml；尿液标本量少于5ml拒收。送检的申请单和容器应清洁卫生，不能溅有标本，否则拒收。

三、粪便标本

标本的收集、存放与运送的得当与否，直接关系到检验结果的准确性。应采取新鲜粪便，盛于洁净、干燥无吸水性的有盖容器内，不得混有尿液、水或其他物质，以免破坏有形成分，使病原菌死亡和污染腐生性原虫、真菌孢子、植物种子、花粉易混淆检验结果。采集标本时应用干净竹签选取含有粘液、脓血等病变成分的粪便；外观无异常的粪便须从表面、深处及粪端多处取材，其量至少为大拇指末段大小（约5g）。标本采集后一般情况应于1h内检查完毕，否则可因pH及消化酶等影响导致有形成分破坏分解。查痢疾阿米巴滋养体时应于排便后立即送检。从脓血和稀软部分取材，寒冷季节标本传送及检查时均需保温。检查日本血吸虫卵时医学教育网原创应取粘液、脓血部分，孵化毛蚴时至少留取30g粪便，且须尽快处理。检查蛲虫卵须用透明薄膜拭子于晚12时或清晨排便前自肛门周围皱襞处拭取并立即镜检。找寄生虫虫体及做虫卵计数时应采集24h粪便，前者应从全部粪便中仔细搜查或过筛，然后鉴别其种属；后者应混匀后检查。对某些寄生虫及虫卵的初步筛选检验，应采取三送三检。因为许多肠道原虫和某些蠕虫卵都有周期性排出现象。隐血试验，应连续检查3天，选取外表及内层粪便，应迅速进行检查，以免因长时间放置使隐血反应的敏感度降低。粪胆原定量检查应连续收集3天的粪便，每天将粪便混匀称重后取出约20g送检。查胆汁成分的粪便标本不应在室温中长时间放置，以免阳性率减低。脂肪定量检查时，应先食定量脂肪食，每天进食脂肪50～150g，连续6天。从第3天起，收集72h粪便，也可定时口服色素（刚果红），作为留取粪医学教育网原创便的指示剂，将收集的粪便混合称量，从中取出60g左右送检。简易法为在正常膳食情况下，收集24h的全部粪便，混合称量，从其中取出约60g送检，测脂肪含量。细菌检验用标本应全部用无菌操作收集，立即送检。无粪便排出而又必须检查时，可经肛门指诊或采便管拭取标本，灌肠或服油类泻剂的粪便常因过稀且混有油滴等而不适于做检查标本。

四、痰液标本

留取痰标本的方法有自然咯痰，气管穿刺吸取、经支气管镜抽取等。采二者操作复杂且有一定的痛苦，故仍发自然咯痰为主要留取方法：但痰液要求新鲜，尤其以做细胞学检查者更为重要。留痰时病人先用清水漱口数次，然后用力咯出气管深处痰，留于玻璃、塑料小杯内或涂蜡的纸盒中。对于无痰或少痰病人可用经45摄氏度加温100g/L氯化钠水溶液雾化吸入，促使痰液易于咯出；医学教育|网搜集整理对

小儿可轻压胸骨柄上方，诱导咯痰。昏迷病人可于清理口腔后用负压吸引法吸取痰液。痰标本必须立即送检，以免细胞与细菌自溶破坏。但PCr可出现假阳性结果，对其临床应用价值目前仍处于研究和观察之中。测24小时痰量或观察分层情况时应将痰咯于无色广口瓶中，并加石炭酸少许以防腐。采集标本时严防痰液污染容器外壁，用过的标本需灭菌后再行处理。

五、阴道分泌物标本

阴道分泌物是女性生殖系统分泌的液体，又称为白带。一般性状检查是观察阴道分泌物的颜色和性状。但实际上阴道分泌物检查在医院即白带常规检查。

本检查项目是妇科常见的，通过阴道PH值、阴道清洁度、阴道微生物、胺试验、线索细胞检查这5项检查，来判断女性是否白带异常的一项有关女性生理卫生的检查项目。

它用于女性生殖系统感染、肿瘤的诊断、雌激素水平的判断及STD等有一定应用价值。通过阴道分泌物检查可以判断阴道有无炎症，还可以进一步诊断炎症的原因。

当清洁度达到Ⅲ或Ⅳ度时，多数情况下可诊断为阴道炎症，如细菌性阴道炎、滴虫性阴道炎、霉菌性阴道炎等，对炎症的治疗提供直接的依据。单纯不清洁度增高多见于非特异性阴道炎。在检查中如发现有阴道滴虫时，可诊断为滴虫性阴道炎或滴虫感染。当发现有阴道霉菌时可作为霉菌性阴道炎的诊断依据。此外阴道涂片经特殊染色后检查还可发现淋球菌葡萄球菌、大肠杆菌、链球菌、枯草杆菌、类白喉杆菌等，为诊断相关的疾病提供依据。

阴道分泌物通常由妇产科医务人员采集：棉拭子放于生理盐水试管；制成生理盐水涂片；固定，染色。

阴道分泌物检查当日应穿着便于检查的衣服，长度适中的裙子是最好的选择。检查时间应避开经期，且最好选择月经结束到排卵日之前的这段时间接受检查。白带常规检查的前一天晚上洗澡要选择淋浴，检查前 24 小时内不能洗阴道内部，因为这样会把不正常分泌物和一些可能透过切片检验到的潜在癌细胞洗掉，影响医生正确诊断。检查的前一天晚上不要做爱，因为男方的精液和安全套上的杀精剂都可能出现在第二天的化验样本中，干扰医生的判断力。

白带常规检查的前一天晚上不要使用任何阴道药物，任何治疗阴道感染的药剂，或者润滑剂等都会影响化验样本，覆盖异常细胞，影响检查结果。白带标本由妇科医师留取后立即送检，不要耽误。

参考文献

[1]李尧峰.血气分析及技术进展[J].医疗装备，2005，18（7）：15-18.

[2]张艺，王翔，姜秀文，等.1101 例肿瘤病人行 PICC 置管前评估与预防并发症的护理［J］.中华护理杂志，2010，45（12）：1140-1141.

[3]曾蓉.临床成人静脉血标本采集进展［J］.全科护理，2011，9（16）：1489-1490.

[4]KoulmanA，PrenticeP，WongMC，et al.The development and validation of a fast

and robust dried blood spot based lipid profiling method to study infant metabolism[J].Metabolomics，2014，10（5）：1018-1025.
[5]傅启华，郑昭碌.新生儿遗传代谢性疾病的实验室筛查与诊断[J].中华检验医学杂志，2014，37（4）：248-251.
[6]NagasakiK，TsuchiyaS，SaitohA，et al.Neuromuscular symptoms in a patient with familial pseudohypoparathyroidism type Ib diagnosed by methylation-specific multiplex ligation-dependent probe amplification[J].Endocr J，2013，60（2）：231-236.
[7]GengJ，WangJ，YaoRE，t al.Identification of one novel and nine recurrent mutations of the ATP7B gene in 11 children with Wilson disease[J].World J Pediatr，2013，9（2）：158-162.
[8]李坚.一次性痰液收集器在危重病人痰培养标本采集中的应用研究[J].中国医药导报，2013，10（20）：123-124.
[9]韩艳菲，苏红梅，李亚粉.自封式塑料袋打包采血管在住院病人静脉血标本采集过程中的应用[J].护理学报，2017，24（8）：15-17.
[10]卞素梅.血液标本采集与运送过程中存在的问题分析及护理对策[J].齐齐哈尔医学院学报，2013，34（18）：2800-2802.
[11]马丽萍.血液学检验分析前质量控制的重要因素-标本的采集及控制[J].世界最新医学信息文摘（电子版），2014，14（29）：295.
[12]BerrySA，BrownC，GrantM，，et al.Newborn screening 50 years later：access issues faced by adults with PKU[J].Genet Med，2013，15（8）：591-599.
[13]LongoMG，VairoF，SouzaCF，et al.Brain imaging and genetic risk in the

pediatric population，part 1：inherited metabolic diseases[J].Neuroimaging Clin N Am，2015，25（1）：31-51.

[14]易小玲，袁霞.住院病人尿液检验标本采集不规范的原因及对策[J].临床医药文献杂志（电子版），2016，3（47）：9462.

[15]邹喆.临床检验标本采集质量的影响因素与应对措施探讨[J].中国处方药，2014，12（3）：38-39.

[16]梁巧玲，李敏姣，朱惠君，等.临床标本采集标准操作程序对标本采集质量和服务质量水平影响观察[J].现代诊断与治疗，2016，27（11）：2068-2069.

第六章 危重病人抢救与护理

第一节 危重病人的抢救组织与抢救设备

一、危重病人的抢救组织

（一）概述

生命体征不稳定，病情变化快，两个以上的器官系统功能不稳定，减退或衰竭病情发展可能会危及到病人生命。我们称这一类病人为危重病人。危重病人的病情严重随时可能变化，如果抢救及时，护理得当，病人可能转危为安，反之，即可发生生命危险。因此对危重病人的护理是一项非常重要而严肃的工作，是争分夺秒的战斗。判断垂危病人可根据意识、瞳孔、呼吸、心跳及总体情况等五个方面。危重病人大致可分为年老体弱型、神志不清型、高热谵妄型和休克型四类。无论是哪一类型的危重病人都有一些共同的特征：①病情重、身体虚弱。②病情变化快、有时在几分钟内即可死亡。③多有不同程度的意识障碍。④一般都是卧床病人。⑤一般都有体温、脉搏、呼吸或血压的变化。⑥多有食欲不振或不能进食。

（二）危重病人判断标准

判断垂危病人可根据意识、瞳孔、呼吸、心跳及总体情况等五个方面。

1.意识

正常人或一般病人的意识是清醒的。如果病人的意识已丧失，尤其是突然间意识丧失或昏倒在地，应该认为病情已处于急危重症之列，需要尽快救护。遇到此种情况，“第一目击者”应先大声呼唤 2～3 次，通常是：“喂，你怎么了！”美国近些年来约定俗成的呼叫格式是：“Are you OK？”或者“Are you all right？”。现已有普及到其他国家之势。无论平时遇到外宾尤在奥运会期间遇到此种情况，可按此进行。大声呼唤 2～3 次，如无任何反应，说明病人已陷入昏迷或垂危状态。

如呼唤无反应，此时还可采取轻轻推动病人 2～3 下，当然不能推动伤患处。如无任何反应，也可说明病人已处于昏迷或垂危状态。所以，在“大声呼唤 2～3 次，轻轻推动 2—3 下，”如无反应者，属于应尽快呼救之列。

2.瞳孔

两眼的瞳孔俗称瞳仁，正常时等大等圆，遇到光线能迅速缩小。当病人已陷入垂危状态，或脑部受伤严重，脑组织出血时，或发生某些急性中毒等情况时，两侧瞳孔会不一样大，可能缩小或放大；用电筒光线刺激，瞳孔不收缩或收缩迟钝。当病人的瞳孔逐渐放大、固定不动、对光反射迟缓、消失时，病人陷于濒死或已死亡状态。

3.呼吸

呼吸是生命存在的征象。婴儿降临人间的第一次哭声，表示该生命的第一次呼吸，此后，呼吸与生命相伴终生。

正常人每分钟呼吸次数为15～18次。垂危病人呼吸多变快、变浅、不规则。当病人陷入垂危或濒死状态，呼吸变缓慢，不规则，直到呼吸停止。

对于一些意外事故或病人发生严重呕吐等情况时，有时呼吸本身还不至于发生严重障碍，但可因病人的体位或呕吐物堵塞呼吸道而使呼吸停止，所以，在检查判断此项同时，应注意呼吸道是否畅通，有无被痰涕、呕吐物甚至假牙坠落阻塞。

一般观察病人胸部的起伏情况，可以得知他还有无呼吸。在呼吸运动已很微弱，有时不易见到胸部明显的起伏时，可以用一丝纤维、薄纸片、草叶等放其鼻孔前，看这些物件是否会随呼吸飘动，以资判定有无呼吸。

4.心跳

心跳是生命存在的征象，它与呼吸一样伴随人的终生。

正常人每分钟心跳60～90次。当严重的心律失常（又称心律不齐、心律紊乱）、急性心肌梗死并发心律失常、大失血、休克，以及其他危重疾病病人处于垂危状态时，心脏跳动多不规则。

常见的频繁的“早搏”（又称早跳，即期前收缩），若每分钟早跳超过十次以上，这时摸脉搏时感到脉细而弱、不规则。若频繁的早搏突然消失，病人口唇出现紫绀，意识丧失，则多说明心脏已陷入严重危险阶段，即心室纤维性颤动（室性纤颤）。如病人脉搏十分缓慢，每分钟仅四十几次，随之更慢，迅速陷入昏迷，倒地，脉搏消失，常预示发生严重的传导阻滞、阿一斯氏综合症。

检查心跳的方法：家庭中如备有听诊器当然较理想，检查也比较准确。现实生活中，大多习惯采用摸病人手腕部桡动脉即“摸脉”，或颈部两侧的颈动脉，来判知心跳情况。有时病人心跳微弱，血压下降，以及出现其他种种情况，脉搏摸不清楚，尤其当怀疑病人出现严重情况已无心跳时，救护人员可以用耳朵贴其左胸部（左乳头）处，倾听有无心跳。

5.总体情况

所谓总体情况，就是指当我们见到危重病人时的“第一印象”，再加上一些必要的检查与观察。病人垂危时，常表现面色苍白，冷汗淋漓，嘴唇、指甲处有紫绀（表明缺氧）等。在意外事故突发现场，还要观察病人有无严重创伤，有无活动性大出血，环境中有无特殊的气体在继续作用于病人，有无化学物品或其他危害因素在继续危害机体等等。

综上所述，识别垂危病人应注意上述五个方面要点，然后迅速地予以考虑，有一个比较明确的判断性意见。在现实生活中，虽然在家中或现场，病人的多种垂危表现常常使我们措手不及，似乎无法判断，但只要抓住上述要点，临场不慌，进行正确检查，心中有数，那些主要的危象，是不会被漏过的。

（三）危重病人的抢救制度

重危病人的抢救工作，一般由科主任、副主任医师负责组织并主持抢救工作。科主任或副主任医师不在时，由职称最高的医师主持抢救工作，但必须及时通知科主任或副主任医师或本科二线医师。

对危重病人不得以任何借口推迟抢救，必须全力以赴，分秒必争，并做到严肃、认真、细致、准确，各种记录及时全面，要求准确、清晰、扼要、完整。所有抢救记录应在抢救结束后6小时内完成。涉及到法律纠纷的，要报告有关部门。

参加危重病人抢救的医护人员必须明确分工，紧密合作，各司其职，要无条件服从主持抢救者的医嘱，但对抢救病人有益的建议，可提请主持抢救人员认定后用于抢救病人，其他人员不得以口头医嘱形式直接执行。

参加抢救工作的护理人员应在护士长领导下，执行主持抢救者的医嘱，并严密观察病情变化，随时将医嘱执行情况和病情变化报告主持抢救者。执行口头医嘱时应复诵一遍，并与医师核对药品后执行，防止发生差错事故。

严格执行交接班制度和查对制度，日夜应有专人负责，对病情抢救经过及各种用药要详细交待，所用药品的空安瓶全部保留，待抢救结束后处理，抢救成功，二人核对方可弃去，抢救失败，作为物证保留备查，各种抢救物品、器械用后应及时清理、消毒、补充、物归原处，以备再用。房间进行终末消毒。

新入院或病情突变的危重病人，除积极进行抢救外，安排权威的专业人员及时向病员家属或单位讲明病情及预后，通知病危，以取得家属或单位的配合，并把谈话情况记录到病案中。

需跨科抢救的重危病人，原则上由医务科或业务副院长领导抢救工作。并指定主持抢救工作者，参加跨科抢救病人的各科医师应运用本科特长致力于病人的抢救工作。

不参加抢救工作的医护人员不得进人抢救现场，但须做好抢救的后勤工作。

抢救工作期间，药房、检验、放射或其他科室，应满足临床抢救工作的需要，不得以任何借口加以拒绝或推迟，总务后勤科室应保证水、电、气等供应。

危重病人在处理后，应迅速组织科内或院内讨论，按规定做好记录。

凡急需手术治疗病人，其家属或单位无人在场时，应在病历中如实注明，并征得医务科、医疗总值班或院领导同意后及时手术，并尽快通知家属或单位。

二、危重病人的抢救设备

（一）概述

急救设备从广义的范围来说，一切能在短时间内救命的设备都是急救设备。我们通常所说的急救设备属于狭义范畴，主要是医院内抢救病人的必备常规医疗设备。它包括心脏除颤器、简易呼吸器、心脏按压泵、负压骨折固定装置、氧气瓶。多功能抢救床、负压吸引器、全自动洗胃机、微量注射泵、定量输液泵等以及气管插管及气管切开所需急救器材。监护系统、体外膜式肺氧合（ECMO）装置，腹膜透析和血液净化系统等设备。

急救医学是一门多专业的综合科学。是处理和研究各种急性病变和急性创伤的一门新专业，也就是指在短时间内，对威胁人类生命安全的意外灾伤和疾病，所采取的一种紧急救护措施的科学。它不处理伤病的全过程，而是把重点放在处理伤病急救阶段，其内容主要是：心、肺、脑的复苏，循环功能引起的休克，急性创伤，多器官功能的衰竭，急性中毒等。并且急救医学还要研究和设计现场抢救、运输、通讯等方面的问题，所以急救医学包括：院前处理（急救中心）、医院急诊室、危重病人监护病房（ICU）三部分.因此，急救设备是急救医学的重要组成部分。

（二）定义

急救设备有广义和狭义之分。

从广义的范围来说，一切能在短时间内救命的设备都是急救设备。

现代医学的进步给急救医学赋予了新的概念和内涵，比如呼救系统已从跑步到电话和计算机处理，运输工具从人背马驮到救护车、高速汽车和直升飞机，抢救技术从简单徒手操作到现代化电子医疗设备，急救工作现在不再是被动的，而是一种现代化的流动医院，这种流动医院能够根据需要走出医院、走上社会、走进家庭，迅速来到病人身边，一旦救护车到达标志着病人即已“入院”就可得到迫切和有效急救治疗.危重病人的生存希望，就可以从这里开始。

我们通常所说的急救设备属于狭义范畴，主要是医院内抢救病人的必备常规医疗设备。它包括呼吸机、心电监护仪、心脏除颤器、简易呼吸器、心脏按压泵、负压骨折固定装置、氧气瓶。多功能抢救床、负压吸引器、全自动洗胃机、微量注射泵、定量输液泵等以及气管插管及气管切开所需急救器材。监护系统、体外膜式肺氧合（ECMO）装置，腹膜透析和血液净化系统等设备。

除此之外，心肺脑复苏的能力；呼吸支持的能力；能持续地心电监测；有识别处理心率失常及有创血流动力学监测的能力；作紧急心脏临时起搏的能力；对各种化验结果作出快速反应并立即给予反馈的能力；多个脏器功能支持的能力；进行全肠道外营养的能力；微量输液的能力；掌握各种监测技术，以及多种操作技术的能力；对输送病人过程中，生命支持的能力；有对各个医学专业疾病进行紧急处理的能力。都要求除了必备常规医疗设备外，还必须有各种相关配套设备，如心电图机、血糖仪、电动吸引器、血气分析仪、脑电图机、B超机、床旁调线机、血尿常规分析仪、血液生化分析仪等。小型移动式床边X线机，体外起搏器，等等。

（三）设备分类

1.呼吸机

呼吸机微机化程度呼吸机微机化程度决定呼吸机的档次，表现在：①开机后有自检功能。②发生故障时有屏幕提示，便于维修。③完善的报警功能，如氧供，气体供应，分钟通气量，压力上限，压力下限，呼吸频率，潮气量，窒息通气，背景通气设置，机器断开，漏气及漏气量，流量传感器，工作状态，氧流量等诸多环节确保机械通气过程安全，临床医生可根据病人状态调整参数设定的报警范围。④其他特殊功能，包括吸痰功能，雾化功能，屏气功能（包括吸气和呼气屏气，满足照胸片需要），锁机功能（防止通气参数被任意改动）。

呼吸机必须具备四个基本功能，即向肺充气、吸气向呼气转换，排出肺泡气以及呼气向吸气转换，依次循环往复。因此必须有：①能提供输送气体的动力，代替人体呼吸肌的工作；②能产生一定的呼吸节律，包括呼吸频率和吸呼比，以代替人体呼吸中枢神经支配呼吸节律的功能；③能提供合适的潮气量（VT）或分钟通气量（MV），以满足呼吸代谢的需要；④供给的气体最好经过加温和湿化，代替人体鼻腔功能，并能供给高于大气中所含的 O2 量，以提高吸入 O2 浓度，改善氧合。动力源：可用压缩气体作动力（气动）或电机作为动力（电动）呼吸频率及吸呼比亦可利用气动气控、电动电控、气动电控等类型，呼与吸气时相的切换，常于吸气时于呼吸环路内达到预定压力后切换为呼气（定压型）或吸气时达到预定容量后切换为呼气（定容型），不过现代呼吸机都兼有以上两种形式。治疗用的呼吸机，常用于病情较复杂较重的病人，要求功能较齐全，可进行各种呼吸模式，以适应病情变化的需要。而麻醉呼吸机主要用于麻醉手术中的病人，病人大多无重大心肺异常，要求的呼吸机，只要可变通气量、呼吸频率及吸呼比者，能行 IPPV，基本上就可使用。

注入病人气体的压力，由机内涡轮泵产生\r。工程过程：大气通过过滤器进入安需阀，安需阀开启的大小和泵的转速由 CPU 控制，通气的压力和容量大小由医生根据 SARS 病人的需要设定，调节适量的气体通过单向阀进入人体面罩，并进人人体，即吸人正压；单向阀关小，吸人压力降低，病人肺部的吸人正压自动流出，即通过面罩呼出。

注入病人气体的压力，氧气瓶的氧气压力和正压空气产生。工作过程：医用氧气通过减压阀与经过过滤器的空气混合进入储气罐，流量调节器由 CPU 控制，通气的压力和容量由医生根据 SARS 病人的需要设定，调节适量的气体通过单向阀进人人体面罩，并进人人体，即吸人正压，病人呼气时，单向阀关小，吸人压降低，病人肺部吸人正压自动流出，即通过面罩呼出。

加温湿化：效果最好，罐中水温 50～70 摄氏度，标准管长 1.25 米，出口处气体温度 30～35 摄氏度，湿度 98%～99%。湿化液只能用蒸馏水。雾化器：温度低，刺激性大。病人较难接受。气管内直接滴注：特别是气道有痰痂阻塞时，滴注后反复拍背、吸痰，常能解除通气不良。具体方法：成年人每 20～40 分钟滴入 0.45～0.9 盐水 2 毫升，或以 4～6 滴/分的速度滴入，总量大于 200 毫升/天，儿童每 20～30 分钟滴入 3～10 滴，以气道分泌物稀薄、能顺利吸引、无痰痂为宜。人工鼻。略。吸氧浓度（FiO2）：一般机器氧浓度从 21～100%可调。既要纠正低氧血症，又要防止氧中毒。一般不宜超过 0.5～0.6，如超过 0.6 时间应小于 24 小时。目标：以最低的吸氧浓度使动脉血 PaO2 大于 60 毫米汞柱（8.0Kpa）。如给氧后紫绀不能缓解可加用 PEEP。

复苏时可用 1.0 氧气，不必顾及氧中毒。

设定报警范围：气道压力上下限报警（一般为设定值上下 30%）、气源压力报警、其他报警。意外问题：呼吸机旁应备有复苏器，或者其他简易人工气囊，气囊和气管导管之间的接头也应备好。注意防止脱管、堵管、呼吸机故障、气源和电源故障。

常见合并症：压力损伤、循环障碍、呼吸道感染、肺不张、喉、气管损伤。呼吸机的撤离：逐渐降低吸氧浓度，PEEP 逐渐降至 3～4 厘米水柱，将 IPPV 改为 IMV（或 SIMV）或压力支持，逐渐减少 IMV 或支持压力，最后过渡到 CPAP 或完全撤离呼吸机，整个过程需严密观察呼吸、血气分析情况。拔管指征：自主呼吸与咳嗽有力，吞咽功能良好，血气分析结果基本正常，无喉梗阻，可考虑拔管。气管插管可一次拔出，气管切开者可经过换细管、半堵管、全堵管顺序，逐渐拔出。

随着医学的不断发展，无创呼吸机功能不断完善，使其更适合病人使用，治疗效果更理想。无创呼吸机适用于：COPD；ARDS；一型呼吸衰竭；二型呼吸衰竭；手术后呼吸衰竭和慢支肺气肿。无创呼吸机优点多：①可间歇通气；②无需插管；③可应用不同通气方法；④能正常吞咽饮食和湿化；⑤容易脱机；⑥生理性加温和湿化气体。

使用无创呼吸机通气治疗及护理：对病人进行评价是否适合无创通气，如自主呼吸微弱，昏迷病人；不合作病人；呼吸道分泌物多及合并其他脏器症状；消化道出血者不宜使用。

宣教主要为：清醒病人每次进行无创通气时要进行解释，解除病人的恐惧感，同时指导病人与机器同步呼吸，在使用过程中呼吸道分泌物可拿开口鼻罩吐出，使用鼻罩时闭嘴防漏气，进食饮水时小心呛咳。

根据病情调节呼吸机参数。使用时注意观察 T.R.BP.SPO2 及神志变化，缺氧症状有否改善等。同时注意不良反应胃肠道胀气，吸气压力大于 25 厘米水柱易出现；有无出现呕吐，误吸；罩压迫鼻梁适当调整固定带松紧；观察潮气量。口鼻罩.鼻罩有无漏气；口咽干燥适当加温及湿化；上呼吸道阻塞.肥胖.颈短病人可置病人于侧卧位。

使用无创正压通气达不到治疗效果或无效时，注意病情是否加重，对病人宣教措施有无落实，机器使用参数调节是否合理。无创呼吸机在 ICU 应用，通过医护人员严密观察，及时根据病人病情进行参数调节，治疗达到满意效果。

2.心电监护仪

心电监护仪是医院实用的精密医学仪器，能同时监护病人的动态实用的精密医学仪器。该设备具有心电信息的采集、存储、智能分析预警等功能。并具备精准监测、触屏操控、简单便捷等特点。心电监护是通过显示屏连续观察监测心脏电活动情况的一种是无创的监测方法，可适时观察病情，提供可靠的有价值的心电活动指标，并指导实时处理，因此对于有心电活动异常的病人，如急性心肌梗塞，各种心律失常等有重要使用价值。

心脏监护系统可以连续实时观察并分析心脏电活动情况，可以说是心血管病十分有价值的监视病情的手段。

适应症种类较多。

心肺复苏：心肺复苏过程中的心电监护有助于分析心脏骤停的原因和指导治疗（如除颤等）；监测体表心电图可及时发现心律紊乱；复苏成功后应监测心律、心率变化，直至稳定为止。

心律紊乱高危病人：许多疾病在疾病发展过程中可以发生致命性心律紊乱。心电监护是发现严重心律紊乱、预防猝死和指导治疗的重要方法。

危重症心电监护：急性心肌梗塞，心肌炎、心肌病、心力衰竭、心源性休克、严重感染、预激综合征和心脏手术后等。对接受了某些有心肌毒性或影响心脏传导系统药物治疗的病人，亦应进行心电监护。此外，各种危重症伴发缺氧、电解质和酸碱平衡失调（尤其钾、钠、钙、镁）、多系统脏器衰竭。

某些诊断、治疗操作：如气管插管、心导管检查，心包穿刺时，均可发生心律紊乱，导致猝死，必须进行心电监护。

有条件的医院，一般在冠心病监护病室（Coronary Care Unit，CCU）及重症监护病室（Intensive Care Unit，ICU）均配备有心电监护设备。有的监护系统还同时有体温，血氧饱和度，呼吸频率，有创或无创血压监测功能。

有的便携式心电监护仪还同时配备有除颤器，便于临床抢救使用。

3.除颤器

心脏除颤器又称电复律机，主要由除颤充/放电电路、心电信号放大/显示电路、控制电路、心电图记录器、电源以及除颤电极板等组成，是目前临床上广泛使用的抢救设备之一。它用脉冲电流作用于心脏，实施电击治疗，消除心率失常，使心脏恢复窦性心律，它具有疗效高、作用快、操作简便以及与药物相比较为安全等优点。一般心脏除颤器多数采用 RLC 阻尼放电的方法，其充放电基本原理如图 2 所示。电压变换器将直流低压变换成脉冲高压，经高压整流后向储能电容 C 充电，使电容获得一定的储能。除颤治疗时，控制高压继电器 K 动作，由储能电容 C、电感 L 及人体（负荷）串联接通，使之构成 RLC 串联谐振。

除颤器主要包括两类。按是否与 R 波同步来分可分为非同步型和同步型除颤器两种。非同步型除颤器在除颤时与病人自身的 R 波不同步，可用于心室颤动或扑动。而同步型除颤器在除颤时与病人自身的 R 波同步，它利用人体心电信号 R 波控制电流脉冲的发放，使电击脉冲刚好落在 R 波下降支，而不是易激期，从而避免心室纤颤的发生，主要用于除心室颤动和扑动以外的所有快速性心律失常，如室上性及室性心动过速等。按电极板放置的位置来分包括体内除颤器和体外除颤器。体内除颤器是将电极放置在胸内直接接触心肌进行除颤，早期体内除颤器结构简单，主要用于开胸心脏手术时直接对心肌电击，现代的体内除颤器是埋藏式的，其结构和功能与早期除颤器大不相同，它除了能够自动除颤外，还能自动进行监护、判断心律失常、选择疗法进行治疗。体外除颤器是将电极放在胸壁处间接进行除颤，目前临床使用的除颤器大都属于这一类型。

新一代心电除颤器具有体积小，功能多的特点，在进行心电数据处理时，它可以捕捉长达8小时的持续心电波形和事件（包括药物和治疗标记）并在其内存中或是一张选配的可拆卸的数据卡上存储50幅12-导联心电图报告。并可以将“事件总结报告打印出来，同时可传输到一个计算机上运行的数据管理软件中对数据进行汇编、编辑等工作，并可以共享和归档。在处理该病人的数据时可以把数据卡从除颤器上拆卸下来，插入另外的除颤器来显示原心电波形及数据的有关情况。由于除颤器的自检和操作检验智能化程度高，通过内存自动存储的结果能保留最新的心电波形检验记录。

新的除颤器可以在多种环境下使用，病人电缆线与除颤器相连就会自动开始进行心电监护，数字的测量结果，波形和报警指示可以快速找到医生所需的信息，测量结果和波形可以由医师自由定制。同时新的心电除颤器具有双相波形这种新技术，新一代的电除颤器是用双相波来显示心电波形信号的，无论是在除颤效果还是在减少除颤后心功能不全方面，都具有非常重要的作用。并且新的心电除颤器还具有阻抗补偿的功能。测量胸壁阻抗时能根据病人个体化的物理条件发出低能量的电击。并且可以进行快速充电。在3s之内完成快速充电至最高能量200J来对危重的心脏病人进行心电除颤。另外新的心电除颤器还具有无创起博的功能：新的除颤器采用的是单相截顶指数波起博。起博器40ms脉冲宽度是恒定的，但频率和输出电量是可调的。

随着医疗设备高新技术的不断进步，心电急救设备得到了很大的发展；心电除颤器现在采用的技术日趋先进，目前的心电除颤器功能较多，归纳起来有以下一些特点：①配件众多，但重量还是很轻，便于携带。②除颤器提供了自我掌握节奏的培训项目，可以运行实际操作的模拟程序，并测试自己理解掌握的程度。③提供了快速参考卡片，使设备的关键功能和操作一目了然，便于医师快速掌握操作事项，使心电除颤器向智能化，多功能化方向得到了进一步的发展。

应用程序及步骤主要为，做好心电监护，明确除颤指征。病人平卧于硬板床。能量选择。将电极板涂好导电膏或将盐水纱布放于病人胸壁上。按下充电按钮，此时会听到连续的充电声而不是蜂鸣声。将电极板放于病人的胸壁上，优化与病人的接触。清楚响亮的喊一声“离床”。术者两臂伸直固定电极板，使自己的身体离开床缘，然后双手同时按下放电按钮，进行除颤。评价除颤效果：电除颤后立即继续CPR，经过5组CPR后，检查心律，有指征时再次给予电除颤。解除除颤时，按解除按钮。如30秒未执行除颤电击，除颤器将自动解除。操作完毕，关闭电源，复原按钮，清理电极板，按规定位置准确摆好。

4.气管插管

气管插管（Endotracheal Tube/Tracheal tube）是指将一特制的气管内导管经声门置入气管的技术称为气管插管，这一技术能为气道通畅、通气供氧、呼吸道吸引和防止误吸等提供最佳条件。产品型号有常规型、口腔型、鼻腔型、钢丝加强型、带抽吸/冲洗型等。气管插管术是急救工作中常用的重要抢救技术，是呼吸道管理中应用最广泛、最有效最快捷的手段之一，是医务人员必须熟练掌握的基本技能，对抢救病人生命、降低病死率起到至关重要的作用。

紧急气管插管技术已成为心肺复苏及伴有呼吸功能障碍的急危重症病人抢救过程中的重要措施。气管插管术是急救工作中常用的重要抢救技术，是呼吸道管理中应用最广泛、最有效最快捷的手段之一，是医务人员必须熟练掌握的基本技能。对抢救病人生命、降低病死率起到至关重要的作用。且能够及时吸出气管内分泌物或异物，防止异物进入呼吸道，保持呼吸道通畅，进行有效的人工或机械通气，防止病人缺氧和二氧化碳潴留气管插管是否及时直接关系着抢救的成功成否、病人能否安全转运及病人的预后情况。

经口气管插管的使用快速而方便，在呼吸、心跳骤停抢救时较常使用，但经口气管插管固定困难，大多数病人意识恢复初期，可因烦躁不安或难以耐受，导致过早拔管撤机。对这类病人予以适当的镇静或改变插管方式，可保证适时撤机。经鼻气管插管有效方便，对于清醒病人也能耐受，且易固定，不影响口腔护理和进食，不致因较长时间使用引起营养不良和电解质紊乱，为一无创伤的方法。但经鼻气管插管气道死腔大，容易导致痰液引流不畅、痰栓形成，甚至阻塞管腔。相比之下，气管切开死腔小，固定良好，病人能耐受，痰液易吸出，不影响进食和口腔护理，并发症少，是理想的通气方式。需要较长时间机械通气或昏迷者，及痰液较多排痰不畅者，以气管切开为宜。

插管方法：经口腔明视气管内，借助喉镜在直视下暴露声门后，将导管经口腔插入气管内。将病人头后仰，双手将下颌向前、向上托起以使口张开，或以右手拇指对着下齿列、示指对着上齿列，借旋转力量使口腔张开。左手持喉镜柄将喉镜片由右口角放入口腔，将舌体推向侧后缓慢推进，可见到悬雍垂。将镜片垂直提起前进，直到会厌显露。挑起会厌以显露声门。如采用弯镜片插管则将镜片置于会厌与舌根交界处（会厌谷），用力向前上方提起，使舌骨会厌韧带紧张，会厌翘起紧贴喉镜片，即显露声门。如用直镜片插管，应直接挑起会厌，声门即可显露。以右手拇指、食指及中指如持笔式持住导管的中、上段，由右口角进入口腔，直到导管接近喉头时再将管端移至喉镜片处，同时双目经过镜片与管壁间的狭窄间隙监视导管前进方向，准确轻巧地将导管尖端插入声门。借助管芯插管时，当导管尖端入声门后，应拔出管芯后再将导管插入气管内。导管插入气管内的深度成人为4～5 cm，导管尖端至门齿的距离约18～22 cm。插管完成后，要确认导管已进入气管内再固定。确认方法有：压胸部时，导管口有气流。人工呼吸时，可见双侧胸廓对称起伏，并可听到清晰的肺泡呼吸音。如用透明导管时，吸气时管壁清亮，呼气时可见明显的“白雾”样变化。病人如有自主呼吸，接麻醉机后可见呼吸囊随呼吸而张缩。如能监测呼气末ETCO2则更易判断，ETCO2图形有显示则可确认无误。

经鼻腔盲探气管内插管方法：将气管导管经鼻腔在非明视条件下，插入气管内。插管时必须保留自主呼吸，可根据呼出气流的强弱来判断导管前进的方向。以1%丁卡因作鼻腔内表面麻醉，并滴入3%麻黄素使鼻腔粘膜的血管收缩，以增加鼻腔容积，并可减少出血。选用合适管径的气管导管，以右手持管插入鼻腔。在插管过程中边前进边侧耳听呼出气流的强弱，同时左手调整病人头部位置，以寻找呼出气流最强的位置。在声门张开时将导管迅速推进。导管进入声门感到推进阻力减小，呼出气流明显，有时病人有咳嗽反射，接麻醉机可见呼吸囊随病人呼吸而伸缩，表明导管插入气管内。如导管推进后呼出气流消失，为插入食道的表现。应将导管退至鼻咽部，将头部稍仰使导管尖端向上翘起，可对准声门利于插入。

插管后护理应严格对待。

管插定管的固定：质地柔软的气管插管要与硬牙垫一起固定，可用胶布、寸带双固定，防止移位或脱出。寸带固定不宜过紧，以防管腔变形，定时测量气管插管与在门齿前的刻度，并记录。同时用约束带束缚双手，防止病人初醒或并发精神症状时自行拔管而损伤咽喉部。每日更换牙垫及胶布，并行口腔护理。

保持气管导管通畅：及时吸出口腔及气管内分泌物，吸痰时注意无菌操作，口腔、气管吸痰管要严格分开。吸痰管与吸氧管不宜超过气管导管内径的 1/2，以免堵塞气道。每次吸痰做到一次一管一手套，吸痰管在气道内停留少于 15 秒。

保持气道内湿润：吸氧浓度不可过大，一般以 1～2 升/分为宜，吸氧针头插入气管导管内一半。痰液粘稠时，每 4 小时雾化吸入一次，或向气管内滴入湿化液，每次 2～5ml，24h 不超过 250ml。

随时了解气管导管的位置：可通过听诊双肺呼吸音或 X 线了解导管位置和深度，若发现一侧呼吸音消失，可能是气管插入一侧肺，需及时调整。

气囊松紧适宜；每 4 小时放气 5～10 分钟一次，放气前吸尽口咽部及气管内分泌物。气管导管保留 72h 后应考虑气管切开，防止气囊长时间压迫气管黏膜，引起黏膜缺血、坏死。

拔管程序：拔管指征：病人神志清楚，生命体征平稳，呛咳反射恢复，咳痰有力，肌张力好即可拔出气管导管。拔管前向病人做好解释工作，备好吸氧面罩或鼻导管。吸出口腔分泌物，气管内充分吸痰，并用呼吸囊加压给氧一分钟。解除固定气管导管的寸带与胶布，置吸痰管于气管导管最深处，边拔管边吸痰，拔管后立即面罩给氧。

拔管后护理：观察病人有无鼻扇、呼吸浅促、唇甲发绀、心率加快等缺氧及呼吸困难的临床表现。床旁备气管切开包。严重喉头水肿者，雾化吸入 20 分钟或静滴地塞米松 5mg 仍无缓解者，则立即行气管切开。

（四）抢救药物

常用急救药品的功效和用法。这些常用急救药品包含强心药、降压药、镇痛药、解毒药等 18 个类别。每个急救药品有药理作用、用法、使用注意事项等信息，供医院急诊科，急救人员等参考备用。更多急救知识请参看急救常识页面。

1.中枢神经兴奋药

尼可刹米（可拉明）：为直接兴奋延髓呼吸中枢，使呼吸加深加快。对血管运动中枢也有微弱兴奋作用。用于中枢性呼吸抑制及循环衰竭、麻醉药及其它中枢抑制药的中毒。常用量：肌注或静注，0.25～0.5 g/次，必要时 1～2 小时重复。极量：1.25 g/次。大剂量可引起血压升高、心悸、出汗、呕吐、心律失常、震颤及惊厥。

山梗菜碱（洛贝林）兴奋颈动脉体化学感受器而反射性兴奋呼吸

中枢。用于新生儿窒息、吸入麻醉药及其它中枢抑制药的中毒，一氧化碳中毒以及肺炎引起的呼吸衰竭。常用量：肌注或静注，3 mg/次，必要时半小时重复。极量 20 mg/日。不良反应有恶心、呕吐、腹泻、头痛、眩晕；大剂量可引起心动过速、呼吸抑制、血压下降、甚至惊厥。

2.抗休克血管活性药

多巴胺为直接激动α和β受体，也激动多巴胺受体，对不同受体的作用与剂量有关：小剂量（2～5 μg/kg？min）低速滴注时，兴奋多巴胺受体，使肾、肠系膜、冠状动脉及脑血管扩张，增加血流量及尿量。同时激动心脏的β1 受体，也通过释放去甲肾上腺素产生中等程序的正性肌力作用；中等剂量（5～10 μg/kg・min）时，可明显激动β1 受体而兴奋心脏，加强心肌收缩力。同时也激动α受体，使皮肤、黏膜等外周血管收缩。大剂量（>10 μg/kg？min）时，正性肌力和血管收缩作用更明显，肾血管扩张作用消失。在中、小剂量的抗休克治疗中正性肌力和肾血管扩张作用占优势。用于各种类型休克，特别对伴有肾功能不全、心排出量降低、周围血管阻力增高而已补足血容量的病人更有意义。常用量：静滴，20 mg/次加入 5%葡萄糖 250 ml 中，开始以 20 滴/分，根据需要调整滴速，最大不超过 0.5 mg/分。不良反应有恶心、呕吐、头痛、中枢神经系统兴奋等；大剂量或过量时可使呼吸加速、快速型心律失常。高血压、心梗、甲亢、糖尿病病人禁用。使用以前应补充血容量及纠正酸中毒。输注时不能外溢。

肾上腺素（副肾素）可兴奋α、β二种受体。兴奋心脏β1-受体，使心肌收缩力增强，心率加快，心肌耗氧量增加；兴奋α-受体，可收缩皮肤、粘膜血管及内脏小血管，使血压升高；兴奋β2-受体可松驰支气管平滑肌，解除支气管痉挛。用于过敏性休克、心脏骤停、支气管哮喘、粘膜或齿龈的局部止血等。抢救过敏性休克：肌注 0.5～1 mg/次，或以 0.9%盐水稀释到 10 ml 缓慢静注。如疗效不好，可改用 2～4 mg 溶于 5%葡萄糖液 250～500 ml 中静滴。抢救心脏骤停：1 mg 静注，每 3～5 分钟可加大剂量递增（1～5 mg）重复。与局麻药合用：加少量（约 1：200000～500000）于局麻药内（＜300 μg）。

不良反应有心悸、头痛、血压升高，用量过大或皮下注射时误入血管后，可引起血压突然上升、心律失常，严重可致室颤而致死。高血压、器质性心脏病、糖尿病、甲亢、洋地黄中毒、低血容量性休克、心源性哮喘等慎用。

备选药：间羟胺（阿拉明）

3.强心药

西地兰（去乙酰毛花甙）可增强心肌收缩力，并反射性兴奋迷走神经，降低窦房结及心房的自律性，减慢心率与传导，使心博量增加。用于充血性心衰、房颤和阵发性室上性心动过速。常用量：初次量 0.4mg，必要时 2～4 小时再注半量。饱和量 1～1.2 mg。不良反应有恶心、呕吐、食欲不振、腹泻，头痛、幻觉、绿黄视，心律失常及房室传导阻滞。2.急性心肌炎，心梗病人禁用；并禁与钙剂同用。

4.抗心律失常药

利多卡因在低剂量时，促进心肌细胞内 K+外流，降低心肌传导纤维的自律性，具有抗室性心律失常作用。用于室性心动过速和室早。

静注：1～1.5 mg/kg/次（一般用 50～100 mg/次）必要时每 5 分钟后重复 1～2 次。静滴：取 100 mg 加入 5%葡萄糖 100～200 ml 中静滴，静速 1～2 ml/分。总量<300 mg。

不良反应主要为头晕、嗜睡、感觉异常、肌颤等中枢神经系统症状，超量可引起惊厥、昏迷及呼吸抑制等。偶见低血压下降、心动过缓、传导阻滞等心脏毒性症状。阿-斯氏综合征、预激综合征、传导阻滞病人禁用。肝功能不全、充血性心力衰竭、青光眼、癫痫病、休克等病人慎用。

心律平（普罗帕酮）可延长动作电位的时间及有效不应期，减少心肌的自发兴奋性，降低自律性，减慢传导速度。此外亦阻断β受体及 L-型钙通道，具有轻度负性肌力作用。用于室上性及室性心动过速和早搏，及预激综合症伴发心动过速或房颤病人。首次 70mg 稀释后 3～5 分钟内静注，无效 20 分钟后重复 1 次；或 1 次静注后继以（20～40/小时）维持静滴。24 小时总量<350mg。不良反应有恶心、呕吐、便秘、味觉改变、头痛、眩晕等，严重时可致心律失常，如传导阻滞、窦房结功能障碍。病窦综合症、低血压、心衰、严重慢阻肺病人慎用。

5.降血压药

利血平能使去甲肾上腺素的贮存排空，阻滞交感神经冲动的传递，因而使血管舒张，血压下降。特点为缓慢、温和而持久；并有镇静和减慢心率作用。适用于轻度、中度高血压病人（精神紧张病人疗效尤好）。常用量：肌注或静注，1 mg/次，无效 6 小时后重复 1 次。

不良反应常见有鼻塞、乏力、嗜睡、腹泻等。大剂量可引起震颤性麻痹。长期应用，则能引起精神抑郁症。胃及十二指肠溃疡病人忌用。

硫酸镁注射后，过量镁离子舒张周围血管平滑肌，引起交感神经冲动传递障碍，从而使血管扩张，血压下降，特点为降压作用快而强。用于惊厥、妊高症、子痫、破伤风、高血压病、急性肾性高血压危象等。常用量：25%硫酸镁 10 ml/次，深部肌肉注射（缓慢）。注射速度过快或用量过大，可引起急剧低血压、中枢神经抑制、呼吸抑制等（钙剂解救）；月经期、应用洋地黄者慎用。

6.血管扩张药

硝酸甘油具有松弛平滑肌的作用，舒张全身静脉和动脉，对舒张毛细血管后静脉（容量血管）比小动脉明显。对冠状血管也有明显舒张作用，降低外周阻力，减轻心脏负荷。用于冠心病心绞痛的治疗及预防，也可用于降低血压或治疗充血性心衰。

用 5%葡萄糖或氯化钠液稀释后静滴，开始剂量为 5 μg/min，最好用输液泵恒速输入。病人对本药的个体差异很大，静脉滴注无固定适合剂量，应根据个体的血压、心率和其他血流动力学参数来调整用量。不良反应常见有头痛、眩晕、面部潮红、心悸、体位性低血压、晕厥等。禁用于有严重低血压及心动过速时的心梗早期以及严重贫血、青光眼、颅内压增高病人。

7.利尿剂

速尿（呋喃苯胺酸）抑制髓袢升支的髓质部对钠、氯的重吸收，促进钠、氯、钾的排泄和影响肾髓质高渗透压的形成，从而干扰尿的浓缩过程，利尿作用强。用于各种水肿，降低颅内压，药物中毒的排泄以及高血压危象的辅助治疗。肌注或静注：20 mg～80 mg/日，隔日或每日 1～2 次，从小剂量开始。长期用药有水电解质紊乱（低血钾、低血钠、低血氯）而引起恶心、呕吐、腹泻、口渴、头晕、肌痉挛等；偶有皮疹、瘙痒、视力模糊；有时可产生体位性低血压、听力障碍、白细胞减少及血小板减少等。

8.脱水药

甘露醇在肾小管造成高渗透压而利尿，同时增加血液渗透压，可使组织脱水，而降低颅内压。用于治疗脑水肿及青光眼，亦用于早期肾衰及防止急性少尿症。

静滴：20%溶液 250～500 ml/次，滴速 10 ml/分。不良反应有水电解质失调。其它尚有头痛、视力模糊、眩晕、大剂量久用可引起肾小管损害。心功能不全、脑出血、因脱水而尿少的病人慎用。

9.镇静药

安定（地西泮）具有镇静催眠、抗焦虑、抗惊厥和骨骼肌松弛作用。用于焦虑症及各种神经官能症、失眠和抗癫痫，缓解炎症引起的反射性肌肉痉挛等。常用量：10 mg/次，以后按需每隔 3～4 小时加 5～10 mg。24 小时总量以 40～50 mg 为限。不良反应有嗜睡、眩晕、运动失调等，偶有呼吸抑制和低血压。慎用于急性酒精中毒、重症肌无力、青光眼、低蛋白血症、慢阻肺病人。备选药：苯巴比妥（鲁米那）。

10.解热药

安痛定（含安基比林、安替比林、巴比妥）具有解热、镇痛及抗炎作用。主要用于发热、头痛、偏头痛、神经痛、牙痛及风湿痛。常用量：肌注，2～4 ml/次。偶见皮疹或剥脱性皮炎，极少数过敏者有粒细胞缺乏症；体质虚弱者防止虚脱；贫血、造血功能障碍病人忌用。

11.镇痛药

杜冷丁（哌替啶）作用于中枢神经系统的阿片受体产生镇静、镇痛作用。用于各种剧痛，心源性哮喘，麻醉前给药。常用量：肌注 25～100 mg/次，100～400 mg/日。极量：150 mg/次，600 mg/日。两次用药间隔不宜少于 4 小时。本品具有依赖性。不良反应有恶心、呕吐、头昏、头痛、出汗、口干等。过量可致瞳孔散大、血压下降、心动过速、呼吸抑制、幻觉、惊厥、昏迷等。备选药：吗啡。

12.平喘药

氨茶碱对支气管平滑肌有舒张作用，间断抑制组织胺等过敏物质的释放，缓解气管黏膜的充血水肿。还能松弛胆道平滑肌、扩张冠状动脉及轻度利尿、强心和中枢兴奋作用。用于支气管哮喘，也可用于心源性哮喘、胆绞痛等。常用量：静注，静滴。0.25～0.5 g/次，用 5%葡萄糖稀释后使用。极量 0.5 g/次，1 g/日。静注过快或浓度过高可有恶心、呕吐、心悸、血压下降和惊厥。急性心梗、低血压、严重冠状动脉硬化病人忌用。

13.止吐药

胃复安（甲氧氯普胺）具有阻断多巴胺受体，抑制延脑的催吐化学感受器而发挥止吐作用，并促进胃蠕动，加快胃内容物的排空。用于尿毒症、肿瘤化疗放疗引起的呕吐及慢性功能性消化不良引起的胃肠运动障碍。常用量：肌注，10 mg～20 mg/次，每日不超过 0.5 mg/kg。不良反应有体位性低血压、便秘等，大剂量可致锥体外系反应，也可引起高泌乳血症。禁用于嗜铬细胞瘤、癫痫、进行放射性治疗或化疗的乳癌病人。

14.促凝血药

6-氨基己酸（氨甲环酸）通过抑制纤维蛋白溶解而起止血目的。用于纤维蛋白溶酶活性升高所致的出血，如产后出血，前列腺、肝、胰、肺等内脏术后出血。常用量：静滴，初用量为 4～6 g，稀释后静滴，维持量 1 g/h。不良反应有恶心、腹泻、头晕、皮疹、肌肉痛等，静注过快可引起低血压、心动过缓。过量可发生血栓。有血栓形成倾向或有血栓性血管疾病病史者禁用。肾功能不全者减量或慎用。

备选药：止血芳酸（氨甲苯酸）、止血敏（酚磺乙胺）、立止血。

15.解毒药

解磷定在体内能与磷酰化胆碱酯酶中的磷酰基结合成无毒物质由尿排出，恢复胆碱酯酶活性。用于有机磷农药的解救。常用量：静滴或缓慢静注。

轻度中毒：0.4 g/次，必要时 2～4 小时重复 1 次。

中度中毒：首次 0.8～1.2 g，以后每 2 小时 0.4～0.8 g，共 2～3 次；

重度中毒：首次用 1～1.2 g，以后每小时 0.4 g。因含碘，有时可引起咽痛及腮腺肿大。注射过速可引起眩晕、视力模糊、恶心、呕吐、心动过速，严重者可发生抽搐，甚至呼吸抑制。忌与碱性药物配伍。

阿托品为M胆碱受体阻滞剂。除一般的抗M胆碱作用，如解除胃肠平滑肌痉挛、抑制腺体分泌、扩瞳、升高眼压、视力调节麻痹、心率加快等外，大剂量时能作用于血管平滑肌，使血管扩张，解除血管痉挛，改善微循环。用于：缓解各种内脏绞痛。迷走神经过度兴奋所致的窦房阻滞、房室阻滞等缓慢型心律失常。抗感染中毒性休克。解救有机磷酸酯类中毒。全身麻醉前给药。

常用量：肌注或静注，0.5～1 mg/次，总量＜2 mg/日。用于有机磷中毒时，1～2 mg（严重时可加大5～10倍），每10～20分钟重复，维持有时需2～3天。

剂量从小到大所致的不良反应如下：0.5 mg，轻微心率减慢，略有口干及少汗；1 mg，口干、心率加速、瞳孔轻度扩大；2 mg，心悸、显著口干、瞳孔扩大，有时出现视物模糊；5 mg，上述症状加重，并有语言不清、烦躁不安、皮肤干燥发热、小便困难、肠蠕动减少；10mg以上，上述症状更重，脉速而弱，中枢兴奋现象严重，呼吸加快加深，出现谵妄、幻觉、惊厥等；严重中毒时可由中枢兴奋转入抑制，产生昏迷和呼吸麻痹等。最低致死剂量成人约为80～130 mg，儿童为10mg。高热、心动过速、腹泻和老年人慎用。青光眼幽门梗阻及前列腺肥大者禁用。

备选药：山莨菪碱（654-2）。

16.激素药

地塞米松（氟美松）具有抗炎、抗毒、抗过敏、抗休克及免疫抑制作用。用于各类炎症及变态反应的治疗。肌注，静滴。2～20mg/次。不良反应：诱发或加重感染、骨质疏松、肌肉萎缩、伤口愈合迟缓等；大量使用时，易引起类柯兴综合症（满月脸、水牛背、向心性肥胖、皮肤变薄、低钾、高血压、尿糖等）；长期使用时，易引起精神症状（失眠、激动、欣快感）及精神病。有癔病史及精神病史者忌用。溃疡病、血栓性静脉炎、活动性肺结核、肠吻合术后病人慎用。

备选药：氢化可的松（皮质醇）。

17.水电酸碱平衡药

碳酸氢钠能增加机体碱贮备。用于防治和纠正代谢性酸中毒、感染性休克等。

代谢性酸中毒：1.4%20ml/kg/次，静滴。感染性休克酸中毒：5%5ml/kg/次，静注。以上均可提高 CO2 结合力 10%（V），分次纠正，至症状消失。

短时间大量静注可致代谢性碱中毒、低钾血症、低钙血症。慎用于充血性心衰、肾功能不全病人。

18.苯海拉明（可他敏）

H1 受体拮抗剂。可与组织中释放出来的组胺竞争效应细胞上的 H1 受体，从而消除过敏症状；并有镇静催眠等中枢神经系统抑制作用；也有镇吐、局麻和抗 M-胆碱样作用。用于治疗变态反应性疾病、晕动病及呕吐。常用量：肌注，20mg/次，1～2 次/日。

不良反应有疲乏、头晕、嗜睡、口干、恶心等。偶可引起皮疹、粒细胞减少。青光眼、前列腺肥大、幽门梗阻及肠梗阻病人忌用。备选药：葡萄糖酸钙。

第二节 心肺复苏

一、概述

心搏骤停一旦发生，如得不到即刻及时地抢救复苏，4～6 min 后会造成病人脑和其他人体重要器官组织的不可逆的损害，因此心搏骤停后的心肺复苏（cardiopulmonary resuscitation，CPR）必须在现场立即进行。大多数心跳停止的病人，其心脏会在某个时间点，出现心室纤维颤动。心室纤维颤动有一些进程，倘若去颤术能在病人倒下之五分钟内实行，则整体急救将有最大的成功率。正因为大部份的突发状况并不允许五分钟内保证一定有医护人员到达病人身边，因此，要达到最大的生存率，只能仰赖一般大众对心肺复苏术的熟稔，社区内随手可得的自动体外去颤器。在机场、客机、赌场及医院里，已经证明了结合上述二者可得到特别高的救活率。心肺复苏术不管是在电击前或电击后，都扮演着很重要的角色。当心室纤维颤动造成的急性心跳停止发生，若心肺复苏术能在第一时间施行，则病人的生存机会将提高二至三倍，在此情况下，心肺复苏术必须一直持续到自动体外去颤器或手动去颤器的到来。倘若病人历经了五分钟左右的心室纤维颤动而没有接受任何处置，则先行短暂的心肺复苏术（将血液推到大脑及心脏）再实行去颤的手段，已知可比直接施行去颤术，得到更好的成果。而电击完后立即再行心肺复苏术（不要浪费时间检查病人），也是一样重要的，因大部分的病人在电击后都呈现心跳停止或无脉搏电流活动，而心肺复苏可能将上述情形转换成灌流性心律。并非所有的死亡都是来自急性心搏停止及心室纤维颤动。有未知比例的病人，其猝倒的病因是窒息，比如溺水或药物中毒。而在儿童，窒息则是占最大部份急性心跳停止的病因（在成人，最大的病因为心室纤维颤动），约 5 至 15%才是来自心室纤维颤动。在动物的实验上，证实了在窒息时，最好的急救成果，来自于压胸及换气，然而，即使没有人工呼吸，光是胸部按压，也比什么都不做，还来得成效高。

心搏骤停（Cardiac Arrest，CA）是指各种原因引起的、在未能预计的情况和时间内心脏突然停止搏动，从而导致有效心泵功能和有效循环突然中止，引起全身组织细胞严重缺血、缺氧和代谢障碍，如不及时抢救即可立刻失去生命。心搏骤停不同于任何慢性病终末期的心脏停搏，若及时采取正确有效的复苏措施，病人有可能被挽回生命并得到康复。

心搏骤停一旦发生，如得不到即刻及时地抢救复苏，4～6 min 后会造成病人脑和其他人体重要器官组织的不可逆的损害，因此心搏骤停后的心肺复苏（cardiopulmonary resuscitation，CPR）必须在现场立即进行，为进一步抢救直至挽回心搏骤停伤病员的生命而赢得最宝贵的时间。

由美国心脏学会（AHA）和其它一些西方发达国家复苏学会制订的每五年更新一次的“国际心肺复苏指南”对指导和规范在全球范围内的心肺复苏具有重要的积极意义。2010年美国心脏学会（AHA）和国际复苏联盟（ILCOR）发布最新心肺复苏和心血管急救指南，由2005年的四早生存链改为五个链环来表达实施紧急生命支持的重要性：①立即识别心脏停搏并启动应急反应系统；②尽早实施心肺复苏CPR，强调胸外按压；③快速除颤；④有效的高级生命支持；⑤综合的心脏骤停后治疗。

二、病理病因

CPR的原理：空气中含百分之八十的氮气，百分之二十之氧气其中包括微量之其他气体而经由人体呼吸再呼出之空气成分经化验分析氮气仍占约百分之八十，氧气却降低为百分之十六，二氧化碳占了百分之四，这项分析让人们了解经由正常呼吸所呼出的气体中氧的份量仍足够供应人们正常所需的要求。利用人工呼吸吹送空气进入肺腔，再配合心外按摩以促使血液从肺部交换氧气再循环到脑部及全身以维持脑细胞及器官组织之存活。

CPR的重要性：当人体因呼吸心跳终止时，心脏脑部及器官组织均将因缺乏氧气之供应而渐趋坏死，在临床上人们可以发现病人的嘴唇、指甲及脸面的肤色由原有呈现的正常色渐趋向深紫色，而眼睛的瞳孔也渐次的扩大中，当然胸部的起伏及颈动脉的是否跳动更能确定的告知人们生命的讯息。

在四分钟内肺中与血液中原含之氧气尚可维持供应，故在四分钟内迅速急救确实作好 CPR 时将可保住脑细胞之不受损伤而完全复原，在四到六分钟之间则视情况之不同脑细胞或有损伤之可能，六分钟以上则一定会有不同程度之损伤，而延迟至十分钟以上则肯定会对脑细胞造成因缺氧而导致之坏死。

CPR 适用时机：举凡溺水、心脏病、高血压、车祸、触电、药物中毒、气体中毒、异物堵塞呼吸道等导致之呼吸终止，心跳停顿在就医前，均可利用心肺复苏术维护脑细胞及器官组织不致坏死。

心搏骤停时，心脏虽然丧失了有效泵血功能，但并非心电和心脏活动完全停止，根据心电图特征及心脏活动情况心搏骤停可分为以下 3 种类型.

心室颤动：心室肌发生快速而极不规则、不协调的连续颤动。心电图表现为 QRS 波群消失，代之以不规则的连续的室颤波，频率为 200～500 次/分，这种心搏骤停是最常见的类型，约占 80%。心室颤动如能立刻给予电除颤，则复苏成功率较高。

心室静止：心室肌完全丧失了收缩活动，呈静止状态。心电图表现呈一直线或仅有心房波，多在心搏骤停一段时间后（如 3～5min）出现。

心电一机械分离：此种情况也就是缓慢而无效的心室自主节律。心室肌可断续出现缓慢而极微弱的不完整的收缩。心电图表现为间断出现并逐步增宽的 QRS 波群，频率多为 20～30 次/分以下。由于心脏无有效泵血功能，听诊无心音，周围动脉也触及不到搏动。此型多为严重心肌损伤的后果，最后以心室静止告终，复苏较困难。

心搏骤停的以上3种心电图类型及其心脏活动情况虽各有特点，但心脏丧失有效泵血功能导致循环骤停是共同的结果。全身组织急性缺血、缺氧时，机体交感肾上腺系统活动增强，释放大量儿茶酚胺及相关激素，使外周血管收缩，以保证脑心等重要器官供血；缺氧又导致无氧代谢和乳酸增多，引起代谢性酸中毒。急性缺氧对器官的损害，以大脑最为严重，随着脑血流量的急骤下降，脑神经元三磷酸腺苷（ATP）含量迅速降低，细胞不能保持膜内外离子梯度，加上乳酸盐积聚，细胞水肿和酸中毒，进而细胞代谢停止，细胞变性及溶酶体酶释放而导致脑等组织细胞的不可逆损害。缺氧对心脏的影响可由于儿茶酚胺增多和酸中毒使希氏束及浦氏系统自律性增高，室颤阈降低；严重缺氧导致心肌超微结构受损而发生不可逆损伤。持久缺血缺氧可引起急性肾小管坏死、肝小叶中心性坏死等脏器损伤和功能障碍或衰竭等并发症。

绝大多数病人无先兆症状，常突然发病。少数病人在发病前数分钟至数十分钟有头晕、乏力、心悸、胸闷等非特异性症状。心搏骤停的主要临床表现为意识突然丧失，心音及大动脉搏动消失。一般心脏停搏3～5秒，病人有头晕和黑朦；停搏5～10秒由于脑部缺氧而引起晕阙，即意识丧失；停搏10～15秒可发生阿-斯综合征，伴有全身性抽搐及大小便失禁等；停搏20～30秒呼吸断续或停止，同时伴有面色苍白或紫绀；停搏60秒出现瞳孔散大；如停搏超过4～5分钟，往往因中枢神经系统缺氧过久而造成严重的不可逆损害。辅助检查以心电图最为重要，心搏骤停 4 分钟内部分病人可表现为心室颤动，4 分钟后则多为心室静止。

心搏骤停的识别一般并不困难，最可靠且出现较早的临床征象是意识突然丧失和大动脉搏动消失，一般轻拍病人肩膀并大声呼喊以判断意识是否存在，以食指和中指触摸颈动脉以感觉有无搏动，如果二者均不存在，就可做出心搏骤停的诊断，并应该立即实施初步急救和复苏。如在心搏骤停 5min 内争分夺秒给予有效的心肺复苏，病人有可能获得复苏成功且不留下脑和其他重要器官组织损害的后遗症；但若延迟至 5min 以上，则复苏成功率极低，即使心肺复苏成功，亦难免造成病人中枢神经系统不可逆性的损害。因此在现场识别和急救时，应分秒必争并充分认识到时间的宝贵性，注意不应要求所有临床表现都具备齐全才肯定诊断，不要等待听心音、测血压和心电图检查而延误识别和抢救时机。

三、基础生命支持

基础生命支持（basic life support，BLS）又称初步急救或现场急救，目的是在心脏骤停后，立即以徒手方法争分夺秒地进行复苏抢救，以使心搏骤停病人心、脑及全身重要器官获得最低限度的紧急供氧（通常按正规训练的手法可提供正常血供的 25%~30%）。BLS 的基础包括突发心脏骤停（sudden cardiac arrest，SCA）的识别、紧急反应系统的启动、早期心肺复苏（CPR）、迅速使用自动体外除颤仪（automatic external defibrillator，AED）除颤。对于心脏病发作和中风的早起识别和反应也被列为BLS的其中部分。在2010成人BLS指南对于非专业施救者和医务人员都提出了这一要求。

BLS步骤由一系列连续评估和动作组成：

评估和现场安全：急救者在确认现场安全的情况下轻拍病人的肩膀，并大声呼喊"你还好吗？"检查病人是否有呼吸。如果没有呼吸或者没有正常呼吸（即只有喘息），立刻启动应急反应系统。BLS程序已被简化，已把"看、听和感觉"从程序中删除，实施这些步骤既不合理又很耗时间，基于这个原因，2010心肺复苏指南强调对无反应且无呼吸或无正常呼吸的成人，立即启动急救反应系统并开始胸外心脏按压。

启动紧急医疗服务（emergency medical service，EMS）并获取AED：如发现病人无反应无呼吸，急救者应启动EMS体系（拨打120），取来AED（如果有条件），对病人实施CPR，如需要时立即进行除颤。如有多名急救者在现场，其中一名急救者按步骤进行CPR，另一名启动EMS体系（拨打120），取来AED（如果有条件）。在救助淹溺或窒息性心脏骤停病人时，急救者应先进行5个周期（2min）的CPR，然后拨打120启动EMS系统。

脉搏检查：对于非专业急救人员，不再强调训练其检查脉搏，只要发现无反应的病人没有自主呼吸就应按心搏骤停处理。对于医务人员，一般以一手食指和中指触摸病人颈动脉以感觉有无搏动（搏动触点在甲状软骨旁胸锁乳突肌沟内）。检查脉搏的时间一般不能超过10秒，如10秒内仍不能确定有无脉搏，应立即实施胸外按压。

胸外按压（circulation，C）：确保病人仰卧于平地上或用胸外按压板垫于其肩背下，急救者可采用跪式或踏脚凳等不同体位，将一只手的掌根放在病人胸部的中央，胸骨下半部上，将另一只手的掌根置于第一只手上。手指不接触胸壁（图 4）。按压时双肘须伸直，垂直向下用力按压，成人按压频率为至少 100 次/min，下压深度至少为 125px，每次按压之后应让胸廓完全回复。按压时间与放松时间各占 50%左右，放松时掌根部不能离开胸壁，以免按压点移位。对于儿童病人，用单手或双手于乳头连线水平按压胸骨，对于婴儿，用两手指于紧贴乳头连线下放水平按压胸骨。为了尽量减少因通气而中断胸外按压，对于未建立人工气道的成人，2010 年国际心肺复苏指南推荐的按压-通气比率为 30：2。对于婴儿和儿童，双人 CPR 时可采用 15：2 的比率。如双人或多人施救，应每 2 分钟或 5 个周期 CPR（每个周期包括 30 次按压和 2 次人工呼吸）更换按压者，并在 5 秒钟内完成转换，因为研究表明，在按压开始 1～2 分钟后，操作者按压的质量就开始下降（表现为频率和幅度以及胸壁复位情况均不理想）。

胸外按压法于 1960 年提出后曾一直认为胸部按压使位于胸骨和脊柱之间的心脏受到挤压，引起心室内压力的增加和房室瓣的关闭，从而促使血液流向肺动脉和主动脉，按压放松时，心脏则“舒张”而再度充盈，此即为“心泵机制”。但这一概念在 1980 年以后受到“胸泵机制”的严重挑战，后者认为按压胸部时胸内压增高并平均地传递至胸腔内所有腔室和大血管，由于动脉不萎陷，血液由胸腔内流向周围，而静脉由于萎陷及单向静脉瓣的阻挡，压力不能传向胸腔外静脉，即静脉内并无血液返流；按压放松时，胸内压减少，当胸内压低于静脉压时，静脉血回流至心脏，使心室充盈，如此反复。不论“心泵机制”或“胸泵机制”，均可建立有效的人工循环。国际心肺复苏指南更强调持续有效胸外按压，快速有力，尽量不间断，因为过多中断按压，会使冠脉和脑血流中断，复苏成功率明显降低。

开放气道（airway，A）：在 2010 年美国心脏协会 CPR 及 ECC 指南中有一个重要改变是在通气前就要开始胸外按压。胸外按压能产生血流，在整个复苏过程中，都应该尽量减少延迟和中断胸外按压。而调整头部位置，实现密封以进行口对口呼吸，拿取球囊面罩进行人工呼吸等都要花费时间。采用 30：2 的按压通气比开始 CPR 能使首次按压延迟的时间缩短。有两种方法可以开放气道提供人工呼吸：仰头抬颏法（图 5）和推举下颌法。后者仅在怀疑头部或颈部损伤时使用，因为此法可以减少颈部和脊椎的移动。遵循以下步骤实施仰头抬颏：将一只手置于患儿的前额，然后用手掌推动，使其头部后仰；将另一只手的手指置于颏骨附近的下颌下方；提起下颌，使颏骨上抬。注意在开放气道同时应该用手指挖出病人口中异物或呕吐物，有假牙者应取出假牙。

人工呼吸（breathing，B）：给予人工呼吸前，正常吸气即可，无需深吸气；所有人工呼吸（无论是口对口、口对面罩、球囊-面罩或球囊对高级气道）均应该持续吹气 1 秒以上，保证有足够量的气体进入并使胸廓起伏；如第一次人工呼吸未能使胸廓起伏，可再次用仰头抬颏法开放气道，给予第二次通气；过度通气（多次吹气或吹入气量过大）可能有害，应避免。

实施口对口人工呼吸是借助急救者吹气的力量，使气体被动吹入肺泡，通过肺的间歇性膨胀，以达到维持肺泡通气和氧合作用，从而减轻组织缺氧和二氧化碳潴留。方法为：将受害者仰卧置于稳定的硬板上，托住颈部并使头后仰，用手指清洁其口腔，以解除气道异物，急救者以右手拇指和食指捏紧病人的鼻孔，用自己的双唇把病人的口完全包绕，然后吹气 1 秒以上，使胸廓扩张；吹气毕，施救者松开捏鼻孔的手，让病人的胸廓及肺依靠其弹性自主回缩呼气，同时均匀吸气，以上步骤再重复一次。对婴儿及年幼儿童复苏，可将婴儿的头部稍后仰，把口唇封住患儿的嘴和鼻子，轻微吹气入患儿肺部。如病人面部受伤则可妨碍进行口对口人工呼吸，可进行口对鼻通气。深呼吸一次并将嘴封住病人的鼻子，抬高病人的下巴并封住口唇，对病人的鼻子深吹一口气，移开救护者的嘴并用手将受伤者的嘴敞开，这样气体可以出来。在建立了高级气道后，每 6～8 秒进行一次通气，而不必在两次按压间才同步进行（即呼吸频率 8～10 次/min）。在通气时不需要停止胸外按压。

AED 除颤：室颤是成人心脏骤停的最初发生的较为常见而且是较容易治疗的心律。对于 VF 病人，如果能在意识丧失的 3～5min 内立即实施 CPR 及除颤，存活率是最高的。对于院外心脏骤停病人或在监护心律的住院病人，迅速除颤是治疗短时间 VF 的好方法。除颤会在下文作进一步阐述。

单人急救应采用的院前程序确定成人病人无反应，应该首先打电话，目的是急救人员带来自动除颤仪（AED）。对无反应婴儿或儿童，应该“首先行 CPR”，约 5 个循环 CPR 后再求救。如果病人没有呼吸，急救人员应给 2 次人工呼吸，并应立即开始 30 次胸外接压与 2 次人工呼吸周而复始的 CPR。在启动急救系统（EMS）专业人员携 AED 抵达前，急救人员应不间断地 CPR。每 2 分钟急救人员应相互轮换按压。高级气道支持的 CPR 一旦放置了高级气道，急救人员不用再中断按压进行人工通气。取而代之，以连续 100 次/分钟频率进行按压，不再需暂停按压行人工通气。室颤致心脏骤停时按压或电击当急救人员目击成人心脏骤停，且现场有立即行 AED 条件，应尽快使用 AED。此建议适用于在医院工作或现场有 AED 机构中的急救人员和医护人员。现场有 1 位急救人员以上者，在用 AED 前，1 位应行 CPR。另 1 位打开 AED 开关和贴附 AED 电极，并在仪器分析病人心律前，另一位急救人员应继续行 CPR。

四、高级生命支持

进一步生命支持（advanced life support，ALS）又称二期复苏或高级生命维护，主要是在 BLS 基础上应用器械和药物，建立和维持有效的通气和循环，识别及控制心律失常，直流电非同步除颤，建立有效的静脉通道及治疗原发疾病。ALS 应尽可能早开始。

（一）气道控制

气管内插管：如有条件，应尽早作气管内插管，因气管内插管是进行人工通气的最好办法，它能保持呼吸道通畅，减少气道阻力，便于清除呼吸道分泌物，减少解剖死腔，保证有效通气量，为输氧、加压人工通气、气管内给药等提供有利条件。当传统气管内插管因各种原因发生困难时，可用食管气管联合插管实施盲插，紧急给病人供氧。

环甲膜穿刺：遇有紧急喉腔阻塞而严重窒息的病人，没有条件立即作气管切开时，可行紧急环甲膜穿刺，方法为用16号粗针头刺入环甲膜，接上“T”型管输氧，即可达到呼吸道通畅、缓解严重缺氧情况。

气管切开：通过气管切开，可保持较长期的呼吸道通畅，防止或迅速解除气道梗阻，清除气道分泌物，减少气道阻力和解剖无效腔，增加有效通气量，也便于吸痰、加压给氧及气管内滴药等，气管切开常用于口面颈部创伤而不能行气管内插管者。

（二）呼吸支持

及时建立人工气道和呼吸支持至关重要，为了提高动脉血氧分压，开始一般主张吸入纯氧。吸氧可通过各种面罩及各种人工气道，以气管内插管及机械通气（呼吸机）最为有效。简易呼吸器是最简单的一种人工机械通气方式，它是由一个橡皮囊、三通阀门、连接管和面罩组成。在橡皮囊后面有一单向阀门，可保证橡皮囊舒张时空气能单向进入；其侧方有一氧气入口，可自此输氧10～15 L/min，徒手挤压橡皮囊，保持适当的频率、深度和时间，可使吸入气的氧浓度增至60%～80%。

（三）复苏用药

复苏用药的目的在于增加脑、心等重要器官的血液灌注，纠正酸中毒和提高室颤阈值或心肌张力，以有利于除颤。复苏用药途经以静脉给药为首选，其次是气管滴入法。气管滴入的常用药物有肾上腺素、利多卡因、阿托品、纳洛酮及安定等。一般以常规剂量溶于 5～10ml 注射用水滴入，但药物可被气管内分泌物稀释或因吸收不良而需加大剂量，通常为静脉给药量的 2～4 倍。心内注射给药目前不主张应用，因操作不当可造成心肌或冠状动脉撕裂、心包积血、血胸或气胸等，如将肾上腺素等药物注入心肌内，可导致顽固性室颤，且用药时要中断心脏按压和人工呼吸，故不宜作为常规途经。复苏常用药物如下：

肾上腺素：肾上腺素通过α受体兴奋作用使外周血管收缩（冠状动脉和脑血管除外），有利于提高主动脉舒张压，增加冠脉灌注和心、脑血流量；其β-肾上腺素能效应尚存争议，因为它可能增加心肌做功和减少心内膜下心肌的灌注。对心搏骤停无论何种类型，肾上腺素常用剂量为每次 1mg 静脉注射，必要时每隔 3～5min 重复 1 次。近年来有人主张应用大剂量，认为大剂量对自主循环恢复有利，但新近研究表明大剂量肾上腺素对心搏骤停出院存活率并无改善，且可出现如心肌抑制损害等复苏后并发症。故复苏时肾上腺素理想用药量尚需进一步研究证实。如果 IV/IO 通道延误或无法建立，肾上腺素可气管内给药，每次 2～2.5mg。2010 国际心肺复苏指南推荐也可以用一个剂量的血管加压素 40U IV/IO 替代第一或第二次剂量的肾上腺素。

抗心律失常药物：严重心律失常是导致心脏骤停甚至猝死的主要原因之一，药物治疗是控制心律失常的重要手段。2010 年国际心肺复苏指南建议：对高度阻滞应迅速准备经皮起搏。在等待起搏时给予阿托品 0.5mg，IV。阿托品的剂量可重复直至总量达 3mg。如阿托品无效，就开始起搏。在等待起搏器或起搏无效时，可以考虑输注肾上腺素（2～10μg/min）或多巴胺，（2～10μg/kg.min）。胺碘酮可在室颤和无脉性室速对 CPR、除颤、血管升压药无反应时应用。首次剂量 300mg 静脉/骨内注射，可追加一剂 150mg。利多卡因可考虑作为胺碘酮的替代药物（未定级）。首次剂量为 1～1.5mg/kg，如果室颤和无脉性室速持续存在，间隔 5～10min 重复给予 0.5～0.75mg/kg 静推，总剂量 3mg/kg。镁剂静推可有效终止尖端扭转型室速，1～2g 硫酸镁，用 5%GS 10ml 稀释 5～20min 内静脉推入。

（四）心脏电击除颤

电击除颤是终止心室颤动的最有效方法，应早期除颤。有研究表明，绝大部分心搏骤停是由心室颤动所致，75%发生在院外，20%的人没有任何先兆，而除颤每延迟 1 分钟，抢救成功的可能性就下降 7%～10%。除颤波形包括单相波和双相波两类，不同的波形对能量的需求有所不同。成人发生室颤和无脉性室速，应给予单向波除颤器能量 360 焦耳一次除颤，双向波除颤器 120～200 焦耳。如对除颤器不熟悉，推荐用 200 焦耳作为除颤能量。双相波形电除颤：早期临床试验表明，使用 150～200 J 即可有效终止院前发生的室颤。低能量的双相波有效，而且终止室颤的效果与高能量单相波除颤相似或更有效。儿童第 1 次 2J/kg，以后按 4J/kg 计算。电除颤后，一般需要 20～30s 才能恢复正常窦性节律，因此电击后仍应立刻继续进行 CPR，直至能触及颈动脉搏动为止。持续 CPR、纠正缺氧和酸中毒、静脉注射肾上腺素（可连续使用）可提高除颤成功率。

电击除颤的操作步骤为：①电极板涂以导电糊或垫上盐水纱布；②接通电源，确定非同步相放电，室颤不需麻醉；③选择能量水平及充电；④按要求正确放置电极板，一块放在胸骨右缘第2～3肋间（心底部），另一块放在左腋前线第5～6肋间（心尖部）；⑤经再次核对监测心律，明确所有人员均未接触病人（或病床）后，按压放电电钮；⑥电击后即进行心电监测与记录。

目前已出现电脑语音提示指导操作的自动体外除颤器（automatic external defibrillator，AED），大大方便了非专业急救医务人员的操作，为抢救争取了宝贵的时间。AED使复苏成功率提高了2～3倍，非专业救护者30分钟就可学会。AED适用于无反应、无呼吸和无循环体征（包括室上速、室速和室颤）的病人。公众启动除颤（PAD）要求受过训练的急救人员（警察、消防员等），在5分钟内使用就近预先准备的AED对心搏骤停病人实施电击除颤，可使院前急救生存率明显提高（49%）。

2010年新指南建议应用AED时，给予1次电击后不要马上检查心跳或脉搏，而应该重新进行胸外按压，循环评估应在实施5个周期CPR（约2分钟）后进行。因为大部分除颤器可一次终止室颤，况且室颤终止后数分钟内，心脏并不能有效泵血，立即实施CPR十分必要。

五、脑复苏

很多心脏停搏病人即使自主循环恢复以后脑功能也不能完全恢复，而约80%复苏成功的病人昏迷时间超过1小时。在入院病人中，神经功能转归良好率为本1%～18%，而其他或者死亡或者成为持续性植物状态。研究表明各种药物在脑复苏领域疗效甚微，而亚低温（32～35OC）对脑具有保护作用，且无明显不良反应。对心脏停搏病人脑复苏的降温技术有多种，如体表降温的冰袋、冰毯、冰帽等，但降温速度缓慢。快速注入大量（30mL/kg）冷却（4OC）液体（如乳酸盐溶液），能显著降低核心温度，但易出现病人输注液体过量。最近出现一种血管内热交换装置，能快速降温和维持病人低温状态，还能准确控制温度。基于一些临床试验的结果，国际复苏学会提出：对于昏迷的成人院外VF性心脏骤停ROSC（restoration of spontaneous circulation，自主循环恢复）病人应该降温到32～34摄氏度，并维持12～24小时。对于任何心律失常所致的成人院内心脏骤停，或具有以下心律失常之一：无脉性点活动或心脏停搏所致的成人院外心脏骤停ROSC后昏迷病人，也要考虑人工低温。ROSC后第一个48小时期间，对于心脏骤停复苏后的自发性轻度亚低温（>32摄氏度）的昏迷病人不要开始复温。

第三节 洗胃

一、概述

洗胃是指将一定成分的液体灌入胃腔内，混和胃内容物后再抽出，如此反复多次。其目的是为了清除胃内未被吸收的毒物或清洁胃腔，临床上用以胃部手术、检查前准备。对于急性中毒如短时间内吞服有机磷、无机磷、生物碱、巴比妥类药物等，洗胃是一项重要的抢救措施。目的是彻底清除自服或误服的毒物；排空胃内食物残渣为切除术作准备；对毒物进行鉴定；对肿瘤进行细胞学分析等。洗胃是抢救服毒者生命的关键。一般服毒者，除吞服腐蚀剂（强酸、强碱等）者外，一律要在 6 小时内迅速、彻底洗胃，超过 6 小时以上者，也要争取尽可能洗胃。通常根据吞服的毒物，选择 1∶5000 高锰酸钾溶液、2%碳酸氢钠溶液、生理盐水或温开水，最后加入导泻药（一般为 25%～50%硫酸镁）以促进毒物排出。合并门脉高压食管静脉曲张及上消化道出血的病人，不宜强行洗胃。洗胃方法根据情况而定。若病人神志清楚，服药量少且时间不长，则应争取病人的主动配合，让其一次饮入 500～1000mL 灌洗液，然后用压舌板或令其用自己的手指刺激咽部，胃内容物立即涌吐而出，如此反复多次，直至吐出液清净为止。对病情较重或躁动的病人，可在压舌板、舌钳、开口器协助下放置口含管，迅速插入胃管，注意勿误入气管。首先抽取胃内容物送检，再接电动洗胃器或洗胃漏斗，注入洗胃液反复冲洗，直到洗出液透明无药味为止。最后注入导泻药，将胃管反折迅速拔出，清理洗胃器械，将病人擦洗干净。

二、分类

催吐洗胃术：呕吐是人体排除胃内毒物的本能自卫反应。因催吐洗胃术简便易行，对于服毒物不久，且意识清醒的急性中毒病人（除外服腐蚀性毒物、石油制品及食管静脉曲张、上消化道出血等），是一种现场抢救有效的自救、互救措施。

胃管洗胃术：就是将胃管从鼻腔或口腔插入，经食管到达胃内，先吸出毒物后注入洗胃液，并将胃内容物排出，以达到消除毒物的目的。口服毒物的病人有条件时应尽早插胃管洗胃，不要受时间限制。对于服大量毒物在4～6小时之内者，因排毒效果好且并发症相对少，故应首选此种洗胃方法。

三、适应症与禁忌症

经口摄入有毒物质：凡经口摄入各种有毒物质，如农药、过量药物、食物中毒者，为迅速清除毒物，均应尽早尽快洗胃。

检查或术前准备：幽门梗阻伴大量胃液潴留病人需做钡餐检查或手术前的准备，急性胃扩张需排出胃内容物减压者均宜置入导管抽吸及灌洗。

对摄入强腐蚀剂（如强酸强碱）的病人禁忌洗胃。存在食管静脉曲张、主动脉瘤病人洗胃应慎重。

四、操作

（一）漏斗胃管洗胃法

病人取坐位或半坐卧位，中毒较重者取左侧卧位，床尾和病人臀部各垫高 10cm。盛水桶放头部床下，置弯盘于病人口角处。用润滑油润滑胃管前端，左手用纱布裹着胃管，右手用纱布捏着胃管前端 5～6 cm 处测量长度后，自口腔缓缓插入（方法同鼻饲法）。证实胃管插入胃内后，即可洗胃。将漏斗放置低于胃部的位置，挤压橡胶球，抽尽胃内容物，必要时留取标本送验。

举漏斗高过头部约 30～50 cm，将洗胃液缓慢倒入 300～400ml 于漏斗内，每次灌洗量不超过 500 ml，当漏斗内尚余少量溶液时，迅速将漏斗降至低于胃的位置，倒置于盛水桶内，利用虹吸作用引出胃内灌洗液，尽可能将其全部抽出，若回流不畅，可变换体位或改变胃管深度以抽出更多的注入液体。胃液流完后，再举漏斗注入溶液，反复灌洗，直至洗出液澄清为止

（二）注洗器洗胃法

是用胃管经鼻腔插入胃内，用注洗器冲洗的方法。适用于幽门梗阻、休克、胃扩张的病人以及小儿、胃手术前的洗胃。备齐用物携至病人床边，向其说明解释，消除顾虑，以取得合作。病人取坐位、半坐卧位或仰卧位，戴好橡胶围裙，盛水桶放头部床下，置弯盘于病人口角处。用润滑油润滑胃管前端后，自鼻腔或口腔插入。证实胃管在胃内后，用注洗器抽尽胃内容物（必要时留取标本），再注入洗胃液约 200 ml，抽出弃去，如此反复冲洗，直至洗净为止。新生儿洗胃时，

每次注入胃内 5 ml 溶液后即吸出。洗胃应反复进行，直至抽出液澄清无味。拔管时应将胃管折返，用手捏紧管腔后迅速拔出。记录灌洗液名称、液量，洗出液颜色、气味，患儿目前情况，并及时将标本送检。钡剂造影结束后，可插入较粗胃管吸出残余钡剂，然后用温开水或生理盐水清洗。

（三）电动吸引洗胃法

利用负压吸引原理，用电动吸引器连接洗胃管进行洗胃。在抢救急性中毒时，能迅速而有效地清除胃内毒物。压力不宜过大，应保持在 13.3 kPa 左右，以免损伤胃粘膜。

灌洗管的安装法：①输液瓶连接橡胶管，下接三通管的一端。②洗胃管和三通管的一端相连。③三通管的另一端和吸引器的橡胶管相连。④吸引器上连接可容 5000 ml 以上的贮液瓶。⑤接上电源，检查吸引器的功能。

操作方法：①备齐用物携至病人床边，向其说明解释，以取得合作。②病人取坐位或半坐卧位，中毒较重者取左侧卧位，床尾和病人臀部各垫高 10 cm。盛水桶放头部床下，置弯盘于病人口角处。将灌洗液倒入输液瓶内，然后挂于输液架上，用止血钳夹住输液瓶上的橡胶管。插胃管。证实胃管在胃内后，用胶布固定，开动吸引器，将胃内容物吸出，当毒物不明时，应将吸出物送验。吸尽胃内容物后，将吸引器关闭，夹住引流管，开放输液管，使溶液流入胃内约 300～500ml，夹住输液管，开放引流管，开动吸引器，吸出灌入的液体。如此反复灌洗，直到吸出的液体澄清无味为止。

（四）自动洗胃机洗胃法

利用电磁泵作为动力源，通过自控电路的控制，使电磁阀自动转换动作，先向胃内注入冲洗药液，随后从胃内吸出内容物的洗胃过程。用自动洗胃机洗胃能迅速、彻底地清除胃内毒物，。

装置：自动洗胃机台面上装有电子钟，调节药量的开关（顺时针为开，冲洗时压力在39.2～58.8kPa，流量约2.3L/分），停机，手吸，手冲键，自动清洗键等。洗胃机侧面装有药管、胃管、污管口等，机内备滤清器（防止食物残渣堵塞管道），背面装有电源插头。

操作方法：备齐用物携至病人床边，向其解释，以取得合作。接上电源，插入胃管。将配好的胃灌洗液放入塑料桶内。将三根橡胶管分别与机器上的药管、胃管和污水管口连接。将药管的另一端放入灌洗液桶内（管口必须在液面以下），污水管的另一端放入空塑料桶内；胃管的一端和病人洗胃管相连接。调节药量流速。接通电源后按手吸键，吸出胃内容物，再按自动键，开始对胃进行自动冲洗。冲时“冲”红灯亮，吸时“吸”红灯亮。待冲洗干净后，按“停机”键，机器停止工作。洗胃过程中，如发现有食物堵塞管道，水流减慢、不流或发生故障，即可交替按“手冲”和“手吸”两键，重复冲吸数次直到管路通畅后，再将胃内存留液体吸出，按“自动”键，自动洗胃即继续进行。洗毕，拔出胃管，帮助病人清洁口腔及面部，取舒适体位，整理用物。机器处理：将药管、胃管、污水管同时放入清水中，手按“清洗”键，机器自动清洗各部管腔，待清洗完毕，将胃管、药管和污水管同时提出水面，机器内的水完全排净后，按“停机”键，关机。

第四节 吸痰法

一、概述

吸痰术指经口腔，鼻腔，人工气道（气管切开术）将呼吸道的分泌物吸出，以保持呼吸道通畅，预防吸入性肺炎，肺不张，窒息等并发症的一种方法。适应症于昏迷病人、痰液特别多有窒息可能的情况、需气管内给药，注入造影剂或稀释痰液的病人。治疗盘：粗细适宜的吸痰管数根、玻璃T形管一只（连接吸痰管及吸引器导管）、纱布数块、棉签、压舌板、开口器、治疗碗内盛生理盐水或温开水、镊子、弯盘。主要对伤病员进行常规吸痰、气管切开等处理，一般为电动式。具有体积小、重量轻、吸引力大、结构紧凑、便于携带、成本低、坚固耐用等特点。吸痰器是防治病人呼吸道阻塞、抢救窒息所不可缺少的重要工具。此时，把连接管顺直，进线端放在自来水龙头下，另一端放在500ml的空瓶中，边用水往管道中冲洗，边送棉线进入管中，依靠水冲的力量和重力作用，使棉线进入管中（棉线前端打结处相当于漂浮导管的前端，更利于棉线进入管道），直至整个管道被棉线贯穿。

二、吸痰器及使用方法

吸痰器主要是用语对伤病员进行常规吸痰、气管切开等处理，一般为电动式，适用于部队连、营、团、师等医疗单位的战救吸痰以及医院或其它任何医疗单位在无电源情况下的吸痰。吸痰器具有体积小、重量轻、吸引力大、结构紧凑、便于携带、成本低、坚固耐用等特点。安装好吸痰管和排痰管（吸痰管接头在唧筒中央，排痰管接头在一侧，切勿颠倒）。先作吸水试验，检查吸痰器是否漏水漏气，排出时有无反气，如吸痰管有反气，则不能使用。证明性能良好后，一人持吸痰器反复抽拉手柄，另一人即可用吸痰器吸痰，熟练者也可一人操作。痰液吸出后应随时吸水冲净储痰室内积痰。在室内吸痰时应将排痰管置于瓶内，防止痰液外溅。使用中应注意勿抽拉过快过猛，以防负压过大损伤口鼻腔粘膜组织。用完后应吸清水洗净，吸痰管常规消毒，吸痰器及排痰管吸消毒液消毒后，以备再用。吸痰器是防治病人呼吸道阻塞、抢救窒息所不可缺少的重要工具。对紧急窒息的抢救仍存在许多困难，特别是在战救条件下，所遇的问题更多，既无可能在各级医疗单位都有技术熟练的医务人员进行抢救，也不可能有完善的医疗设备和充分的电力供应。数年前曾有不用电源的脚踏式吸痰器面市，但结构复杂，吸引力远不能满足需要，其重量也有数公斤之多，不便携带和使用，早被淘汰。市场上吸痰器主要仍为电动式。

吸痰器的保养和制度分 4 个步骤：用自来水预先冲洗连接管，起到湿润管壁和预先清洗异物的作用。把棉线引入连接管中，使其贯穿整个管道，并露出两端。具体方法：在一根棉线一端打结，同一个点打 4～5 次，以结能在管中自由滑动且尽可能最大为佳，湿润整根棉线，把打结的一端前面未打结部分剪去。将打的结放入连接管一端内，往里送棉线。此时，把连接管顺直，进线端放在自来水龙头下，另一端放在500ml的空瓶中，边用水往管道中冲洗，边送棉线进入管中，依靠水冲的力量和重力作用，使棉线进入管中（棉线前端打结处相当于漂浮导管的前端，更利于棉线进入管道），直至整个管道被棉线贯穿。此过程中当瓶中水满时及时倒掉。用棉线系住纱布清洗管道。剪去打结一端的结，在纱布长轴1/3处和2/3处分别系牢进入管道的棉线和另一根棉线。湿润纱布后，用已经在管道中的棉线拉动纱布进入管道，利用纱布对管壁的摩擦清洗管腔（此时纱布应为全长25cm的2/3，其中一半的粗细为4cm宽纱布的粗细，另一半为8cm宽纱布的粗细）把管道放直，这样更容易拉动棉线和纱布，在拉动纱布清洗管腔的同时，另一根棉线被带入管腔，第一根棉线全部拉出来时，第二根也全部进入管腔，要求把纱布全部拉出，清洗纱布，再向反方向拉动第二根棉线，对管腔再次清洗，如此反复，直至洗净为止。洗净后，拉出棉线，用清水冲洗管腔，再放入消毒液中浸泡备用。

第五节 氧气吸入

一、概述

氧气疗法是指通过给病人吸氧，使血氧下降得到改善，属吸入治疗范畴。此疗法可提高动脉氧分压，改善因血氧下降造成的组织缺氧，使脑、心、肾等重要脏器功能得以维持；也可减轻缺氧时心率、呼吸加快所增加的心、肺工作负担。对呼吸系统疾病因动脉血氧分压下降引起的缺氧疗效较好，对循环功能不良或贫血引起者只能部分改善缺氧状况。氧气治疗的对象主要是各种使动脉氧分压下降的病人，包括各种病因造成通气、换气不良的低氧血症及心力衰竭、休克、心和胸外科手术等情况。急性病病人宜及早给氧。氧气治疗的直接作用是提高动脉氧分压，改善因血氧下降造成的组织缺氧，使脑、心、肾等重要脏器功能得以维持；也可减轻缺氧时心率、呼吸加快所增加的心、肺工作负担。给氧的效果因引起血氧下降的原因而异。呼吸系统疾患因动脉血氧分压下降引起的缺氧，给氧后大都有较好的效果；而循环功能不良或贫血引起者，常规给氧只能部分地改善。

二、指征

氧气治疗的对象主要是各种使动脉氧分压下降的病人，包括各种病因造成通气、换气不良的低氧血症以及心力衰竭、休克、心、胸外科手术后等情况。不同疾病给氧的指征不同，急性病病人给氧宜早。给氧的指征如下：急性缺氧的早期可有明显的烦躁不安、头痛、心率加快；紫绀：因肺部疾患引起紫绀的病人需给氧，但要排除末梢循环、血红蛋白和先天性心脏病等因素引起的紫绀；呼吸困难、呼吸过快或过慢，频繁的呼吸暂停；心功能不全或贫血病人。判断给氧的确切指征是动脉氧分压。氧分压在 60mmHg（8kPa）以下需给氧。通常氧分压在 60mmHg（8kPa）以上时血氧饱和度多在 90%以上，大多不需给氧。

有普通给氧和特殊给氧二种方法。

普通给氧方法有三种。鼻导管或鼻塞给氧：氧流量成人1～3L/min，婴幼儿0.5～1L/min，吸入氧浓度可达30～40%左右，此法只适用于血氧分压中度不降病人，鼻堵塞、张口呼吸者效果不好。开式口罩：口罩置于病人口鼻前，略加固定而不密闭。氧流量成人3～5L/min，婴幼儿2～4L/min，吸入氧浓度可达40～60%左右。此法较舒适，可用于病情较重，氧分压下降较明显的病人。头罩给氧：常用于婴儿。将患儿头部放在有机玻璃或塑料头罩内，吸入氧浓度与口罩相似，但所需氧流量更大。此法吸入氧浓度较有保证，但夏季湿热时，罩内温度和湿度都会较室温罩外尤高，患儿感到气闷不适，而影响休息康复。

特殊的给氧方法有四种。控制性低流量给氧，用于慢性气管炎、肺气肿和慢性肺心病病人合并急性肺部感染和呼吸衰竭时。这些病人血压下降同时常合并通气不足，吸氧后不少病人可因动脉二氧化碳分压增高而意识朦胧，甚至昏迷。为此可采用控制性低流量给氧，每分钟氧流量不要超过1～2L，或用特制的文图里氏口罩，使吸入氧浓度保持在24～28%，此法可使病人动脉氧分压从有危害的50mmHg（6.7kPa）以下，升到较安全的60mmHg（8kPa）左右，而不至有二氧化碳潴留加重的危险。

呼吸道持续正压给氧（简称CPAP）。此法对因肺内分流增加所致低氧血症效果明显。适用于新生儿肺透明膜病和成人呼吸窘迫综合征（ARDS）等严重血氧下降病人。“肺内分流”是因肺泡内渗出，肺不张等使肺泡不能通气，流经此部分肺泡的血液未经气体交换而混入动脉血流，形成静动脉混掺的现象。CPAP的主要原理是利用呼吸道保持的正压（特别在呼气时），使已经或将要萎缩的肺泡扩张，避免肺泡早期闭合，改善氧气交换。此法不仅提高氧浓度，而且可以因减少肺内分流而改善换气功能。

机械呼吸给氧。如应用呼吸器时的间歇正压通气给氧（简称IPPV）和呼气终末正压给氧（简称PEEP）。后者的原理和作用与CPAP相同。

高压氧。在2～3个绝对大气压下于特殊加压舱内给病人供氧，主要用于一氧化碳中毒及减压病病人。

三、供氧装置与连接装置

压缩氧气筒：通过高压将氧气压缩在钢筒或铝合金筒中，是最常用的供氧设备。优点是价格便宜，不存在自然耗失，容易获得；缺点是笨重，相同容积贮氧量比液氧少，需反复充装。且为高压容器，应做好防火、防热、防爆。

液态氧筒：在低温（－183℃）条件下，氧气液化成液体。比相同体积氧气量大得多，且该装置为低压系统，不会爆炸，装置轻便，再充装容易，大型液态氧罐是医院集中供氧的气源，小型携带型液氧罐便于携带，外出用于抢救、旅游或慢性缺氧者使用。缺点是吸收环境中热量造成液氧气化，逐渐泄漏和造成浪费。

氧浓缩器：是一种耗电设备，将空气中氮气（N2）和氧气（O2）分开。大型机适用于医院集中供氧，小型机适合于做长期家庭氧疗。

优点是使用安全且较为经济。缺点为需要电源，有一定噪音，不能随身携带，需定期保养，购买价格较高。

高压氧仓：将病人置于高压仓内，在 1.2～3.0 个大气压下给氧，提高吸入氧分压和物理溶解氧含量。该装置硕大，用于医院内治疗，间断使用，主要副作用是应用不当可引起氧中毒。

鼻导管：吸氧导管经鼻插入，将开口置于鼻咽部，是临床最常用给氧方法，具有简单、价廉、方便、舒适等特点。缺点为吸入氧气浓度受吸气潮气量和流速、呼吸时间比的影响，导管易于堵塞，对局部鼻粘膜有刺激，可引起痰液干燥，且氧流量>7 L/min 时病人难以耐受。

鼻塞：将吸氧塞置于外鼻孔，减轻对鼻粘膜的刺激。

面罩：面罩吸氧对鼻粘膜无刺激，吸氧浓度较高，缺点为影响病人说话和进食。Veturi 面罩可调节吸入氧的浓度，对需控制吸氧浓度者尤宜。

经气管导管或呼吸机：气管插管或切开的病人，在停止机械通气时，可通过气管导管给氧。机械通气者可通过空气混合器提供氧疗。

氧帐或头罩：罩内的氧浓度、气体的湿度和温度均可控制并根据需要调节，吸入氧浓度比较衡定，但耗氧量大较大，设备较复杂。

氧疗的适应证：根据血气分析来定，急性缺氧者，PaO2<60mmHg 即是氧疗指征，慢性缺氧者，PaO2<55mmHg 为长期氧疗指征，根据基础疾病来定。

四、缺氧机制

引起缺氧的病因很多，在进行氧疗时，首先，积极处理基础病变，否则氧疗效果不明显或无效。然后，根据不同基础疾病选择不同的吸氧方式、浓度和时间，注意事项也有所不同。如中枢病变引起自主呼吸微弱或停止，应进行机械通气合并氧疗；气道阻塞者应立即解除气道阻塞，如清除异物、解除喉痉挛，同时给予短时间较高浓度氧疗；慢性阻塞性肺病（COPD）病人急性发作期应进行持续低流量吸氧，缓解期低氧血症者每天 15 h 以上长期家庭氧疗（LTOT）；对于通气/血液失调造成的缺氧，可给予 40%～50%的氧吸入，必要时应用持续气道正压（CPAP）或呼气末正压（PEEP）通气技术；急性心肌梗死（AMI）或心力衰竭者常规给予氧疗；心肺复苏时应短时间高浓度氧吸入；大出血引起的失血性休克、分娩时产程过长、严重感染伴高热或高分解代谢也应给予氧疗。第三，有些疾病引起的缺氧常规氧疗无效，如氰化物中毒、一氧化碳中毒和血红蛋白异常等。

①吸入气中氧分压降低，提高吸氧浓度即可纠止缺氧。②肺泡通气不足，必须改善通气，同时氧疗，应防止氧疗引起血二氧化碳（PCO2）升高。③通气/血流比例失调，氧疗有一定效果，同时积极改善通气/血流比，如应用 PEEP、控制肺部感染、吸痰、使用支气管解痉剂等。④弥散障碍，吸入氧气一般有效。③动一静脉分流，氧疗效果差，主要措施是减少肺内分流。组织缺氧类型：①组织缺氧存在低氧血症，通过治疗基础病合并氧疗往往有效。②组织缺氧不存在低氧血症，若是循环障碍或需氧增加给予氧疗有效，细胞氧合障碍或血

红蛋白变性氧疗效果不佳或无效。一般根据动脉血氧分压（PaO2）和血氧饱和度（SaO2）来判断低氧血症的严重程度。PaO2 和 SaO2 既是氧疗指证，又是指导氧疗和考核氧疗效果的指标。当然，必须指出，慢性低氧血症病人虽然 PaO2<50mmHg，也不一定发生组织缺氧。而循环障碍、血红蛋白变性或细胞氧合障碍者即使存在严重组织缺氧，PaO2 和 SaO2 仍可能正常或仅有轻度异常。未成熟早产儿，体内维生素 A 和维生素水平低下，对高浓度氧特别敏感，可引起视网膜病变，眼晶状体纤维增殖症，不宜进行高浓度氧疗；老年人因肺内分流量随年龄增高而增加，故 60 岁以上病人容易发生低氧血症，一旦发生也往往比较重。

五、吸氧效果监测

氧疗的方法很多，不同方法各有利弊，在氧疗方式选择上应遵循的基本原则：从简单到复杂，从无创到有创，及时监测和调整，以能尽快达到改善缺氧为目的。因此在氧疗期间对氧疗效果的监测显得十分重要，氧疗监测主要包括以下几个方面：

（一）FiO2 的监测

FiO2 是决定氧疗效果的主要因素，对 FiO2 进行实时监测应该是十分必要的，但是目前只有在部分呼吸机上可以实现对 FiO2 的监测，在非机械通气方式氧疗时均无法监测 FiO2，故只能依靠氧流量来估算。

（二）全身状况的监测

主要监测动脉血压、心率、呼吸频率、紫绀以及神志和精神状况的变化。如氧疗后病人心率变慢、呼吸频率下降、血压上升且平稳、呼吸困难好转、末梢循环改善、尿量增加、皮肤红润变暖、紫绀减轻或消失等，均表明氧疗效果良好，反之提示病情恶化，氧疗未达到效果。

上述症征的临床观察不受条件限制，简便易行，但应对上述因素综合考虑后判断氧疗效果。

（三）经皮血氧饱和度（SpO2）监测

SpO2 亦称脉氧计（pulse oximeter）是一种无创经皮连续监测动脉血氧饱和度的方法，是目前临床中最常用的简便直观的监测方法。可连续观察数天而对病人毫无损害，尤其适用于严重缺氧病人氧疗的监测。当血氧饱和度在 65%～100%之间时，SpO2 与 SaO2 呈高度直线正相关。当 PaO2 在 35～60mmHg 之间，此时 SaO2 处于氧合血红蛋白解离曲线的陡峭段，随 PaO2 变化 SaO2 变化很敏感。但当 PaO2>60mmHg 时，SaO2 已超过 90%，此时解离曲线进入平坦段，SpO2 测定灵敏度性大为降低。当 SaO2 低于 65%时，SpO2 读数则又偏高。

影响 SpO2 监测的因素：①局部血流灌注不良、甲床增厚、皮肤色素沉着等均使 SpO2 低于 SaO2。②血中碳氧血红蛋白（COHb）含量的影响，当 COHb 大于 9%时，SpO2 约增高 7%。③血胆红质增高等会影响测定结果。

（四）动脉血气（ABG）监测

ABG是目前评价氧疗效果最为准确可靠的方法，ABG可提供PaO2、PaCO2、HCO3-等多种氧合及代谢参数，PaO2升高是反映氧疗效果最直接指标。ABG不足是需要反复抽血及不能实时连续监测。

近年来已开展了连续测定PaO2的方法，通过将一根含有极谱氧电极的导线插入动脉内。在新生儿，导管电极系统已提供了准确可靠PaO2值。但此法至今不能在临床上广泛应用的原因是：潜在电的危险，测定时需要频繁的反复校正以及损伤动脉壁的可能性。

（五）经皮氧分压测定（TcPO2）

TcPO2是通过直接测定从皮肤逸出的氧量来反映PaO2，TcPO2可大致反映PaO2的变化。方法是将氧电极紧贴于皮肤上加温，使局部微循环血管扩张，用微型电极直接测出通过半透膜进入电极内的PO2。

TcPO2的测定结果明显受皮肤性质、局部温度、血流灌注等因素影响。在循环正常情况下，新生儿和婴幼儿的测定结果较准确和可重复，TcPO2与PaO2的相关系数可达到0.99。成人的皮肤较厚，TcPO2的测定结果即变异较大，虽然TcPO2与PaO2呈显著正相关，但相关系数0.65～0.96，TcPO2比PaO2降低10%～20%甚至更多。TcPO2的变化既和PaO2有关，又和微循环血流灌注有关，当灌注正常时，TcPO2能基本反映PaO2水平。如PvO2基本正常而TcPO2显著降低，即反映了组织灌注功能低下，见于心力衰竭和休克等情况。严重低血压、贫血、低温、酸中毒等均会使TcPO2下降。由于影响因素较多、测定值不稳定等原因，目前还没有把 TcPO2 作为氧疗的常规临床监测指标。

（六）其他监测方法

尚有其他一些监测方法，如用混合静脉血氧分压作为组织平均 PO2 指标、用微电极技术测定组织或细胞内 PO2、用近红外光照射技术测定细胞内氧的利用情况等，这些方法目前均处于实验研究阶段，具有很大的局限性，目前尚无法进入到临床应用。

六、并发症

氧疗与其他药物治疗一样，在发挥治疗作用的同时，如应用不当亦可出现毒副作用，对此应该引起重视。氧疗对机体的危害主要有如下几方面。

（一）CO2 潴留

伴有 PaCO2 增高的呼吸衰竭病人在氧疗后，常出现 PaCO2 进一步升高。对于通气不足为主的呼吸衰竭病人，当 FiO2 增加到 25～30% 时，部分病人的 PaCO2 可升高 20～40mmHg。发生 CO2 潴留主要与氧疗后缺氧对呼吸中枢的兴奋作用减低、每分钟通气量减少及通气/血流比例进一步失调等因素有关。此时应尽量减少 FiO2（即采用低流量吸氧，限制氧流量为 1～2L/min），同时加强病情观察和血气监测，当 PaCO2 迅速升高时应及时采用机械通气治疗。

（二）吸收性肺不张

对呼吸道不完全阻塞的病人，在吸入较高浓度氧后，局部肺泡内的氧被吸收后，易出现肺泡萎陷发生肺不张。预防措施主要包括：FiO2尽量小于60%、如行机械通气应加用PEEP、鼓励病人排痰以保持局部气道通畅。

（三）氧中毒

氧中毒是氧疗最主要的毒副作用，尽管发生率很低，但发生后危害严重，应引起重视。氧中毒导致急性肺损伤，出现类似ARDS样改变，临床主要表现为气管支气管炎、ARDS、无气肺不张和影响儿童的肺发育等，还可累及中枢神经系统、红细胞生成系统、内分泌系统及视网膜。尚无发对氧中毒进行早期诊断，也缺乏特效的治疗方法。氧中毒系医源性疾患，最好的治疗是预防，限制高浓度吸氧是临床上有效预防氧中毒的方法。

引起氧中毒的唯一原因是长时间高浓度吸氧，但究竟给氧浓度的安全界限是多少，至今认识尚未完全一致。普遍认为常压下吸氧浓度在60%以下是安全的，不会引起氧中毒。临床观察表明常压下吸入纯氧6小时就可能出现呼吸道粘膜的损伤，吸纯氧超过24小时即可发生氧中毒的典型改变。临床中进行无创氧疗时，FiO2很难超过60%～80%，同时有研究表明危重病病人的肺可能比正常肺能更好耐受氧的损伤作用，因此在常规氧疗时（如经鼻或面罩氧疗时）不必担心会发生氧中毒。但在机械通气时，由于此时FiO2能得到有效保证，因此应尽量将FiO2控制在60%～80%以下，以防止60%～80%氧中毒发生。

第六节 人工呼吸器

一、概述

人工呼吸器是抢救危重病人不可缺少的设备，它是用机械的方法维持和辅助病人呼吸的一种装置，临床使用人工呼吸器比较普遍，常用于各种病因所致的呼吸停止或呼吸衰竭的抢救及麻醉期间呼吸管理。1927年，菲利普·军克与路易·斯阿加西斯·肖发明了世界上第一台人工呼吸器。工作原理是通过改变一个密闭长方形金属盒内的压力，拉动空气进出肺部。它靠外接电源供电，同时还得有陪护人员24小时监控，一旦发生断电情况，需要有人轮换手动去挤压人工呼吸器，来挽留病人生命。在1939年，人工呼吸器开始大规模生产。据悉，目前在美国靠人工呼吸器存活的人数不超过20人。

二、分类

呼吸器的工作方式有气动、电动和射流三种。均按呼吸器的呼、吸气互相转换为条件而分类。

（一）定压型呼吸器

定压型呼吸器，多是在吸气相过程通过一种喷射卷吸装置（温秋里应装置），产生一种恒压（可调）气流向肺内送气。随着肺的充盈气道压力上升。当气道压力达到预定阈值时，呼吸器便开始切换成呼气相。

当呼吸器向气道逆气时，开始时气流流速很快，但随着肺的充盈气道压力上升，阻抗加大，肺泡压与呼吸器驱动压之间的压差迅速减少，因此气流流速亦随之迅速下降。这种呼吸器对肺顺应性下降或气道用力增加的病人应用时，易导致肺内通气不足和分布不均，从而不利于肺泡的气体交换。

当肺的顺应性下降时，如呼吸器的流量、压力参数不变，则呼吸器的吸气相将缩短，结果导致呼吸频率加快和潮气量减少，故应随时调整。

当呼吸器输出系统出现少量漏气或因压力增加管道膨胀或气体被压缩而导致机械死腔加大时，可以得到代偿。故对潮气量影响不大，但吸气时间延长。如漏气过多则切换失灵。

这种呼吸器多以高压气体为动力。其设计结构相对简单、轻便和灵巧，但耗气量较大，吸入气的氧浓度不移稳定。

这种呼吸器一般多备有同步性能，适合有自主呼吸存在或肺病变较轻的病人应用。为防止通气不足或过度，应随时应用呼吸量计监测其实际通气量

（二）定容型呼吸器

定容型呼吸器，在吸气相过程能将预定量的气体送入肺内。呼吸器的切换，以完成预定送气量为转移。

其设计原理，是通过机械作用或高压气源为动力，直接式间接驱动气囊或风箱来完成定量送气。就其物理性能而言，这种呼吸器多属于恒流发生器式呼吸器。其特点是当呼吸器向肺内送气后，肺内压增

加，送气驱动压亦随之升高，使肺泡与呼吸器之间始终保持一定压差，从而保持一定气流直到预定气体送完为止。由于吸气相始终保持一定气流，因此气体在肺内分布也较均匀。

当气道阻力或肺顺应性改变时，对通气量的影响不大。如通气量不变肺顺应性下降时，则气道压力明显上升。反之则下降。为防止气道压力过高造成危险，在输出系统中均应备有安全限压阈门。当气道漏气时，潮气量可减少应加大预定送气量，以补偿漏气。

当吸气相气道压力明显上升时，由于气道系统内（管道、湿化器）气体被压缩或管道因弹性膨胀而使机械死腔加大时，实际通气量将减少。

这种呼吸器较适合于肺顺应性下降，呼吸道阻力较高的病人进行治疗。

这种呼吸器性能稳定，坚固耐用，但结构较复杂笨重，多由电力驱动。近年来亦有气动并具有同步性能的同类产品问世。

三、操作方法

（一）呼吸器与病人的连接

接口：用于神志清醒能合作者，供短期使用。

面罩：用于神志清醒、能合作，间歇使用者。

气管插管：有经口和经鼻两种途径，留置时间最好不超过 72 小时，经鼻插管可以长达 7 天以上。经口插管的清醒病人常难以耐受。可用镇静药如地西泮等。

气管道口：需较长期应用呼吸器者。

（二）呼吸器对生理功能的影响

正压通气对循环功能的影响：①减少回心血量及心搏出量，可使血压下降。用呼吸器正压呼吸时，肺内和胸腔内都变为正压，使中心静脉压升高，周围-中心静脉压差减少，导致静脉回心血量减少，心搏出量减少，血压下降。因而要尽量减少其不利影响。②可使肺循环血流减少，右心排血受阻。③类似心包填塞作用，在正压呼吸肺内压增加后，心脏和大血管受压，尤其心房及大静脉被压迫后，影响血液回心及排出，持续使用过大的正压呼吸，可以产生类似心包填塞的后果。

正压通气对呼吸功能的影响：①增加肺泡通气量，呼吸器正压吸气时扩张了气道和肺泡，能增加肺容量。②肺内气体分布，应用呼吸机时，吸气通过分支曲折的呼吸道。流速愈快形成涡流。可进一步增加气道阻力。加重气体分布不均。③对通气/血流（V/Q）比例的影响：正压吸气时，空气进入通气较差的肺泡，改善了通气/血流比例，使缺氧及二氧化化碳潴留减轻，肺血管痉挛缓解，血流增多使生理无效腔气量减少。但若吸气压力过大，仅可因肺毛细血管受压而肺血流减少，从而增加了生理无效腔气量。④正压吸气对呼吸动力的影响：加压呼吸增加肺泡通气，使肺充血和水肿消退，萎陷的肺泡高涨，肺泡弹性恢复，从而可提高肺的应变性；另外可扩张细支气管，缓解支气管痉挛，减低气道阻力，尤其可减轻呼吸功。因为在正常人平静吸气时，呼吸肌耗氧量占全身总耗氧量的2%～3%，而在严重呼吸困难时，可使耗氧量增至20%以上甚至50%，机械呼吸可减轻呼吸肌负担，减少氧耗量。

（三）呼吸器调节

呼吸器正压吸气对机体是非生理性的。为了尽量减少它对呼吸及循环的影响，而又获得较好的通气效果，就涉及到如何正确使用呼吸机的问题。临床上应根据不同病因所引起的呼吸衰竭的病理生理特点，合理地选择呼吸机的各项参数。

通气压力的选定：在使用定压切换器时，气道压力决定着呼吸器的切换和潮气量的大小。这个参数的选择应根据气道阻力和肺顺应性来决定。一般维持10～15 cmH2O即可。对气道阻力大肺顺应性低下的病人可适当加大。在保障氧供和CO2排出的条件下应越低越好。对严重肺疾患或支气管痉挛的病人为取得满意的通气量，有时压力不得不高于40 cmH2O。因一些对不同病人或同一病人的不同病程阶段，所需要的压力有很大差异。应根据临床治疗反应和病情变化适当的进行调整。

通气量（潮气量）的选定：在正常情况下这个参数的选定因年龄、性别、体重、体温等个体间有一定差异。一般以体重公斤计算。但应以实际测得的呼气量为标准。

在应用气动定压切换型呼吸器时，气流量决定着吸气时间，从而可以起到调节呼吸频率和呼吸比值的应用。在吸气压力阈值不变的情况下，较高的气流量产生一个较短的吸气时间，结果频率加快，同时潮气量减少。这种情况尤其对病人有慢性阻塞性肺疾患的，不仅潮气量会减少，而且易导致肺内分布不均。应适当调节气流量以保持慢而深的呼吸为宜。

对呼吸不同步的处理：①与呼吸器不同步的呼吸，常因气道内分泌物潴留所致，应首先进行气道内吸引。②改变呼吸器的通气条件，增加一次通气量，稍稍变成过度通气。这样维持下去，往往与呼吸器同步。③自主呼吸强，而仍不能同步时，可用镇静药或根据情况用肌肉松弛剂。镇静药最好用吗啡，对于有危险性的病人或小儿用地西泮。肌肉松弛剂用箭毒或司可林。箭毒比较安全，首次 20 mg 小壶入。10 分钟起作用，维持半小时。可根据自主呼吸出现情况，每小时给 20mg。如想恢复自主呼吸，可用新斯的明对抗之。吗啡有支持心脏的作用，并能保持一定的呼吸节奏。

撤离指征：指征凡病人自主呼吸恢复有力、稳定；神志清楚，咳嗽反射恢复；呼吸衰竭的病因基本控制；血气分析正常或接近正常时，可考虑撤除呼吸器。步骤首先调整呼吸器有关参数，逐渐降低频率，减少潮气量或进气压力，降低给氧浓度，直到停止氧疗。然后先于白天间歇使用呼吸器，逐渐延长停用呼吸器的时间，直到完全停用。如停用期间出现呼吸困难、紫绀，应及时再用呼吸器，一般呼吸器应用越久，撤离的过程也越长。

第七节 危重病人护理

一、概述

病情严重随时可能发生生命危险的病人称危重病人。危重病人的病情严重随时可能变化，如果抢救及时，护理得当，病人可能转危为安，反之，即可发生生命危险。因此对危重病人的护理是一项非常重要而严肃的工作，是争分夺秒的战斗。

二、分类与措施

重病人大致可分为年老体弱型、神志不清型、高热谵妄型和休克型四类。

无论是哪一类型的危重病人都有一些共同的特征：①病情重、身体虚弱。②病情变化快、有时在几分钟内即可死亡。③多有不同程度的意识障碍。④一般都是卧床病人。⑤一般都有体温、脉搏、呼吸或血压的变化。⑥多有食欲不振或不能进食。

由于危重病人病情严重而复杂，因此对危重病人要加强临床护理，注意眼睛的保护，如眼睑不能闭合的病人容易发生角膜溃疡及结膜炎，应用凡士林纱布覆盖。做好口腔护理，用生理盐水或多贝尔氏液，即复方硼砂溶液，擦洗口腔以防止感染，每日至少擦洗三次或在每次进食后擦洗。

为防止褥疮发生，要常翻身，对身体受压部位要用95%酒精或滑石粉按摩，或用气圈、棉圈垫起，床单保持平整、干燥，无皱摺、无渣滓。长期卧床的病人容易发生坠积性肺炎，因此要协助病人经常更换体位，促使呼吸道分泌物咳出，以防止发生肺炎。长期卧床的病人由于不活动肌肉容易萎缩，应经常协助病人进行四肢被动活动，并进行肌肉按摩以防止肌肉萎缩。对危重病人应注意保持呼吸道通畅，正常人呼吸道分泌物可通过咳嗽排出体外，但昏迷病人因神志不清呼吸道分泌物不能顺利排出，时间一久这些分泌物就会积聚喉头而引起呼吸困难或窒息，因此，对昏迷病人应该尽量使其头部侧向一边，而且经常用吸引器吸出分泌物。要注意大小便情况，有尿潴留者可按摩下腹部或使病人听流水声以助排尿，必要时可进行导尿。大便秘结的病人可给灌肠，必要时可带上手套用手挖出干结的粪便。对昏迷、谵妄、躁动的病人要注意安全，防止摔伤，一般都用床档保护，必要时设专人护理。

目前对危重病人大都采取重症监护。对体温、脉搏、呼吸、血压等生命体征进行动态观察，每15～30分钟检测一次；同时还要加强心电监护、中心静脉压及末梢循环的观察，根据生命体征的变化、心电监护的情况、中心静脉压的数值及末梢循环的好坏程度及时采取必要的措施。对心脏骤停的病人采取心、肺、脑复苏的手段。国际上常以英文字母A～H来代表复苏的步骤，即A为呼吸道通畅；B为人工呼吸；C为人工循环；D为药物治疗；E为心电图监视；F为心室除颤；G为病情估计；及H为脑复苏恢复病人精神活动。通过这些步骤达到生命支持、心脏支持及脑复苏的目的，使病人不但能恢复生命力而且能够恢复劳动力。

对病情严重随时可能发生生命危险的病人的临床护理。眼睑不能闭合者容易发生角膜溃疡及结膜炎，应用凡士林纱布覆盖。用生理盐水或多贝尔氏液（复方硼砂溶液）擦洗口腔以防止感染，每日至少擦洗 3 次或在每次进食后擦洗。为防止褥疮发生，要常翻身，对身体受压部位要用 95%酒精或滑石粉按摩，或用气圈、棉圈垫起；床单保持平整、干燥、无皱褶、无渣滓。应协助长期卧床者经常更换体位，促使呼吸道分泌物咳出，以防止发生坠积性肺炎；为防止肌肉萎缩，应协助他们进行四肢被动活动。对昏迷病人应使头侧向一边。经常用吸引器吸出分泌物，以缓解病人呼吸困难和防止窒息。有尿潴留者可按摩下腹部或使病人听流水声以助排尿，必要时可导尿。便秘者可灌肠或戴上手套用手挖出粪便。对昏迷、谵妄、躁动病人要注意安全，防止摔伤，必要时设专人护理。对危重病人多采取重症监护，对体温、脉搏、呼吸、血压等生命体征进行动态观察。还应加强心电监护、中心静脉压及末梢循环的观察，并根据情况及时采取措施。对心脏骤停的病人采取心、肺、脑复苏的手段。

三、安全问题

压疮：大多数病人均伴有不同程度的意识障碍，肢体瘫痪，大小便失禁，长期卧床等，故压疮是该类病人最主要的并发症。

坠床：因病人烦躁，翻身时动作过大或护理安全防范措施不到位等致病人坠床。

烫伤：老年病人、昏迷或瘫痪病人，在输液过程中，家属或陪护私自给病人使用热水瓶（袋）致病人烫伤。

履行告知义务不到位：因护理人员的缺编，护理工作量大和新业务、新技术的开展不够而致。

医疗记录与护理记录不一致：医疗记录与护理记录不一致，有时甚至相矛盾，这种情况又多发生在危重病人的记录中。如大便记录：医疗记录大便正常，而护理记录病人 3 d 未解大便；又如病人的意识记录：医疗记录病人呈嗜睡状态，护理记录病人意识清楚等。

四、管理措施

（一）基础设施管理

在病区楼梯、过道、洗涤间、厕所均放置“小心地滑”的标牌；将病区内无床栏的病床换成了带有床栏的病床。

（二）加强护理安全教育，提高护士的风险意识

随着《医疗事故处理条例》的实施以及病人自我保护意识、法律意识的不断增强和护士法律知识的缺乏，医疗纠纷层出不穷，为了增强护士的法律知识，提高自我保护意识，科室可以不定期组织学习护理相关的法律法规知识，并加强“三基”培训。

（三）加强护理文件书写质量

不定期组织学习护理文件书写规范，责班组长每天检查危重病人护理记录书写质量，对存在的问题及时指出并修改。

（四）认真履行告知义务

凡是对病人施行的侵入性操作操作前必须向病人或家属讲清楚并征得同意后，方可施行，必要时履行签字手续，例如约束带的使用等等。

（五）加强基础护理质量

尤其是危重病人的护理质量，我科护士长就有每天参加或检查危重病人护理质量，并有专门的危重病人管理小组。

（六）认真做好新病人的入院介绍和安全知识宣教

①病人的管理：病人入院或转科时，护士认真做好入院评估，尤其是皮肤的评估，对存在或潜在的不安全问题认真做好护理记录，积极采取有效的护理措施，做到防范于未然，有问题及时向相关部门申报。②陪护管理：对 60 岁以上的住院病人，嘱其留伴或者请陪护看护。③凡是烦躁病人，除常规使用床栏外，还要对其双上肢进行保护性约束（需征得家属同意）。④凡危重病人外出检查或转科时，必须有医护人员护送，防止发生意外。

参考文献

[1]赵变琴.危重病人病情观察及护理[J].医药前沿.2017.06（16）

[2]崔渝敏.履行护士告知义务防范护患纠纷［J］.西南国防医药，2008，18（4）：572-573.

[3]叶任秋.呼吸内科护理中重症病人应急护理干预措施[J].中国当代医药，2011，

18（19）：122-123.

[4]王孟.护理干预对呼吸内科重症病人的临床效果观察[J].护士进修杂志，2013，28（21）：2009-2010.

[5]房引弟.重症急性胰腺炎的病情观察和护理[J].中华现代护理学杂志，2015，24（6）：674-675.

[6]彭佳.细节护理对呼吸内科重症病人的临床效果[J].国际护理学杂志，2014，33（10）：2659-2660

[7]M'Rithaa DKM， Fawcus SR， De la Harpe M， et al.Development spots in communication during the management of the intrapartum period ： An interpretive[J].Afr J Prim Health Care Fam Med，2017，9（1）：1-6.

[8]王晓凝，张翠玲.床旁交接表在胸外科危重病人床旁护理交接班中的应用[J].护理研究：下旬版，2017，31（3）：1145-1146.

[9]Heyland DK， Heyland R， Dodek P， et al.Discordance between patients'stated values and treatment preferences for end-of-life care： results of a multicentre survey[J]. BMJ Support Palliat Care，2017，7（3）：292-299.

[10]Kuo CS，Chen YT，Hsu CY，et al.The impact of chronic hepatitis B infection on major adverse cardiovascular events and all-cause mortality in patients with diabetes：a nationwide population-based study from Taiwan[J].BMJ Open， 2017，7（8）：e016179.

[11]Freire Jorge P，Wieringa N，de Felice E，et al.The association of early combined lactate and glucose levels with subsequent renal and liver dysfunction and hospital mortality in critically ill patients[J].Crit Care，2017，21（1）：218.

[12]Parakh R，Krishna PR，Amin P，et al.Consensus on Management of Deep Vein Thrombosis with Emphasis on NOACs（Non-Vitamin K Antagonist Oral Anticoagulants）：Recommendations from Inter-Disciplinary Group of Indian Experts[J].J Assoc Physicians India，2016，64（9）：7-26.

[13]戴晓珍，张立荣.护理管理干预对危重病人护理效果的影响[J].当代护士，2011，3（专科版）157-158.

[14]孙玲妹.护士的素质对危重病人的影响[J].中国健康月刊，2011，30（10）：225-226.

[15]张颖.手术室护士对病人的心理护理[J].中国实用医药，2010，5（11）：225-226.

[16]Pistiner M，Mattey B.A Universal Anaphylaxis Emergency Care Plan：Introducing the New Allergy and Anaphylaxis Care Plan From the American Academy of Pediatrics[J].NASN Sch Nurse，2017，32（5）：283-286.

[17]Kelly J，Watson R，Watson J，et al.Studying the old masters of nursing：A critical student experience for developing nursing identity[J].Nurse Educ Pract，2017，4（26）：121-125.

第七章　内科护理

第一节　呼吸系统疾病护理

一、肺炎护理

（一）疾病概述

肺炎是指终末气道、肺泡和肺间质的炎症。引起肺炎的主要原因是由病原微生物、理化因素、免疫损伤、过敏及药物所致，是一种呼吸系统的常见病、多发病。按病因可分为：细菌性肺炎、非典型病原体所致肺炎、病毒性肺炎、真菌性肺炎、其他病原体所致肺炎、理化因素所致肺炎。感染是其中最常见的原因，细菌性肺炎是其中最常见的。好发于初春以及冬季，以男性青壮年、老人以及婴幼儿为主要患病人群。临床主要症状为发热、咳嗽、咳痰，并出现脓性痰与血痰，可伴胸痛或呼吸困难等。细菌性肺炎采用抗生素治疗，7～10 天多可治愈。病毒性肺炎的病情稍轻，抗生素治疗无效。肺炎可造成肺水肿、败血症、感染性休克、支气管扩张等并发症。

病程超过 3 个月者为慢性肺炎。近年来小儿急性肺炎病死率正在降低，但重症肺炎患儿有时未彻底恢复，复发和演变成慢性肺炎者颇不少见。因此，及时地防治慢性肺炎非常重要。

（二）病因

促成慢性肺炎的因素有以下几种：①营养不良、佝偻病、先天性心脏病或肺结核患儿发生肺炎时，易致病程迁延。②病毒感染引起间质性肺炎，易演变为慢性肺炎。首都儿科研究所曾对 103 例腺病毒肺炎在病后 1～5 年随访，发现 30.1%在 X 线检查时呈现轻重不等的慢性肺炎和肺不张，个别患儿还有支气管扩张。对 13 例麻疹并发腺病毒肺炎在病后 2～3 年随访，其中 6 例已成为慢性肺炎。③反复发生的上呼吸道感染或支气管炎以及慢性鼻窦炎均为慢性肺炎的诱因。④深入支气管的异物，特别是缺乏刺激性而不产生初期急性发热的异物（如枣核等），可被忽视而长期存留在肺部，形成慢性肺炎。⑤免疫缺陷小儿，包括体液及细胞免疫缺陷，补体缺乏及白细胞吞噬功能缺陷皆可致肺炎反复发作，最后变成慢性。⑥原发性或继发性呼吸道纤毛形态及功能异常可致肺慢性炎症。

炎症病变可侵及各级支气管、肺泡、间质组织和血管。特别在间质组织的炎症，每次发作时都有所进展，使支气管壁弹力纤维破坏，终因纤维化而致管腔狭窄。同时，由于分泌物堵塞管腔而发生肺不张，终致支气管扩张。由于支气管壁及肺泡间壁的破坏，空气经过淋巴管散布，进入组织间隙，可形成间质性肺气肿。局部血管及淋巴管也发生增生性炎症，管壁增厚，管腔狭窄。

炎症病变可侵及各级支气管、肺泡、间质组织和血管。特别在间质组织的炎症，每次发作时都有所进展，使支气管壁弹力纤维破坏，终因纤维化而致管腔狭窄。同时，由于分泌物堵塞管腔而发生肺不张，终致支气管扩张。由于支气管壁及肺泡间壁的破坏，空气经过淋巴管散布，进入组织间隙，可形成间质性肺气肿。局部血管及淋巴管也发生增生性炎症，管壁增厚，管腔狭窄。

（三）临床表现

慢性肺炎的特点是周期性的复发和恶化，呈波浪型经过。由于病变的时期、年龄和个体的不同，症状多种多样。在静止期体温正常，无明显体征，几乎没有咳嗽，但在跑步和上楼时容易气喘。在恶化期常伴有肺功能不全，出现发绀和呼吸困难，并由于肺活量和呼吸储备减少及屏气时间缩短等，引起过度通气的外呼吸功能障碍。恶化后好转很缓慢，经常咳痰，甚至出现面部浮肿、发绀、胸廓变形和杵状指、趾。由于肺气肿、肺功能不全而引起肺循环阻力增高，肺动脉压力增高，右心负担加重，可在半年至两年内发生肺原性心脏病。还可能有肝功能障碍。白细胞增加，血沉中度增快。X线胸片显示在两肺中下野及肺门区肺纹理可呈蜂窝状，出现小泡性肺气肿，同时还可伴有实质性炎症病灶。两侧肺门阴影可见对称性增大。随病变的发展还可发生支气管扩张、右心室肥大及肺动脉段突出等肺原性心脏病的X线征象。有肺原性心脏病时，心电图表现顺钟向转位，P波高而尖，QRS综合波多数出现右心室肥厚图型等改变。

（四）治疗

应根据病菌种类及药敏结果选择用药。如果有缺氧等症状给予吸氧和对症处理。防治并发症。加强老年病人的护理工作，饮食应该清淡，易消化。

（五）护理

主要护理问题：体温过高。清理呼吸道无效。低效性呼吸型态。胸痛。活动无耐力。潜在并发症：感染性休克。

发热护理：高热时应卧床休息，减少氧耗量，可用物理降温措施，或遵医嘱应用药物降温，静脉补充因发热而丢失的水分与盐，做好监测、记录体温变化。

胸痛护理：胸痛明显者，协助取患侧卧位，指导病人深呼吸和咳嗽时用手按压患侧卧位，指导病人局部按摩或转移注意力的方法以缓解疼痛，必要时遵医嘱用止痛药。

咳嗽、咳痰护理：鼓励病人深呼吸，协助翻身及进行胸部叩击，指导有效咳嗽，促进排痰。痰液黏稠不易咯出时，可鼓励病人多饮水，亦可给予雾化吸入。

病人及家属了解肺炎的病因及诱因，避免受寒、淋雨、吸烟、酗酒、过度疲劳等。链球菌肺炎病人由于免疫力低下及感染用后影响消化吸收，家属应给予病人营养丰富、少胀气、无刺激、易消化的流质和半流质饮食，少食多餐，多饮水，以改善营养状况。病人应加强体育锻炼、注意劳逸结合、纠正不良生活习惯，以增强体质，对易感人群如年老体弱者、慢性病病人，可接种流感疫苗、肺炎疫苗等。病人应遵医嘱按时用药，勿自行停药或减量。5.病人应定期随诊，出现咳嗽、咳痰、呼吸困难等异常状况时应及时就诊。

二、支气管哮喘护理

（一）疾病概述

支气管哮喘（简称：哮喘）是一种常见病、多发病，主要症状是发作性的喘息，气急，胸闷，咳嗽。支气管哮喘是由多种细胞（嗜酸性粒细胞、肥大细胞、T淋巴细胞、中性粒细胞、气道上皮细胞等）和细胞组分参与的气道慢性炎症性疾病，这种慢性炎症与气道高反应性相关，通常出现广泛而多变的可逆性气流受限，导致反复发作的喘息、气促、胸闷和（或）咳嗽等症状，多在夜间和（或）清晨发作、加剧，多数病人可自行缓解或经治疗缓解。目前，全球哮喘病人约3亿人，中国哮喘病人约3000万。哮喘是影响人们身心健康的重要疾病。治疗不及时、不规范，哮喘可能致命，而规范化治疗，当今的治疗手段可使接近80%的哮喘病人疾病得到非常好的控制，工作生活几乎不受疾病的影响。每年5月的第一个周二为世界哮喘日，旨在提醒公众对疾病的认识，提高对哮喘的防治水平。

（二）病因

哮喘发病的危险因素包括宿主因素（遗传因素）和环境因素两个方面。遗传因素在很多病人身上都可以体现出来，比如绝大多数病人的亲人（有血缘关系、近三代人）当中，都可以追溯到有哮喘（反复咳嗽、喘息）或其他过敏性疾病（过敏性鼻炎、特应性皮炎）病史。大多数哮喘病人属于过敏体质，本身可能伴有过敏性鼻炎和/特应性皮炎，或者对常见的经空气传播的变应原（螨虫、花粉、宠物、霉菌等）、某些食物（坚果、牛奶、花生、海鲜类等）、药物过敏等。

（三）临床表现

哮喘病人的常见症状是发作性的喘息、气急、胸闷或咳嗽等症状，少数病人还可能以胸痛为主要表现，这些症状经常在病人接触烟雾、香水、油漆、灰尘、宠物、花粉等刺激性气体或变应原之后发作，夜间和（或）清晨症状也容易发生或加剧。很多病人在哮喘发作时自己可闻及喘鸣音。症状通常是发作性的，多数病人可自行缓解或经治疗缓解。

很多哮喘病人在确诊之前常常经历很长时间的误诊过程，被诊断为慢性支气管炎、咽炎等，由于错误的诊断导致治疗方案的错误，不仅延误治疗，给病人造成身体上的痛苦，也给病人带来精神上、心理上的痛苦，经济上的付出也白白浪费掉。并且他们会经常使用抗生素，由于抗生素对哮喘病没有治疗作用，反复使用容易造成耐药。当然合并细菌感染时，抗生素会有效。

哮喘病人若出现严重急性发作，救治不及时时可能致命。控制不佳的哮喘病人对日常工作及日常生活都会发生影响，可导致误工、误学，导致活动、运动受限，使生命质量下降，并带来经济上的负担及对家人的生活发生负面影响。

哮喘反复发作可导致慢性阻塞性肺疾病、肺气肿、肺心病、心功能衰竭、呼吸衰竭等并发症。

（四）治疗

哮喘是一种对病人及其家庭和社会都有明显影响的慢性疾病。气道炎症几乎是所有类型哮喘的共同特征，也是临床症状和气道高反应性的基础。气道炎症存在于哮喘的所有时段。虽然哮喘目前尚不能根治，但以抑制炎症为主的规范治疗能够控制哮喘临床症状。国际一项研究表明，经氟替卡松/沙美特罗固定剂量升级和维持治疗，哮喘控制率接近 80%。尽管从病人和社会的角度来看，控制哮喘的花费似乎很高，而不正确的治疗哮喘其代价会更高。

哮喘治疗应采取综合治疗手段，包括：避免接触过敏原及其他哮喘触发因素，规范化的药物治疗，特异性免疫治疗及病人教育。

（五）护理

过有效的哮喘管理，通常可以实现并维持哮喘控制。

成功的哮喘管理目标是：①达到并维持症状的控制；②维持正常活动，包括运动能力；③维持肺功能水平尽量接近正常；④预防哮喘急性加重；⑤避免因哮喘药物治疗导致的不良反应；⑥预防哮喘导致的死亡。

建立医患之间的合作关系是实现有效的哮喘管理的首要措施。有效的治疗手段是通过病人的有效实施二得以实现。医生应指导病人自我管理，对治疗目标达成共识，制定个体化的书面管理计划，包括自我监测、对治疗方案和哮喘控制水平周期性评估、在症状和（或）PEF 提示哮喘控制水平变化的情况下，针对控制水平及时调整治疗以达到并维持哮喘控制。其中对病人进行哮喘教育是最基本的环节。

哮喘教育必须成为医患之间所有互助关系中的组成部分。病人教育可增加理解、增强技能、增强自信心、增加依从性和自我管理能力，增进健康减少卫生保健资源使用。

1.确定并减少危险因素接触。

尽管对已确诊的哮喘病人应用药物干预，对控制症状和改善生活质量非常有效，但仍应尽可能避免或减少接触危险因素，以预防哮喘发病和症状加重。

许多危险因素可引起哮喘急性加重，被称为“触发因素”，包括变应原、病毒感染、污染物、烟草烟雾、药物。减少病人对危险因素的接触，可改善哮喘控制并减少治疗药物需求量。早期确定职业性致敏因素，并防止病人进一步接触，是职业性哮喘管理的重要组成部分。

2.评估、治疗和监测

病人的起始治疗及调整是以病人的哮喘控制水平为依据，包括评估哮喘控制、治疗以达到控制，以及监测以维持控制这样一个持续循环过程。

主要护理问题：气体交换受损。清理呼吸道无效。

知识缺乏：缺乏正确使用定量雾化吸入器用药的相关知识。

定时开窗通风，保持室内空气清新，维持适宜的室温和湿度。室内不摆放花草，不使用皮毛、羽绒或蚕织物等用品。遵医嘱给予鼻导管或面罩吸氧，吸氧流量为1～3L/分，吸入氧浓度不超过40%，观察病人基本情况。遵医嘱用药，观察药物的疗效的及不良反应。使用β2受体刺激动剂时注意有无心悸、低钾血症等不良反应；糖皮质激素药物宜在餐后服用，以减少对胃肠黏膜的刺激；正确吸入激素类药物，并在用药后立即用清水漱口。

家属应了解哮喘的基本知识，指导病人识别可能的过敏原和诱发因素，避免接触宠物；避免接触刺激性气体；避免强烈的精神刺激和剧烈运动；外出注意保暖，避免冷空气刺激，预防呼吸道感染。

嘱病人宜少食多餐，应给予易消化、富含营养、高热量、高维生素饮食，多摄入新鲜蔬菜和水果，多饮水。禁食可能诱发哮喘的食物，如鱼、虾、奶及蛋类等，少饮浓茶、咖啡，限制晚餐摄入量，尤其是睡前避免进食。

急性发作期间病人应卧床休息，协助病人选择舒适的半卧位或坐位，以减少疲劳，应注意防止受凉、感冒，加重病情；哮喘缓解后，嘱病人继续卧床休息一段时间，恢复体力，防止呼吸道感染。

哮喘非急性发作期病人应根据情况适当进行体育锻炼，提高免疫力，增强体质。

病人应识别哮喘发作的先兆表现，如鼻痒、喷嚏、流涕、眼痒等。

家属辅助病人利用峰流速仪检测最大呼气峰流速，做好哮喘日记，为疾病预防和治疗提供参考资料。

三、支气管炎护理

（一）疾病概述

支气管炎是指气管、支气管黏膜及其周围组织的慢性非特异性炎症。支气管炎主要原因为病毒和细菌的反复感染形成了支气管的慢性非特异性炎症。当气温下降、呼吸道小血管痉挛缺血、防御功能下降等利于致病；烟雾粉尘、污染大气等慢性刺激也可发病；吸烟使支气管痉挛、黏膜变异、纤毛运动降低、黏液分泌增多有利感染；过敏因素也有一定关系。

急性支气管炎发病初期常常表现为上呼吸道感染症状，病人通常有鼻塞、流清涕、咽痛和声音嘶哑等临床表现。而全身症状较为轻微，但可出现低热、畏寒、周身乏力，自觉咽喉部发痒，并有刺激性咳嗽及胸骨后疼痛。早期痰量不多，但痰液不易咳出，2～3日后痰液可由黏液性转为黏液脓性。病人受凉、吸入冷空气或刺激性气体可使咳嗽加剧或诱发咳嗽。病人晨起时或夜间咳嗽常较显著。咳嗽也可为阵发性，有时呈持久性咳嗽。咳嗽剧烈时常常伴有恶心、呕吐及胸部、腹部肌肉疼痛。如伴有支气管痉挛，可有哮鸣和气急。一般而言，急性支气管炎的病程有一定的自限性，全身症状可在4～5天内消退，但咳嗽有时可延长数周。

（二）病因

支气管炎主要原因为病毒和细菌的重复感染形成了支气管的慢性非特异性炎症。当气温骤降、呼吸道小血管痉挛缺血、防御功能下降等利于致病；烟雾粉尘、污染大气等慢性刺激亦可发病；吸烟使支气管痉挛、粘膜变异、纤毛运动降低、粘液分泌增多有利感染；过敏因素也有一定关系。

（三）临床表现

慢性支气管炎是指除外慢性咳嗽的其他各种原因后，病人每年慢性咳嗽、咳痰三个月以上，并连续二年。并不一定伴有持续存在的气流受限。

长期、反复、逐渐加重的咳嗽是本病的突出表现。轻者仅在冬春季节发病，尤以清晨起床前后最明显，白天咳嗽较少。夏秋季节，咳嗽减轻或消失。重症病人则四季均咳，冬春加剧，日夜咳嗽，早晚尤为剧烈。

般痰呈白色黏液泡沫状，晨起较多，常因黏稠而不易咯出。在感染或受寒后症状迅速加剧，痰量增多，黏度增加，或呈黄色脓性痰或伴有喘息。偶因剧咳而痰中带血。

当合并呼吸道感染时，由于细支气管黏膜充血水肿，痰液阻塞及支气管管腔狭窄，可以产生气喘（喘息）症状。病人咽喉部在呼吸时发生喘鸣声，肺部听诊时有哮鸣音。

寒冷季节或气温骤变时，容易发生反复的呼吸道感染。此时病人气喘加重，痰量明显增多且呈脓性，伴有全身乏力，畏寒、发热等。肺部出现湿性音，查血白细胞计数增加等。反复的呼吸道感染尤其易使老年病人的病情恶化，必须予以充分重视。

本病早期多无特殊体征，在多数病人的肺底部可以听到少许湿性或干性啰音。有时在咳嗽或咳痰后可暂时消失。长期发作的病例可发现有肺气肿的征象。

慢性支气管炎与慢性阻塞性肺疾病（慢阻肺）、肺气肿、支气管哮喘之间的关系：慢性支气管炎与慢阻肺和肺气肿关系密切，临床上病人有咳嗽、咳痰等症状时，并不能立即可诊断慢阻肺。如病人只有“慢性支气管炎”和/或“肺气肿”的临床表现，而无持续存在的气流受限，则不能诊断为慢阻肺，病人仅可诊断为“慢性支气管炎”和/或“肺气肿”。但是，如果病人肺功能提示持续存在的气流受限，则诊断为慢阻肺。某些病人在患支气管哮喘的同时，也可以并发慢性支气管炎和肺气肿。如支气管哮喘病人经常暴露在刺激性物质中，如抽烟，也会发生咳嗽和咳痰，而咳嗽和咳痰是慢性支气管炎的一项重要特征。这类病人可诊断为“喘息型支气管炎”。

（四）治疗

治疗的目的是减轻症状和改善机体的功能。病人常常需要补充液体和应用退热药物。可适当应用镇咳药物。痰量较多或较黏时，可应用祛痰剂。

急性支气管炎的病人：对抗菌药物并无明显的治疗效果，在治疗急性支气管炎病人时应避免滥用抗菌药物。但如果病人出现发热、脓性痰和重症咳嗽，则为应用抗菌药物的指征。对急性支气管炎的病人应用抗菌药物治疗，可应用针对肺炎衣原体和肺炎支原体的抗菌药物，如红霉素，也可选用克拉霉素或阿奇霉素。流行性感冒流行期间，如有急性支气管炎的表现应该应用抗流感的治疗措施。

慢性支气管炎急性加重期治疗包括以下措施。

控制感染：视感染的主要致病菌和严重程度或根据病原菌药敏结果选用抗菌药物。如果病人有脓性痰，为应用抗菌药物的指证。轻症可口服，较重病人用肌注或静脉滴注抗菌药物。常用的有青霉素 G、红霉素、氨基甙类、喹诺酮类、头孢菌素类抗菌药物等。

祛痰、镇咳：对急性发作期病人在抗感染治疗的同时，应用祛痰药及镇咳药物，以改善症状。常用药物有氯化铵合剂、溴已新、氨溴索、羧甲半胱氨酸和强力稀化粘素等。中成药止咳也有一定效果。对老年体弱无力咳痰者或痰量较多者，应协助排痰，畅通呼吸道。应避免应用镇咳剂，以免抑制中枢及加重呼吸道阻塞和产生并发症。

解痉、平喘药物：常选用氨茶碱、特布他林等口服，或用沙丁胺醇等短效支气管舒张剂吸入。若持续存在气流受限，需要进行肺功能检查。如果明确慢阻肺的诊断，必要时使用长效支气管舒张剂吸入、或糖皮质激素加长效支气管舒张剂吸入。

雾化疗法：雾化吸入可稀释气管内的分泌物，有利排痰。如痰液黏稠不易咳出，雾化吸入有一定帮助。

慢性支气管炎稳定期治疗：重视感冒的防治：感冒可使缓解期的病人旧病复发。在一个较长的时期内（至少 1 年），定期进行感冒的预防治疗是很重要的，可用流感疫苗，或服用预防感冒的中草药。

（五）护理

为了减少吸烟对呼吸道的刺激，病人一定要戒烟。其他刺激性的气体，如厨房的油烟，也要避免接触。对年老体弱无力咳痰的病人或痰量较多的病人，应以祛痰为主，不宜选用镇咳药，以免抑制中枢神经加重呼吸道炎症，导致病情恶化。帮助危重病人定时变换体位，轻轻按摩病人胸背，可以促使痰液排出。室内空气流通新鲜，有一定湿度，控制和消除各种有害气体和烟尘。改善环境卫生，做好防尘、防大气污染工作，加强个人保护，避免烟雾、粉尘、刺激性气体对呼吸道的影响。增强体质，提高呼吸道的抵抗力，防止上呼吸道感染，避免吸入有害物质及过敏原，可预防或减少本病发生。锻炼应循序渐进，逐渐增加活动量。严冬季节或气候突然变冷的时候，要注意衣着冷暖，及时增加衣服，不要由于受凉而引起感冒。冬季寒冷季节室内的温度应在 18～20℃为宜。

在支气管炎的发作期，可以选择护帮助病人做腹式的深呼吸，并根据病人的用药史合理恰当的用药，但是一定要在医生的指导下，严格遵守医嘱合理用药，同时注意适应症和禁忌症人群。在常见支气管炎的护理中，要提前了解可能诱发该疾病的因素以及疾病的先兆。一般病人在疾病发作前会出现粘膜过敏现象，同时还要避免可能诱发或者加重病情的因素。疾病的护理中，病人的日常饮食很重要，因此一定要注意病人的饮食指导。病人的饮食主要以清淡为主，并注意饮食的合理健康，以及营养的丰富均衡。避免油腻、高温煎炸以及辛辣刺激性强的一类食物，这些都是常见支气管炎的护理中极为重要的一点。鼓励支气管炎病人在控制症状的过程中起主角作用，使其了解此病的发生、发展及转归，保持愉快心情，树立战胜疾病的信心，使支气管炎的治疗合理、充分、有效。这也是在支气管炎的护理中需多加注意的。

四、慢性阻塞性肺疾病护理

（一）概述

慢阻肺即慢性阻塞性肺疾病，以不完全可逆的气流受限为特点。慢阻肺气流受限常呈进行性加重，并伴有对有害颗粒或气体，主要是吸烟所致的肺部异常炎症反应。虽然慢阻肺直接累及肺，但也可引起显著的全身效应。慢阻肺与慢性支气管炎和肺气肿密切相关。当病人有咳嗽、咳痰或呼吸困难症状和（或）疾病危险因素接触史时，应考虑慢阻肺。慢性咳嗽、咳痰常先于气流受限许多年存在，但不是所有具有咳嗽、咳痰症状的病人都会发展为慢阻肺。要明确诊断慢阻肺，则需要进行肺功能检查。

慢阻肺病死率高；伴有气促、咳痰、喘息并反复加重；不仅损伤气道、肺泡和肺血管，同时还损伤肺外组织，如骨骼、骨骼肌、心脏以及其他器官；是一个多基因的全身性疾病。其临床表现、病程以及对药物的治疗反应等都有很大的个体差异。

（二）病因

慢阻肺的发病因素很多，迄今尚有许多因素不够明了，有待进一步研究。近年来，科研人员认为，慢阻肺发病因素包括个体易感因素以及环境因素两方面，它们之间相互影响。现在认为比较明确的个体易感因素为α1-抗胰蛋白酶缺乏，最主要的环境因素是吸烟，另外还包括接触职业粉尘和化学物质（烟雾、过敏原、工业废气和室内被污染的空气等）。在我国农村，慢阻肺的危险因素还与烹调时产生的大量油烟和燃料产生的烟尘有关。

目前，公认吸烟为慢阻肺的重要发病因素，吸烟时间越长，吸烟量越大，患病率也越高。吸烟者慢性支气管炎的患病率比不吸烟者高10倍以上。有人统计，每日吸烟40支以上者，慢性支气管炎的患病率高达75.3%。

烟雾中含有多种有害物质，其中主要有焦油、一氧化碳、一氧化氮、氰氢酸、丙烯醛和尼古丁6种。这些物质能使支气管上皮纤毛变短、不规则，纤毛运动发生障碍，降低局部抵抗力，削弱肺泡吞噬细胞的吞噬、灭菌作用，容易导致病菌侵入引起感染；能引起支气管痉挛，增加气道阻力；还能引起支气管黏膜下腺体细胞增多、肥大，分泌黏液过剩。吸烟者死于慢阻肺的人数较非吸烟者为多。此外，被动吸烟也可能导致呼吸道症状以及慢阻肺的发生。

各级支气管均可受累，受累的细支气管愈多，病变愈重，后果也愈严重。主要的病变有：①粘膜上皮纤毛倒伏，甚至脱失。上皮细胞变性、坏死脱落。上皮再生时，杯状细胞增多，并可发生鳞状上皮化生；②粘液腺肥大、增生，分泌亢进，浆液腺发生粘液化；③管壁充血，淋巴细胞、浆细胞浸润；④管壁平滑肌束断裂、萎缩，而喘息型病人，平滑肌束可增生、肥大，管腔变窄；⑤软骨可发生变性、萎缩，钙化或骨化。支气管炎反复发作的结果，病变不仅逐渐加重，而且逐级向纵深发展蔓延，受累的细支气管数量也不断增多。细支气管因管壁薄，炎症易向管壁周围组织及肺泡扩展，导致细支气管周围炎，而且还可发生纤维闭塞性细支气管炎，是引起慢性阻塞性肺气肿的病变基础。

（三）临床表现

咳嗽：长期、反复、逐渐加重的咳嗽是本病的突出表现。初起咳嗽呈间歇性，早晨较重，以后早晚或整日均有咳嗽，但夜间咳嗽并不显著。轻者仅在冬春季节发病，夏秋季节咳嗽减轻或消失；重症四季均咳，冬春加重。在急性发作期咳嗽更为严重。也有少数病例虽有明显气流受限但无咳嗽症状。

咳痰：咳嗽后通常咳出少量灰白色黏液痰，部分病人在清晨较多，合并感染时痰量增多，常有脓性痰。少数病例咳嗽不伴咳痰。

气短或呼吸困难：是慢阻肺的标志性症状，是病人焦虑不安的主要原因，早期仅于劳力时出现，后逐渐加重，以致日常活动甚至休息时也感觉气短。

喘息和胸闷：不是慢阻肺的特异性症状。部分病人特别是重度病人有喘息，胸部紧闷感通常于劳力后发生，与呼吸费力、肋间肌收缩有关。

其他症状：晚期病人常有体重下降、食欲减退、精神抑郁和（或）焦虑等，合并感染时可咯血痰或咯血。

（四）治疗

慢阻肺稳定期：治疗并非千篇一律，主要根据病人病情的严重程度来进行分级治疗。需要注意的是：所有这些药物均不能延缓肺功能的下降趋势，因此药物治疗只是用来减轻症状、减少并发症的发生、提高生活质量和改善健康状态。目前只有戒烟能阻止病情的进展。

慢阻肺病人急性加重期总的治疗原则是：纠正威胁生命的低氧血症，使 SaO2（氧饱和度）>90%；纠正威胁生命的呼吸性酸中毒，使 pH>7.2；治疗原发病；防止和治疗并发症。由于慢阻肺病人急性加重期病情严重，常并发心力衰竭、呼吸衰竭，甚至肺性脑病，因此一旦病情急性加重，应到医院就诊，由呼吸科医师进行诊治，必要时住院治疗。

（五）护理

给予端坐位或半坐位，利于呼吸。鼓励病人咳嗽，指导病人正确咳嗽，促进排痰。痰液较多不易咳出时，遵医嘱使用祛痰剂或超声雾化吸人，必要时吸痰。合理用氧，采用低流量给氧，流量1～2L/min，吸入前湿化。遵医嘱给予抗炎治疗，有效地控制呼吸道感染。多饮水，给予高热量、高蛋白质、高维生素的流质、半流、软食，少量多餐，少吃产气食品，防止产气影响膈肌运动。护士应聆听病人的叙述，疏导其心理压力，必要时请心理医生协助诊治。按医嘱定期使用BIPAP呼吸机，护理见其常规。

（六）病人自我护理

呼吸训练：腹式呼吸（仰卧位，一手放在胸部，一手放在腹部经口缓慢吸气，升高顶住手，缩唇缓慢呼气，同时收缩腹部肌肉，并收腹）和缩唇呼吸。

咳嗽的技巧：身体向前倾，采用缩唇式呼吸方法做几次深呼吸最后一次深呼吸后，张开嘴呼气期间用力咳嗽，同时顶住腹部肌肉。

指导病人全身运动锻炼结合呼吸锻炼，可进行步行、骑自行车、气功、太极拳、家庭劳动等，锻炼方式、锻炼时速度、距离根据病人身体状况决定。戒烟。病人的焦虑症状常见，发生率约为8%～24%；且多数是惊恐障碍。严重COPD的病人还常有抑郁症状。

防止伤风感冒是非常重要的措施。慢阻肺在气候突然变冷的时候容易发作，此外身体过度劳累、烟尘刺激等情况也容易诱发。由于病人几乎都是老年人，身体的抵抗能力差，很容易受到这些外界因素的影响。因此，要保持居住环境通气良好，阳光充足，没有刺激性气体、烟雾、粉尘的污染。在严冬季节或气候突然变冷的时候，要注意保暖，及时增加衣服，室内温度要保持相对稳定，冬季室内温度应在18℃～20℃为宜，过冷、过热对慢性支气管炎病人都是不利的。寒冷季节尽量不要外出，如必须外出，一定要穿暖，朝夕戴口罩，避免受凉。不要由于受凉而引起感冒。

经常进行体育锻炼对预防慢阻肺有很好的作用。体育活动能提高病人的免疫能力，改善呼吸功能，因而可以起到预防疾病的目的。经常进行腹式呼吸锻炼可以明显地改善呼吸。平常散步、打太极拳对身体非常有好处。体育活动应在不引起疲劳和呼吸困难的情况下进行，在出现严重呼吸困难和疲劳之前就应休息。当出现明显气短时，可通过缓慢、充分的呼气来缓解。慢阻肺急性加重期病人暂不宜进行体育锻炼，当病情得到控制、体力有所恢复时再开始锻炼。锻炼应循序渐进，逐渐增加活动量。慢阻肺病人对寒冷刺激很敏感，因此，当气候寒冷时应避免室外活动，可在室内锻炼。应该认识到，体育锻炼不是万能的，更不能取代药物治疗。

此外，如果咳嗽频繁发作、痰量增加，就要及时去看医生，及早控制呼吸系统的感染也是预防肺心病的重要措施。

五、肺结核护理

（一）疾病概述

结核病是由结核分枝杆菌引起的慢性传染病，可侵及许多脏器，以肺部结核感染最为常见。排菌者为其重要的传染源。人体感染结核菌后不一定发病，当抵抗力降低或细胞介导的变态反应增高时，才可能引起临床发病。若能及时诊断，并予合理治疗，大多可获临床痊愈。核分枝杆菌（简称结核菌，下同）的传染源主要是排菌的肺结核病人，通过呼吸道传播。健康人感染结核菌并不一定发病，只有在机体免疫力下降时才发病。世界卫生组织（WHO）统计表明，全世界每年发生结核病 800～1000 万，每年约有 300 万人死于结核病，是造成死亡人数最多的单一传染病。1993 年 WHO 宣布“全球结核病紧急状态”，认为结核病已成为全世界重要的公共卫生问题。我国是世界上结核疫情最严重的国家之一。

（二）病因

结核菌属于放线菌目，分枝杆菌科的分枝杆菌属，为有致病力的耐酸菌。主要分为人、牛、鸟、鼠等型。对人有致病性者主要是人型菌，牛型菌少有感染。结核菌对药物的耐药性，可由菌群中先天耐药菌发展而形成，也可由于在人体中单独使用一种抗结核药而较快产生对该药的耐药性，即获得耐药菌。耐药菌可造成治疗上的困难，影响疗效。

（三）临床表现

有较密切的结核病接触史，起病可急可缓，多为低热（午后为著）、盗汗、乏力、纳差、消瘦、女性月经失调等；呼吸道症状有咳嗽、咳痰、咯血、胸痛、不同程度胸闷或呼吸困难。

肺部体征依病情轻重、病变范围不同而有差异，早期、小范围的结核不易查到阳性体征，病变范围较广者叩诊呈浊音，语颤增强，肺泡呼吸音低和湿啰音。晚期结核形成纤维化，局部收缩使胸膜塌陷和纵隔移位。在结核性胸膜炎者早期有胸膜摩擦音，形成大量胸腔积液时，胸壁饱满，叩诊浊实，语颤和呼吸音减低或消失。

肺结核的分型和分期包括以下内容。

肺结核分型：①原发性肺结核（Ⅰ型）肺内渗出病变、淋巴管炎和肺门淋巴结肿大的哑铃状改变的原发综合征，儿童多见，或仅表现为肺门和纵隔淋巴结肿大。②血型播散型肺结核（Ⅱ型）包括急性粟粒性肺结核和慢性或亚急性血行播散型肺结核两型。急性粟粒型肺结核：两肺散在的粟粒大小的阴影，大小一致密度相等，分布均匀的粟粒状阴影，随病期进展，可互相融合；慢性或亚急性血行播散型肺结核：两肺出现大小不一、新旧病变不同，分布不均匀，边缘模糊或锐利的结节和索条阴影。③继发型肺结核（Ⅲ型）本型中包括病变以增殖为主、浸润病变为主、干酪病变为主或空洞为主的多种改变。浸润型肺结核：X 线常为云絮状或小片状浸润阴影，边缘模糊（渗出性）或结节、索条状（增殖性）病变，大片实变或球形病变（干酪性—可见空洞）或钙化；慢性纤维空洞型肺结核：多在两肺上部，亦为单侧，大量纤维增生，其中空洞形成，呈破棉絮状，肺组织收缩，肺门上提，肺门影呈“垂柳样”改变，胸膜肥厚，胸廓塌陷，局部代偿性肺气肿。④结核性胸膜炎（Ⅳ型）病侧胸腔积液，小量为肋膈角变浅，中等量以上积液为致密阴影，上缘呈弧形。

分期：①进展期新发现的活动性肺结核，随访中病灶增多增大，出现空洞或空洞扩大，痰菌检查转阳性，发热等临床症状加重。②好转期随访中病灶吸收好转，空洞缩小或消失，痰菌转阴，临床症状改善。③稳定期空洞消失，病灶稳定，痰菌持续转阴性（1 个月 1 次）达 6 个月以上；或空洞仍然存在，痰菌连续转阴 1 年以上。

（四）治疗

药物治疗的主要作用在于缩短传染期、降低死亡率、感染率及患病率。对于每个具体病人，则为达到临床及生物学治愈的主要措施，合理化治疗是指对活动性结核病坚持早期、联用、适量、规律和全程使用敏感药物的原则。

一旦发现和确诊后立即给药治疗；根据病情及抗结核药的作用特点，联合两种以上药物，以增强与确保疗效；根据不同病情及不同个体规定不同给药剂量；病人必须严格按照治疗方案规定的用药方法，有规律地坚持治疗，不可随意更改方案或无故随意停药，亦不可随意间断用药；乃指病人必须按照方案所定的疗程坚持治满疗程，短程通常为 6～9 个月。一般而言，初治病人按照上述原则规范治疗，疗效高达 98%，复发率低于 2%。

（五）护理

护理问题：体温过高。咯血。胸痛。低效性呼吸型态。营养失调：低于机体需要量。有窒息的危险。

室内保持良好的通风并每日进行空气消毒。病人喷嚏、咳嗽时用双层餐巾捂住口鼻，用后将纸直接焚烧。接触痰液后用流动水清洗双手。了解抗结核药物对控制结核病起决定性作用，并督促病人遵医嘱服药，勿随意增减药物。及时清理呼吸道，保持呼吸道通畅。密切观察病人咯血量、颜色、性质，并记录咯血情况。大量咯血病人应绝对卧床休息，少量咯血病人以静卧休息为主，取患侧卧位，避免活动，减少肺活动度。

病人餐具应煮沸后消毒；剩饭、剩菜煮沸后处理；痰液、痰杯、便器进行消毒处理；被褥、书籍经常在阳光下暴晒；衣服、毛巾等消毒后再处理。家属应为病人提供高蛋白食物，如肉类、蛋类、牛奶等，以补充营养、提高免疫力。病人出现大量盗汗，应及时用温毛巾或干毛巾擦干汗液，勤换内衣、床单，并注意补充足够水分。有高热等严重中毒症状、咯血以及患活动性肺结核等的病人应卧床休息，恢复期可循序渐进地适当活动及体育锻炼。病人及家属应明确规律、全程治疗的重要性，督促病人坚持按疗程用药，以获得肺结核病的治愈。家属应督促肺结核病人定期复查肝功能、X 线胸片以及痰结核分枝杆菌检查等，以了解病情变化。肺结核病人密切接触者应定期行胸部 X 线检查，以早期发现肺结核病进行治疗。

六、肺癌护理

（一）疾病概述

肺癌是发病率和死亡率增长最快，对人群健康和生命威胁最大的恶性肿瘤之一。近 50 年来许多国家都报道肺癌的发病率和死亡率均明显增高，男性肺癌发病率和死亡率均占所有恶性肿瘤的第一位，女性发病率占第二位，死亡率占第二位。肺癌的病因至今尚不完全明确，大量资料表明，长期大量吸烟与肺癌的发生有非常密切的关系。已有的研究证明：长期大量吸烟者患肺癌的概率是不吸烟者的10～20倍，开始吸烟的年龄越小，患肺癌的几率越高。此外，吸烟不仅直接影响本人的身体健康，还对周围人群的健康产生不良影响，导致被动吸烟者肺癌患病率明显增加。城市居民肺癌的发病率比农村高，这可能与城市大气污染和烟尘中含有致癌物质有关。因此应该提倡不吸烟，并加强城市环境卫生工作。

（二）病因

目前认为吸烟是肺癌的最重要的高危因素，烟草中有超过3000种化学物质，其中多链芳香烃类化合物（如：苯并芘）和亚硝胺均有很强的致癌活性。多链芳香烃类化合物和亚硝胺可通过多种机制导致支气管上皮细胞DNA损伤，使得癌基因（如Ras基因）激活和抑癌基因（如p53，FHIT基因等）失活，进而引起细胞的转化，最终癌变。

肺癌是职业癌中最重要的一种。估约10%的肺癌病人有环境和职业接触史。现已证明以下9种职业环境致癌物增加肺癌的发生率：铝制品的副产品、砷、石棉、bis-chloromethylether、铬化合物、焦炭炉、芥子气、含镍的杂质、氯乙烯。长期接触铍、镉、硅、福尔马林等物质也会增加肺癌的发病率，空气污染，特别是工业废气均能引发肺癌。

肺脏是对放射线较为敏感的器官。电离辐射致肺癌的最初证据来自Schneeberg-joakimov矿山的资料，该矿内空气中氡及其子体浓度高，诱发的多是支气管的小细胞癌。美国曾有报道开采放射性矿石的矿工70%～80%死于放射引起的职业性肺癌，以鳞癌为主，从开始接触到发病时间为10～45年，平均时间为25年，平均发病年龄为38岁。氡及其子体的受量积累超过120工作水平日（WLM）时发病率开始增高，而超过1800WLM则更显著增加达20～30倍。将小鼠暴露于这些矿山的气体和粉尘中，可诱发肺肿瘤。日本原子弹爆炸幸存者中患肺癌者显著增加。Beebe在对广岛原子弹爆炸幸存者终身随访时发现，距爆心小于1400m的幸存者较距爆心1400～1900m和2000m以外的幸存者，其死于肺癌者明显增加。

如肺结核、支气管扩张症等病人，支气管上皮在慢性感染过程中可能化生为鳞状上皮致使癌变，但较为少见。

家族聚集、遗传易感性以及免疫功能降低，代谢、内分泌功能失调等也可能在

肺癌的发生中起重要作用。许多研究证明，遗传因素可能在对环境致癌物易感的人群和/或个体中起重要作用。

发达国家肺癌的发病率高，主要原因是由于工业和交通发达地区，石油，煤和内燃机等燃烧后和沥青公路尘埃产生的含有苯并芘致癌烃等有害物质污染大气有关。大气污染与吸烟对肺癌的发病率可能互相促进，起协同作用。

（三）临床表现

咳嗽：是最常见的症状，约有2/3病人有此症状。可以是轻度干咳，也可以是严重咳嗽，痰液多少不等。但在有慢性长期咳嗽的病人中一旦咳嗽性质改变，或变频或出现夜间咳嗽，要警惕肺癌。持续不断、难以控制的咳嗽是肺癌最痛苦的症状之一。

咯血：有一半的肺癌病人有此症状。40 岁以上的吸烟男子一旦出现痰中带血、血丝或小血凝块，肺癌的可能性是相当大的，这也是肺癌的早期症状之一。

胸痛：30%～40%的病人出现肺性胸痛，一般为间歇性不剧烈的胸内疼痛。表现为钝痛或钻痛，可持续数分钟至数小时。如癌肿侵及胸膜则疼痛较剧烈、持续和固定。如早期肺癌再现胸痛，以后再出现疼痛者表示预后不良。

发热：肺癌的发热大多数是因癌肿引起支气管腔阻塞、引流不畅而致的炎症引起。早期用抗生素治疗，体温可恢复正常，但易复发。肿瘤体积较大者，炎性中心出现坏死，常因毒素的吸收引起较高的体温。有时每日弛张热，达数月之久，反复抗炎治疗无效，一旦瘤体切除，体温立刻恢复正常。肺癌病人检查体内无明显炎症，但却有明显发热，常是肿瘤本身引起，即所谓癌性热，体温常在 38？c 以下。45 岁以上男性烟民长期肺部炎症发热，治疗效果不佳者尤要警惕肺癌的可能性。

胸闷、气短：除肿瘤阻塞支气管引起肺不张及肺部炎症可引起胸闷气短外，一般多在肺癌的晚期比较明显，尤其是出现多量胸水时更为突出。

肺外胸内表现：由于肿瘤侵犯胸膜：胸壁和纵隔器官及胸内神经等，可引起一系列胸部表现。肿瘤侵犯胸膜可引起呼吸疼痛及胸腔积液（即胸水），胸水为血性表示预后不好。胸水内查到恶性瘤细胞则失去手术机会。肿瘤累及纵隔多是因纵隔淋巴结转移引起，少数为直接侵犯。有5%的病人由于肿瘤压迫上腔静脉引起上肢及肩部以上浮肿，静脉怒张，头痛，呼吸困难，表示已属晚期。肿瘤压迫食管可引起吞咽困难，侵犯喉返神经可引起声音嘶哑。

胸外转移表现：肺癌常沿淋巴管和血管转移，以颈部淋巴结、肝、肾上腺、骨、肾和脑转移常见。近15%的病人是以转移灶为最早表现，在腺癌和小细胞肺癌中血行转移最常见。

胸外非转移表现：胸外非转移表现只有2%的病人可以出现，但症状复杂，累及系统较多，病因机制不明。常见有骨骼表现，如杵状指（趾）和骨关节病等；神经肌肉表现，如肌病、周围神经病、小脑变性等；内分泌表现，如柯兴氏综合征、体内激素分泌异常、类癌综合征、高钙血症等；血管表现，如静脉炎、心内膜炎等；血液表现，如贫血、紫癜、类白血病反应等；皮肤表现，如黑色棘皮病、硬皮病等。

全身表现：肺癌的全身表现和其他恶性肿瘤一样可出现厌食、消瘦、乏力，最后可出现恶液质等。

（四）治疗

化疗是肺癌的主要治疗方法，90%以上的肺癌需要接受化疗治疗。化疗对小细胞肺癌的疗效无论早期或晚期均较肯定，甚至有约1%的早期小细胞肺癌通过化疗治愈。化疗也是治疗非小细胞肺癌的主要手段，化疗治疗非小细胞肺癌的肿瘤缓解率为40%～50%。化疗一般不能治愈非小细胞肺癌，只能延长病人生存和改善生活质量。化疗分为治疗性化疗和辅助性化疗。化疗需根据肺癌组织学类型不同选用不同的化疗药物和不同的化疗方案。化疗除能杀死肿瘤细胞外，对人体正常细胞也有损害，因此化疗需要在肿瘤专科医生指导下进行。近年化疗在肺癌中的作用已不再限于不能手术的晚期肺癌病人，而常作为全身治疗列入肺癌的综合治疗方案。化疗会抑制骨髓造血系统，主要是白细胞和血小板的下降，可以应用粒细胞集落刺激因子和血小板刺激因子治疗。化疗分为治疗性化疗和辅助性化疗。

放射治疗的治疗原则：放疗对小细胞肺癌疗效最佳，鳞状细胞癌次之，腺癌最差。肺癌放疗照射野应包括原发灶、淋巴结转移的纵隔区。同时要辅以药物治疗。鳞状细胞癌对射线有中等度的敏感性，病变以局部侵犯为主，转移相对较慢，故多用根治治疗。腺癌对射线敏感性差，且容易血道转移，故较少采用单纯放射治疗。放疗是一种局部治疗，常常需要联合化疗。放疗与化疗的联合可以视病人的情况不同，采取同步放化疗或交替化放疗的方法。

根据治疗的目的不同分为根治治疗、姑息治疗、术前新辅助放疗、术后辅助放疗及腔内放疗等。

肺癌放疗的并发症包括：放射性肺炎、放射性食管炎、放射性肺纤维化和放射性脊髓炎。上述放射治疗相关并发症与放疗剂量存在正相关关系，同时也存在个体差异性。

（五）护理

调配饮食：适当活动病人久病后导致体质衰弱，热量和蛋白质消耗较多，可通过补充饮食营养和水分来调理。肺癌病人每餐应适当配备富有高热量、高蛋白、高维生素的半流质饮食，如蛋类、牛奶、瘦肉、鸡肉、大米、面食、米粥、鱼类、蔬菜、水果等。绝对戒烟和禁止酗酒，避免食用刺激之物。做到每天合理搭配、均衡饮食外，应保持良好的生活习惯，定时起床、进食，此外还可进行适量的活动，比如散步、气功、养花、钓鱼、打拳、体操等锻炼等，以增强机体抗病能力，但不能疲劳锻炼，并防止伤风感冒。

呼吸功能锻炼：对于施行过肺癌切除术的病人应尽早进行呼吸功能锻炼，做扩胸运动，同时深呼吸，通过扩胸动作增加通气功能，做腹式呼吸，挺胸时深吸气，收腹时深呼气，改善胸腔的有效容量和呼吸功能。

心理护理：癌症病人的精神负担之重可想而知，容易悲观、厌世。首先，病人自身应坚强面对疾病，树立战胜癌症的坚定信念，避免出现消极情绪。另一方面，病人的好友亲属应多给予鼓励，家人要随时观察并与病人沟通思想，重视其心理活动，时时关心体贴安慰病人，要耐心倾听病人的诉说，使病人感到亲人的温暖，避免情绪波动，消除顾虑，保持心情舒畅，合理安排生活起居，维持病人生存的希望。

随访观察病情：病人接受治疗后要定期去医院复查，一般术后隔月进行一次胸部透视、肝脏 B 超检查。以后随着时间延长，逐渐延长复查的间隔时间。不要讳疾忌医，有情况主动到医院进行检查，治疗上千万不要盲目投药，乱吃秘方等。

第二节 循环系统疾病护理

一、高血压

（一）疾病概述

高血压（hypertension）是指以体循环动脉血压（收缩压和/或舒张压）增高为主要特征（收缩压≥140 毫米汞柱，舒张压≥90 毫米汞柱），可伴有心、脑、肾等器官的功能或器质性损害的临床综合征。高血压是最常见的慢性病，也是心脑血管病最主要的危险因素。正常人的血压随内外环境变化在一定范围内波动。在整体人群，血压水平随年龄逐渐升高，以收缩压更为明显，但 50 岁后舒张压呈现下降趋势，脉压也随之加大。近年来，人们对心血管病多重危险因素的作用以及心、脑、肾靶器官保护的认识不断深入，高血压的诊断标准也在不断调整，目前认为同一血压水平的病人发生心血管病的危险不同，因此有了血压分层的概念，即发生心血管病危险度不同的病人，适宜血压水平应有不同。血压值和危险因素评估是诊断和制定高血压治疗方案的主要依据，不同病人高血压管理的目标不同，医生面对病人时在参考标准的基础上，根据其具体情况判断该病人最合适的血压范围，采用针对性的治疗措施。在改善生活方式的基础上，推荐使用 24 小时长效降压药物控制血压。除评估诊室血压外，病人还应注意家庭清晨血压的监测和管理，以控制血压，降低心脑血管事件的发生率。

（二）病因

高血压发病和很多因素有关，其中最重要的有以下几个方面：

遗传因素引起高血压病发病的作用已被公认，目前普遍认为遗传是成人高血压的一个极强的决定因素，但动物研究与流行病学资料均表明遗传的作用可能是传递的，而不是决定性的。与遗传易感性相互作用的环境因素也是成年人高血压的重要影响因素。

研究表明，血压与身体重量之间、高血压与肥胖之间显著相关。患病率与人群肥胖程度和精神压力呈正相关，与体力活动水平呈负相关。研究显示：减重 10Kg 可使收缩压下降 5～20mmHg。

研究认为，摄入过多的钠盐可使血压升高，而膳食中有充足的钾、钙、优质蛋白质可防止血压升高。在微量元素方面，已知有几种金属，如铅、汞和镉可升高血压，其中镉已被当作人群中影响血压的一种可能决定因素。

吸烟是公认的心脑血管疾病发生的重要危险因素，直接或间接影响高血压病人的生存质量。我国 10 组队列人群前瞻性研究表明，吸烟者冠心病发病的相对危险比不吸烟者增高 2 倍，缺血性卒中危险增高 1 倍，癌症死亡危险增高 45%，总死亡危险增高 21%。据报道，少量饮酒对血压无急性作用，但收缩压、舒张压与饮酒及饮酒量之间呈显著正相关，说明酒精是血压升高的相关因素。

自从 1960 年中期以来，口服避孕药已在全球广泛应用，实际上所有服用避孕药的妇女血压均有升高，并随服用的时间而趋向增加，其中 35 岁以上的妇女口服避孕药的升压作用较年轻妇女更易出现，但停用后血压往往会降至正常。

在国内，以拉萨的藏族人患病率最高，其次是内蒙古锡盟蒙族人，而四川的凉山彝族人发病率最低。在种族方面，非洲籍黑种人的血压和高血压较生活在相似环境中的白人高而且常见。另据报道，日本人群高血压发病率也非常高，尤其是生活在北方的 Honshu 省的人群。

我国流行病学研究发现，城市高血压发病率高于农村，从事精神紧张度高的职业及脑力劳动者高血压发病率高。在发达国家，经济收入低和文化水平低的人群高血压发病率高于经济收入和文化水平高的人群。说明生活劳动紧张、劳动环境中的有害因素、心理精神因素等在高血压的发病中起一定的作用。

高血压患病率与年龄呈正比，女性更年期前患病率低于男性，更年期后高于男性。

（三）临床表现

高血压的症状因人而异。早期可能无症状或症状不明显，常见的是头晕、头痛、颈项板紧、疲劳、心悸等。仅仅会在劳累、精神紧张、情绪波动后发生血压升高，并在休息后恢复正常。随着病程延长，血压明显的持续升高，逐渐会出现各种症状。此时被称为缓进型高血压病。缓进型高血压病常见的临床症状有头痛、头晕、注意力不集中、记忆力减退、肢体麻木、夜尿增多、心悸、胸闷、乏力等。高血压的症状与血压水平有一定关联，多数症状在紧张或劳累后可加重，清晨活动后血压可迅速升高，出现清晨高血压，导致心脑血管事件多发生在清晨。

当血压突然升高到一定程度时甚至会出现剧烈头痛、呕吐、心悸、眩晕等症状，严重时会发生神志不清、抽搐，这就属于急进型高血压和高血压危重症，多会在短期内发生严重的心、脑、肾等器官的损害和病变，如中风、心梗、肾衰等。症状与血压升高的水平并无一致的关系。

继发性高血压的临床表现主要是有关原发病的症状和体征，高血压仅是其症状之一。继发性高血压病人的血压升高可具有其自身特点，如主动脉缩窄所致的高血压可仅限于上肢；嗜铬细胞瘤引起的血压增高呈阵发性。

（四）治疗

高血压治疗的主要目标是血压达标，降压治疗的最终目的是最大限度地减少高血压病人心、脑血管病的发生率和死亡率。降压治疗应该确立血压控制目标值。另一方面，高血压常常与其他心、脑血管病的危险因素合并存在，例如高胆固醇血症、肥胖、糖尿病等，协同加重心血管疾病危险，治疗措施应该是综合性的。不同人群的降压目标不同，一般病人的降压目标为140/90 mmHg以下，对合并糖尿病或肾病等高危病人，应酌情降至更低。对所有病人，不管其他时段的血压是否高于正常值，均应注意清晨血压的监测，有研究显示半数以上诊室血压达标的病人，其清晨血压并未达标。

改善生活行为：①减轻并控制体重。②减少钠盐摄入。③补充钙和钾盐。④减少脂肪摄入。⑤增加运动。⑥戒烟、限制饮酒。⑦减轻精神压力，保持心理平衡。

血压控制标准个体化：由于病因不同，高血压发病机制不尽相同，临床用药分别对待，选择最合适药物和剂量，以获得最佳疗效。

多重心血管危险因素协同控制：降压治疗后尽管血压控制在正常范围，血压升高以外的多种危险因素依然对预后产生重要影响。

降压药物治疗：对检出的高血压病人，应使用推荐的起始与维持治疗的降压药物，特别是每日给药 1 次能控制 24 小时并达标的药物，具体应遵循 4 项原则，即小剂量开始，优先选择长效制剂，联合用药及个体化。

降压药物种类：①利尿药。②β受体阻滞剂。③钙通道阻滞剂。④血管紧张素转换酶抑制剂。⑤血管紧张素Ⅱ受体阻滞剂。

应根据病人的危险因素、靶器官损害及合并临床疾病的情况，选择单一用药或联合用药。选择降压药物的原则如下：使用半衰期 24 小时以及以上、每日一次服药能够控制 24 小时的血压药物，如氨氯地平等，避免因治疗方案选择不当导致的医源性清晨血压控制不佳；使用安全、可长期坚持并能够控制每一个 24 小时血压的药物，提高病人的治疗依从性；使用心脑获益临床试验证据充分并可真正降低长期心脑血管事件的药物，减少心脑血管事件，改善高血压病人的生存质量。

大多数无并发症或合并症病人可以单独或者联合使用噻嗪类利尿剂、β受体阻滞剂等。治疗应从小剂量开始，逐步递增剂量。临床实际使用时，病人心血管危险因素状况、靶器官损害、并发症、合并症、降压疗效、不良反应等，都会影响降压药的选择。2 级高血压病人在开始时就可以采用两种降压药物联合治疗。

（五）护理

高血压病分为原发性和继发性两种，发病与高级精神活动紊乱有关，再加遗传易患性与环境因素存在，都可引发此病。高血压可能在身体发生其他疾病时合并出现，但绝大部分的病人在第一次被诊断出高血压时，是没有其他疾病存在的，此种原发性的高血压病人，病因不明，但研究发现，家族有高血压病史、年龄大于50岁、肥胖、饮食过咸造成钠离子摄入过多、过度抽烟饮酒、情绪紧张、过劳等因素共同作用，造成血压调节失常，外周血管阻力增高，心排血量和血容量增加而导致高血压。

1.心理护理

病人多表现有易激动、焦虑及抑郁等心理特点，而精神紧张、情绪激动、不良刺激等因素均与本病密切相关。因此，对待病人应耐心、亲切、和蔼、周到。根据病人特点，有针对性地进行心理疏导。同时，让病人了解控制血压的重要性，帮助病人训练自我控制的能力，参与自身治疗护理方案的制订和实施，指导病人坚持服药，定期复查。

2.饮食护理

应选用低盐、低热能、低脂、低胆固醇的清淡易消化饮食。鼓励病人多食水果和含有多种维生素的蔬菜，有一定的降脂作用，具有抗动脉粥样硬化。戒烟、控制饮酒、咖啡、浓茶等刺激性饮料对降压以及心血管危险有明显效果。对服用排钾利尿剂的病人应注意补充含钾高的食物如蘑菇、香蕉、橘子等。高血压病人应避免摄取钠、胆固醇、酒精过高的食物，罐头、腌制品、蛋黄、动物内脏、动物性脂肪要避免摄食。可多摄取多元不饱和脂肪酸，如新鲜鱼肉，对血压控制及日后冠状动脉粥状硬化有帮助。

3.增加用药的观察

高血压常用药，如利尿剂、β受体阻滞剂血管紧张素转氨酶抑制剂、钙拮抗剂和α受体阻滞剂。利尿剂已广泛应用于一线高血压治疗，但在特殊病号，如颅压增高者，大剂量时可产生各种代谢方面的不良反应，主要是低钾，糖耐量降低，室性异位搏动和阳痿。小剂量利尿剂，不仅对降低增高的血压，而且对减少心血管疾病的发病率和死亡率仍有效，利尿剂常与保钾药物或血管紧张素转氨酶抑制剂联合应用，可以防低血钾，密切观察水电解质情况，监测血压及心率、心律。血管紧张素转氨酶抑制剂如开搏通、能有效降低血压，多数病人都能很好耐受，而且不会产生任何代谢副作用。但由于个体差异有个别病人常出现着持续性咳，停药后自行缓解。因为血管紧张素转氨酶抑制剂可激肽和前列腺素对肺血管的刺激产生干咳。钙拮抗剂如心痛定（硝苯地平）、尼群地平。钙拮抗剂能安定有效地降压。不良反应包括心动过速、头痛和面色潮红、踝部水肿、便秘。临床观察发现晚服硝苯地平剂量增加时，可出现多尿、口渴、停药后自行缓解，根据药理作用，由于钙离子拮抗剂可引起肾血流量增多，使大部分水钠丢失。所以轻度高血压一般以早晚后服药，以减少夜尿增多，影响睡眠。

4.健康教育

增加体育活动。规律的锻炼对高血压的预防和治疗有益。根据病情与体质状况进行适量、有益的体育锻炼，运动内容以快步行走（80～

100 步/min）慢跑（110～130 步/min）、太极拳，骑脚踏车、游泳、慢步或爬楼梯为主，应避免从事会使血压上升的等长收缩运动，如举重、划船。养成从事规律有氧运动的习惯，每周约 3～5 次，每次 30～45 min. 运动应采渐进方式进行，若有头晕、呼吸急促、胸闷情形应立即停止运动与医师联络。

减轻体重有助血压控制。血压增高与体重增加密切相关。肥胖容易发生高血压，肥胖者应限制热能摄入，控制体重在理想体重的 15% 以内。有些降压药可引起水钠潴留。因此，需每日测体重，准确记录出入量，观察水肿情况，注意保持出入量的平衡。

虽然吸烟饮酒与高血压没有关系，但它是一个主要的心血管的危险因素。吸烟饮酒的高血压病人脑卒中和冠心病的发病率是不吸烟饮酒者的 2～3 倍，戒烟戒酒能减少这种危象。

定期测量血压，掌握血压变化规律。对血压持续增高的病人，应每日测量血压 2 次以晨测和傍晚测，并做好记录，必要时测立、坐、卧位血压，掌握血压变化规律。如血压波动过大，要警惕脑出血的发生。如在血压急剧增高的同时，出现头痛、视物模糊、恶心、呕吐、抽搐等症状，应考虑高血压脑病的发生医学教育|网整理。如出现端坐呼吸、喘憋、发绀、咳粉红色泡沫痰等，应考虑急性左心衰竭的发生。出现上述各种表现时均应立即报告医生进行紧急救治。坚持服药，不得随意停药，血压基本稳定者，应在医生指导下调整药量。同时，记录血压波动情况重度应根据病情以及医嘱执行监测血压、心律、心率、减少高血压对心血管的危险因素。高血压是心血管疾病死亡的主要危

险因素之一，所以在日常护理中要做好以上几个要点，提高护理质量才能达到预期效果。

二、冠心病

（一）疾病概述

冠状动脉粥样硬化性心脏病是冠状动脉血管发生动脉粥样硬化病变而引起血管腔狭窄或阻塞，造成心肌缺血、缺氧或坏死而导致的心脏病，常常被称为“冠心病”。但是冠心病的范围可能更广泛，还包括炎症、栓塞等导致管腔狭窄或闭塞。世界卫生组织将冠心病分为5大类：无症状心肌缺血（隐匿性冠心病）、心绞痛、心肌梗死、缺血性心力衰竭（缺血性心脏病）和猝死5种临床类型。临床中常常分为稳定性冠心病和急性冠状动脉综合征。

（二）病因

冠心病的危险因素包括可改变的危险因素和不可改变的危险因素。了解并干预危险因素有助于冠心病的防治。

可改变的危险因素有：高血压，血脂异常（总胆固醇过高或低密度脂蛋白胆固醇过高、甘油三酯过高、高密度脂蛋白胆固醇过低）、超重/肥胖、高血糖/糖尿病，不良生活方式包括吸烟、不合理膳食（高脂肪、高胆固醇、高热量等）、缺少体力活动、过量饮酒，以及社会心理因素。不可改变的危险因素有：性别、年龄、家族史。此外，与感染有关，如巨细胞病毒、肺炎衣原体、幽门螺杆菌等。

冠心病的发作常常与季节变化、情绪激动、体力活动增加、饱食、大量吸烟和饮酒等有关。

（三）临床表现

因体力活动、情绪激动等诱发，突感心前区疼痛，多为发作性绞痛或压榨痛，也可为憋闷感。疼痛从胸骨后或心前区开始，向上放射至左肩、臂，甚至小指和无名指，休息或含服硝酸甘油可缓解。胸痛放散的部位也可涉及颈部、下颌、牙齿、腹部等。胸痛也可出现在安静状态下或夜间，由冠脉痉挛所致，也称变异型心绞痛。如胸痛性质发生变化，如新近出现的进行性胸痛，痛阈逐步下降，以至稍事体力活动或情绪激动甚至休息或熟睡时亦可发作。疼痛逐渐加剧、变频，持续时间延长，祛除诱因或含服硝酸甘油不能缓解，此时往往怀疑不稳定心绞痛。发生心肌梗死时胸痛剧烈，持续时间长（常常超过半小时），硝酸甘油不能缓解，并可有恶心、呕吐、出汗、发热，甚至发绀、血压下降、休克、心衰。

一部分病人的症状并不典型，仅仅表现为心前区不适、心悸或乏力，或以胃肠道症状为主。某些病人可能没有疼痛，如老年人和糖尿病病人。

猝死：约有 1/3 的病人首次发作冠心病表现为猝死。可伴有全身症状，合并心力衰竭的病人可出现。

（四）治疗

冠心病的治疗包括：①生活习惯改变：戒烟限酒，低脂低盐饮食，适当体育锻炼，控制体重等；②药物治疗：抗血栓（抗血小板、抗凝），减轻心肌氧耗（β受体阻滞剂），缓解心绞痛（硝酸酯类），调脂稳定斑块（他汀类调脂药）；③血运重建治疗：包括介入治疗（血管内球囊扩张成形术和支架植入术）和外科冠状动脉旁路移植术。药物治疗是所有治疗的基础。介入和外科手术治疗后也要坚持长期的标准药物治疗。对同一病人来说，处于疾病的某一个阶段时可用药物理想地控制，而在另一阶段时单用药物治疗效果往往不佳，需要将药物与介入治疗或外科手术合用。

（五）护理

无论是心绞痛还是心肌梗死，病人首先应立即停止一切活动，坐下或卧床休息，禁止奔走呼救或步行去医院。如在室外，应原地蹲下休息。因为静止可以减少心脏的负荷，从而减少心肌耗氧量，延缓心肌细胞因缺氧而坏死。同时，精神应放松，不要过分紧张。如在冬季野外发病时应注意保暖。顺畅、有效的呼吸对冠心病急性发作的病人尤为重要。应该立即开窗通风，保持室内空气新鲜。同时解开病人衣领，及时清除其口腔内的呕吐物，以免误吸造成气道阻塞。家属还应不断安慰病人，避免过度紧张造成气道痉挛，引起窒息。有条件可立即经鼻给氧。有冠心病病史者应常备急救药物。一旦心绞痛发作，可立即舌下含服硝酸甘油 1 片，约在 1～2 分钟内就能奏效，作用持续约半小时。或含服消心痛 1～2 片，一般 5 分钟奏效，持续作用 2 小时。心绞痛的发作，一般在休息及服用硝酸甘油后几分钟即可缓解；如不然，则要考虑心肌梗死的可能。此时硝酸甘油片可增至每 3～5 分钟用 1 次，或口服冠心苏合丸。一些针对冠心病急性发作的喷雾制剂（如硝酸异山梨酯气雾剂）也可在短时间内起效。如病人烦躁不安，可让其口服1片安定，也可指掐或针刺内关（位于腕横纹上2寸，相当于其本人3横指处，在两筋之间取穴）等穴位。当然，在进行上述处理的同时，应迅速向急救中心呼救。

三、心力衰竭

（一）疾病概述

心力衰竭（heart failure）简称心衰，是指由于心脏的收缩功能和（或）舒张功能发生障碍，不能将静脉回心血量充分排出心脏，导致静脉系统血液淤积，动脉系统血液灌注不足，从而引起心脏循环障碍症候群，此种障碍症候群集中表现为肺淤血、腔静脉淤血。心力衰竭并不是一个独立的疾病，而是心脏疾病发展的终末阶段。其中绝大多数的心力衰竭都是以左心衰竭开始的，即首先表现为肺循环淤血。

（二）病因

几乎所有的心血管疾病最终都会导致心力衰竭的发生，心肌梗死、心肌病、血流动力学负荷过重、炎症等任何原因引起的心肌损伤，均可造成心肌结构和功能的变化，最后导致心室泵血和（或）充盈功能低下。

在基础性心脏病的基础上，一些因素可诱发心力衰竭的发生。常见的心力衰竭诱因如下：

感染：如呼吸道感染，风湿活动等。

严重心律失常：特别是快速性心律失常如心房颤动，阵发性心动过速等。

心脏负荷加大：妊娠、分娩、过多过快的输液、过多摄入钠盐等导致心脏负荷增加。

药物作用：如洋地黄中毒或不恰当的停用洋地黄。

不当活动及情绪：过度的体力活动和情绪激动。

其他疾病：如肺栓塞、贫血、乳头肌功能不全等。

（三）临床表现

急性心力衰竭的早期表现：左心功能降低的早期征兆为心功能正常者出现疲乏、运动耐力明显减低、心率增加 15～20 次/分，继而出现劳力性呼吸困难、夜间阵发性呼吸困难、高枕睡眠等；检查可见左心室增大、舒张早期或中期奔马律、两肺底部有湿啰音、干啰音和哮鸣音。急性肺水肿：起病急，病情可迅速发展至危重状态。突发的严重呼吸困难、端坐呼吸、喘息不止、烦躁不安并有恐惧感，呼吸频率可达 30～50 次/分；频繁咳嗽并咯出大量粉红色泡沫样痰；心率快，心尖部常可闻及奔马律；两肺满布湿啰音和哮鸣音。心源性休克：低血压持续 30 分钟以上，收缩压降至 90mmHg 以下，或原有高血压的病人收缩压降低≥60mmHg。组织低灌注状态：①皮肤湿冷、苍白和发绀伴紫色条纹；②心动过速>110 次/分；③尿量明显减少（<20ml/h），甚至无尿；④意识障碍，常有烦躁不安、激动焦虑、恐惧和濒死感；收缩压低于 70mmHg，可出现抑制症状，逐渐发展至意识模糊甚至昏迷。血流动力学障碍 PCWP≥18mmHg，心脏排血指数（CI）≤36.7ml/s·m（≤2.2L/min·m）。代谢性酸中毒和低氧血症

慢性心力衰竭：左心衰的症状和体征，大多数左心衰病人是由于

运动耐力下降出现呼吸困难或乏力而就医，这些症状可在休息或运动时出现。同一病人可能存在多种疾病。

呼吸困难是左心衰最主要的症状，可表现为劳力性呼吸困难、端坐呼吸、阵发性夜间呼吸困难等多种形式。运动耐力下降、乏力为骨骼肌血供不足的表现。严重心力衰竭病人可出现陈-施呼吸，提示预后不良。查体除原有的心脏病体征外，还可发现左心室增大、脉搏强弱交替，听诊可闻及肺部啰音。右心衰的症状和体征主要表现为慢性持续性淤血引起的各脏器功能改变，病人可出现腹部或腿部水肿，并以此为首要或惟一症状而就医，运动耐量损害是逐渐发生的，可能未引起病人注意，除非仔细寻问日常生活能力发生的变化。查体除原有的心脏病体征外，还可发现心脏增大、颈静脉充盈、肝大和压痛、发绀、下垂性水肿和胸腹水等。舒张性心力衰竭的症状和体征，舒张性心力衰竭是指在心室收缩功能正常的情况下（LVEF>40%～50%），心室松弛性和顺应性减低使心室充盈量减少和充盈压升高，导致肺循环和体循环淤血。初期症状不明显，随着病情发展可出现运动耐力下降、气促、肺水肿。

（四）治疗

急性心力衰竭一旦确诊，应按规范治疗。初始治疗为经面罩或鼻导管吸氧；吗啡、袢利尿剂、强心剂等经静脉给予。使病人取坐位或半卧位，两腿下垂，减少下肢静脉回流。病情仍不缓解者应根据收缩压和肺淤血状况选择应用血管活性药物，如正性肌力药、血管扩张药和血管收缩药等。病情严重、血压持续降低（<90mmHg）甚至心源性

休克者，应监测血流动力学，并采用主动脉内球囊反搏、机械通气支持、血液净化、心室机械辅助装置以及外科手术等各种非药物治疗方法。动态测定 BNP/NT-proBNP 有助于指导急性心衰的治疗，治疗后其水平仍高居不下者，提示预后差，应加强治疗；治疗后其水平降低且降幅>30%，提示治疗有效，预后好。控制和消除各种诱因，及时矫正基础心血管疾病。

慢性心力衰竭：慢性心衰的治疗已从利尿、强心、扩血管等短期血流动力学/药理学措施，转为以神经内分泌抑制剂为主的长期的、修复性的策略，目的是改变衰竭心脏的生物学性质。控制高血压、糖尿病等危险因素，使用抗血小板药物和他汀类调脂药物进行冠心病二级预防。消除心力衰竭诱因，控制感染，治疗心律失常，纠正贫血、电解质紊乱。根据病情调整利尿剂、硝酸酯和强心剂的用法用量。从小剂量增至目标剂量或病人能耐受的最大剂量。

病人应每天自测体重、血压、心率并登记。出院后每两周复诊一次，观察症状、体征并复查血液生化，调整药物种类和剂量。病情稳定 3 个月且药物达到最佳剂量后，每月复诊一次。

（五）护理

一般护理包括以下几项。

保证病人充分休息：应根据心功能情况决定活动和休息原则：心功能一级病人，可不限制活动，但应增加午休时间；轻度心力衰竭（心功能二级）病人，可起床稍事轻微活动，但需增加活动的间歇时间和睡眠时间；中度心力衰竭（心功能三级）病人，以卧床休息，限制活动量为宜；重度心力衰竭（心功能四级）病人，必须严格卧床休息，给予半卧位或坐位。对卧床病人应照顾其起居，方便病人的生活。病情好转后可逐渐增加活动量，以避免因长期卧床，而导致肌肉萎缩、静脉血栓形成、皮肤损伤、消化功能减退及精神变态等不良后果。

饮食：病人应摄取低热量饮食。病情好转后可适当补充热量和高营养。饮食以少盐、易消化清淡饮食为宜；选择富有维生素、钾、镁和含适量纤维素的食品；避免进食产气食物，加重呼吸困难；避免刺激性食物；宜少量多餐，根据血钾水平决定食物中含钾量。

保持大便通畅：是护理心力衰竭病人非常重要的措施。需训练床上排便习惯，饮食中增加膳食纤维，如发生便秘，应用小剂量缓泻剂和润肠剂，病情许可时扶病人坐起使用便器，并注意观察病人的心率、反应，以防发生意外。

吸氧：一般流量为2～4L/min，应观察吸氧后病人的呼吸频率、节律、深度的改变，随时评估呼吸困难改善的程度。

加强皮肤口腔护理：长期卧床病人应勤翻身，以防局部受压而发生皮肤破损。加强口腔护理，以防发生由于药物治疗引起菌群失调导致的口腔黏膜感染。

控制静脉补液速度：一般为每分钟1～1.5 ml（20～30滴）。

心理护理：常因严重缺氧而有濒死感，紧张和焦虑可使心率加快，加重心脏负担，应加强床旁监护，给予精神安慰及心理支持，减轻焦虑，以增加安全感。

同时注意观察病人的病情和及进行对症护理。注意早期心力衰竭的临床表现：一旦出现劳力性呼吸困难或夜间阵发性呼吸困难，心率增加、乏力、头昏、失眠、烦躁、尿量减少等症状，应及时与医师联系，并加强观察。如迅速发生极度烦躁不安、大汗淋漓、口唇青紫等表现，同时胸闷、咳嗽、呼吸困难。发绀、咯大量白色或粉红色泡沫痰，应警惕急性肺水肿发生，立即准备配合抢救。定期观测水电解质变化及酸碱平衡情况：低钾血症可出现乏力、腹胀、，心悸、心电图出现U波增高及心律失常，并可诱发洋地黄中毒。少数因肾功能减退，补钾过多而致高血钾，严重者可引起心脏骤停，低钠血症表现为乏力、食欲减退、恶心、呕吐、嗜睡等。

并发症预防和护理也应给予充分注意。呼吸道感染：室内空气流通，每日开窗通风两次，避免阵风，寒冷天气注意保暖，长期卧床者鼓励翻身，协助拍背，以防发生呼吸道感染和坠积性肺炎。

血栓形成：由于长期卧床，使用利尿剂引起的血液动力学改变，下肢静脉易形成血栓。应鼓励病人在床上活动下肢和作下肢肌肉收缩，协助病人作下肢肌肉按摩。用温水浸泡下肢以加速血液循环，减少静脉血栓形成。当病人肢体远端出现局部肿胀时，提示已发生静脉血栓，应及早与医师联系。

观察治疗药物反应，洋地黄类药物：洋地黄治疗有效的指标是心率减慢、呼吸困难缓解、水肿消退、体重减轻、尿量增加、情绪稳定等。给洋地黄类药物前应询问病人有无恶心、呕吐，并听心率，如心率低于每分钟60次或节律发生变化（如由原来规则变为不规则，或由不规则突然变为规则），应考虑洋地黄中毒可能，立即停药，同时与医师联系，采取相应处理措施。扩血管药物：静脉滴注速度过快可引起血压骤降甚至休克，用药过程中，尤其是刚开始使用扩血管药物时，须监测血压变化，注意根据血压调节滴速。如血压下降超过原有血压的20%或心率增加20次/min应停药，嘱咐病人起床和改变体位时，动作宜缓慢，以防发生低血压反应。利尿剂：持续大量应用利尿剂可致血液动力学改变和电解质紊乱，注意水电解质变化和酸碱平衡情况。过度利尿可致循环血容量减少、血液粘滞度升高，使易于发生静脉血栓；排钾利尿剂可致低钾、低钠、低氯，应与保钾利尿剂同时使用。或在利尿时补充氯化钾，防止低钾血症诱发洋地黄中毒和心律失常，低钾时病人出现乏力、腹胀、心悸、心电图出现u波增高及心律失常；保钾利尿剂可引起高血钾，诱发心律失常甚至心跳骤停，故肾功能不全的病人应慎用；低钠时病人出现疲倦乏力、食欲减退、尿量减少、表情淡漠等。故利尿剂应间断使用，并定期测量体重、记录每日出入量。

四、肺心病

（一）疾病概述

肺源性心脏病（简称肺心病）主要是由于支气管-肺组织或肺动脉血管病变所致肺动脉高压引起的心脏病。根据起病缓急和病程长短，可分为急性和慢性两类。临床上以后者多见。本病发展缓慢，临床上除原有肺、胸疾病的各种症状和体征外，主要是逐步出现肺、心功能衰竭以及其他器官损害的征象。

（二）病因

支气管、肺疾病：以慢支并发阻塞性肺气肿最为多见，其次为支气管哮喘、支气管扩张、重症肺结核、尘肺、慢性弥漫性肺间质纤维化、结节病、过敏性肺泡炎、嗜酸性肉芽肿等。

胸廓运动障碍性疾病：较少见，严重的脊椎后、侧凸、脊椎结核、类风湿性关节炎、胸膜广泛粘连及胸廓形成术后造成的严重胸廓或脊椎畸形，以及神经肌肉疾患如脊髓灰质炎。

肺血管疾病：罕见。累及肺动脉的过敏性肉芽肿病，广泛或反复发生的多发性肺小动脉栓塞及肺小动脉炎，以及原因不明的原发性肺动脉高压症，发展成肺心病。

（三）临床表现

慢性肺源性心脏病是由于慢性支气管、肺、胸廓或肺动脉血管慢性病变所致的肺循环阻力增加、肺动脉高压、进而使右心肥厚、扩大，伴或不伴右心功能衰竭的心脏病。急性肺源性心脏病主要是由肺动脉主干或其主要分支突然栓塞，肺循环大部受阻，以致肺动脉压急剧增高、急性右心室扩张和右心室功能衰竭的心脏病。按其功能的代偿期与失代偿期进行分述。

肺、心功能代偿期（包括缓解期）：此期主要是慢性阻塞性肺疾病（简称慢阻肺）的表现。慢性咳嗽、咳痰、气急，活动后心悸、呼吸困难、乏力和劳动耐力下降。体检可有明显肺气肿征，听诊呼吸音减弱，偶有干、湿性啰音，下肢轻微水肿，下午明显，次晨消失。心浊音界常因肺气肿而不易叩出。心音遥远，但肺动脉瓣区可有第二心音亢进，提示有肺动脉高压。三尖瓣区出现收缩期杂音或剑突下示心脏搏动，多提示有右心肥厚、扩大。部分病例因肺气肿使胸膜腔内压升高，阻碍腔静脉回流，可见颈静脉充盈。又因膈下降，使肝上界及下缘明显地下移。

肺、心功能失代偿期（包括急性加重期）：本期临床主要表现以呼吸衰竭为主，有或无心力衰竭。

（四）治疗

急性加重期的治疗措施包括以下几类。控制感染：参考痰菌培养及药物敏感试验选择抗生素。常用的有青霉素类、氨基糖甙类、喹诺酮类及头孢类抗生素。原则上选用窄谱抗生素为主，选用广谱抗生素时必须注意可能的继发真菌感染。氧疗：通畅呼吸道，纠正缺氧和二氧化碳潴留。控制心力衰竭：肺心病病人一般在积极控制感染，改善呼吸功能后心力衰竭便能得到改善。病人尿量增多，水肿消退，肿大的肝缩小、压痛消失。不需加用利尿剂，但对治疗后无效的较重病人可适当选用利尿、强心或血管扩张药。控制心律失常：一般心律失常经过治疗肺心病的感染、缺氧后可自行消失。如果持续存在可根据心律失常的类型选用药物。

缓解期：采用中西药结合的综合措施，目的是增强病人的免疫功能，去除诱发因素，减少或避免急性加重期的发生，逐渐使肺、心功能得到部分恢复。

（五）护理

保持环境安静、空气新鲜维持适当温湿度，有计划地进行护理治疗活动，以减少不必要的干扰。注意休息，必要时绝对卧床休息，予半坐卧位，经常更换体位，给予持续低流量吸氧，必要时可通过面罩或呼吸机给氧，定时监测血气分析。遵医嘱正确使用抗感染、强心利尿、祛痰平喘、营养支持等药物，观察疗效和副作用。给予清淡易消化富含营养、高维生素饮食、少量多餐，保持大便通畅。水肿的病人应限制水、盐摄入，抬高下肢，做好皮肤护理，避免长时间受压；准确记录24小时出入量，严密控制输液速度和输液量。保持呼吸道通畅，促进排痰，做好翻身拍背，雾化，必要时吸痰。保持口腔清洁，促进食欲，预防口腔并发症。病人烦躁不安时要警惕呼吸衰竭、电解质紊乱等，切勿随意使用安眠、镇静剂以免诱发或加重肺性脑病。指导病人有效咳嗽和使用呼吸技巧，以增加肺活量，恢复肺功能。

五、心律失常

（一）疾病概述

心律失常（arrhythmia）是由于窦房结激动异常或激动产生于窦房结以外，激动的传导缓慢、阻滞或经异常通道传导，即心脏活动的起源和（或）传导障碍导致心脏搏动的频率和（或）节律异常。心律失常是心血管疾病中重要的一组疾病。它可单独发病，亦可与其他心血管病伴发。其预后与心律失常的病因、诱因、演变趋势、是否导致严重血流动力障碍有关，可突然发作而致猝死，亦可持续累及心脏而致其衰竭。

（二）病因

遗传性心律失常多为基因通道突变所致，如长 QT 综合征、短 QT 综合征、Brugada 综合征等。

后天获得性心律失常可见于各种器质性心脏病，其中以冠状动脉粥样硬化性心脏病（简称冠心病），心肌病，心肌炎和风湿性心脏病（简称风心病）为多见，尤其在发生心力衰竭或急性心肌梗死时。发生在基本健康者或植物神经功能失调病人中的心律失常也不少见。其他病因尚有电解质或内分泌失调，麻醉，低温，胸腔或心脏手术，药物作用和中枢神经系统疾病等，部分病因不明。

（三）临床表现

心律失常的血液动力学改变的临床表现主要取决于心律失常的性质，类型，心功能及对血液动力学影响的程度，如轻度的窦性心动过缓，窦性心律不齐，偶发的房性期前收缩，一度房室传导阻滞等对血液动力学影响甚小，故无明显的临床表现，较严重的心律失常，如病窦综合征，快速心房颤动，阵发性室上性心动过速，持续性室性心动过速等，可引起心悸，胸闷，头晕，低血压，出汗，严重者可出现晕厥，阿-斯综合征，甚至猝死，由于心律失常的类型不同，临床表现各异，主要有以下几种表现。

冠状动脉供血不足的表现：各种心律失常均可引起冠状动脉血流量降低，各种心律失常虽然可以引起冠状动脉血流降低，但较少引起心肌缺血，然而，对有冠心病的病人，各种心律失常都可以诱发或加重心肌缺血，主要表现为心绞痛，气短，周围血管衰竭，急性心力衰竭，急性心肌梗死等。

脑动脉供血不足的表现：不同的心律失常对脑血流量的影响也不同。脑血管正常者，上述血流动力学的障碍不致造成严重后果，倘若脑血管发生病变时，则足以导致脑供血不足，其表现为头晕，乏力，视物模糊，暂时性全盲，甚至于失语、瘫痪、抽搐、昏迷等一过性或永久性的脑损害表现。

肾动脉供血不足的表现：心律失常发生后，肾血流量也发生不同的减少，临床表现有少尿，蛋白尿，氮质血症等。

肠系膜动脉供血不足的表现：快速心律失常时，血流量降低，肠系膜动脉痉挛，可产生胃肠道缺血的临床表现，如腹胀，腹痛，腹泻，甚至发生出血，溃疡或麻痹。

心功能不全的表现：主要为咳嗽，呼吸困难，倦怠，乏力等。

（四）治疗

应根据心律失常病人的症状、心律失常的类型及其对血液动力学的影响，来判断是否需要治疗。通常包括发作时心律失常的控制、去除病因病灶、改良基质、预防复发等几个方面。治疗方法上可分为非药物治疗和药物治疗。

非药物治疗方法包括压迫眼球、按摩颈动脉窦、捏鼻用力呼气和屏气等反射性兴奋迷走神经的方法；电复律、电除颤、心脏起搏器植入和消融术等电学治疗方法；外科手术等。反射性兴奋迷走神经方法可用于终止多数阵发性室上性心动过速，可在药物治疗前或同时采用；电复律和电除颤分别用于终止异位快速心律失常发作和心室扑动、心室颤动；心脏起搏器多用于治疗窦房结功能障碍、房室传导阻滞等缓慢性心律失常；导管消融术可以根治多种室上性心动过速，如预激综合征、房室折返性心动过速等；外科手术治疗目前主要是用于治疗房颤合并其他心脏病需要开胸手术者。

常用抗心律失常药物：现临床应用的抗心律失常药物已近 50 余种，至今还没有统一的分类标准。大多数学者同意根据药物对心脏的不同作用原理将抗心律失常药物分以下四类，以指导临床合理用药，其中Ⅰ类药又分为 A、B、C 三个亚类。

Ⅰ类即钠通道阻滞药。①ⅠA 类适度阻滞钠通道，属此类的有奎尼丁等药。②ⅠB 类轻度阻滞钠通道，属此类的有利多卡因等药。③ⅠC 类明显阻滞钠通道，属此类的有普罗帕酮等药。Ⅱ类为β肾上腺素受体阻断药，因阻断β受体而有效，代表性药物为普萘洛尔。Ⅲ类是选择地延长复极过程的药物，属此类的有胺碘酮。Ⅳ类即钙通道阻滞剂。它们阻滞钙通道而抑制 Ca 内流，代表性药有维拉帕米。

长期服用抗心律失常药均有不同程度的副作用，严重的可引起室性心律失常或心脏传导阻滞而致命。因此，临床应用时应严格掌握适应证，注意不良反应，以便随时应急。

第三节 消化系统疾病护理

一、胃溃疡

（一）疾病概述

溃疡病或消化性溃疡是一种常见的消化道疾病，可发生于食管、胃或十二指肠，也可发生于胃-空肠吻合口附近或含有胃黏膜的Meckel憩室内，因为胃溃疡和十二指肠溃疡最常见，故一般所谓的消化性溃疡是指胃溃疡和十二指肠溃疡。它之所以称之为消化性溃疡，是因为既往认为胃溃疡和十二指肠溃疡是由于胃酸和胃蛋白酶对黏膜自身消化所形成的，事实上胃酸和胃蛋白酶只是溃疡形成的主要原因之一，还有其他原因可以形成消化性溃疡。由于胃溃疡和十二指肠溃疡的病因和临床症状有许多相似之处，有时难以区分是胃溃疡还是十二指肠溃疡，因此往往诊断为消化性溃疡，或胃、十二指肠溃疡。如果能明确溃疡在胃或十二指肠，那就可直接诊断为胃溃疡或十二指肠溃疡。

（二）病因

胃溃疡大出血是因溃疡基底血管被侵蚀破坏所致，大多为动脉出血。大出血的溃疡一般位于胃小弯或十二指肠后壁，因此胃溃疡出血的来源常为胃左、右动脉的分支或肝胃韧带内的血管，而十二指肠溃疡（duodenal ulcer，DU）出血多来自胰十二指肠上动脉或胃十二指肠动脉附近的血管。

（三）临床表现

上腹部疼痛是本病的主要症状。多位于上腹部，也可出现在左上腹部或胸骨、剑突后。常呈隐痛、钝痛、胀痛、烧灼样痛。胃溃疡的疼痛多在餐后 1 小时内出现，经 1～2 小时后逐渐缓解，直至下餐进食后再复现上述节律。部分病人可无症状，或以出血、穿孔等并发症作为首发症状。

（四）治疗

首先应用减少损害因素的药物：如制酸剂、抗胆碱能药物、H2 受体拮抗药、丙谷胺、前列腺素 E2 的合成剂及奥美拉唑等，同时给予胃黏膜保护的药物：如硫糖铝、铋剂、甘珀酸（生胃酮）等以及抗生素的应用。彻底根除 Hp，因为目前认为 Hp 感染与本病有一定关系，所以要积极治疗。

胃溃疡引起的上消化道出血可表现为呕血或便血。应立即到医院就诊。止血措施主要有：①H2-受体拮抗剂或质子泵抑制剂（PPI），提高并维持胃内 pH 值；②内镜下止血；③手术治疗；④介入治疗。

（五）护理

1.必须坚持长期服药

由于胃溃疡是个慢性病，且易复发，要使其完全愈合，必须坚持长期服药。切不可症状稍有好转，便骤然停药，也不可朝三暮四，服用某种药物刚过几天，见病状未改善，又换另一种药。一般来说，一个疗程要服药 4～6 周，疼痛缓解后还得巩固治疗 1～3 个月，甚至更长时间。

2.避免精神紧张

胃溃疡是一种典型的心身疾病，心理因素对胃溃疡影响很大。精神紧张、情绪激动，或过分忧虑对大脑皮层产生不良的刺激，使得丘脑下中枢的调节作用减弱或丧失，引起植物神经功能紊乱，不利于食物的消化和溃疡的愈合。保持轻松愉快的心境，是治愈胃溃疡的关键。

3.讲究生活规律

注意气候变化：胃溃疡病人生活要有一定规律，不可过分疲劳，劳累过度不但会影响食物的消化，还会妨碍溃疡的愈合。溃疡病人一定要注意休息，生活起居要有规律。溃疡病发作与气候变化有一定的关系，因此溃疡病人必须注意气候变化，根据节气冷暖，及时添减衣被。

4.注意饮食卫生

不注意饮食卫生、偏食、姚食、饥饱失度或过量进食冷饮冷食，或嗜好辣椒、浓茶、咖啡等刺激性食物，均可导致胃肠消化功能紊乱，不利于溃疡的愈合。注意饮食卫生，做到一日三餐定时定量，饥饱适中，细嚼慢咽，是促进胃溃疡愈合的良好习惯。

5.避免服用对胃粘膜有损害的药物

有些药物对胃粘膜有刺激作用，可加重胃溃疡的病情，应尽量避免使用。如果因疾病需要非得要服用，或向医生说明，改用他药，或遵医嘱，配合些其他辅助药物，或放在饭后服用，减少对胃的不良反应。

6.消除细菌感染病因

以往认为胃溃疡与胃液消化作用有关，与神经内分泌机能失调有关，因而传统疗法是，制酸、解痛、止痛。近年据有关学者研究发现，有些胃溃疡是由细菌感染引起的，最常见的是幽门螺杆菌。这类病人必须采用抗生素治疗。

二、十二指肠溃疡

（一）疾病概述

十二指肠溃疡是我国人群中常见病、多发病之一，是消化性溃疡的常见类型。好发于气候变化较大的冬春两季。男性发病率明显高于女性。与胃酸分泌异常、幽门螺杆菌（H.pylori）感染、非甾体抗炎药（NSAID）、生活及饮食不规律、工作及外界压力、吸烟、饮酒以及精神心理因素密切相关。十二指肠溃疡多发生在十二指肠球部（95%），以前壁居多，其次为后壁、下壁、上壁。

（二）病因

遗传基因：遗传因素对本病的易感性起到较重要的作用，病人家族发病率比一般人群高 2.6 倍。

胃酸分泌过多：胃酸是十二指肠溃疡发生的决定性因素。

十二指肠黏膜防御机制减弱：病人胃排空加速、抑制胃酸的作用减弱，使十二指肠球部腔内酸负荷量加大，造成黏膜损害致溃疡形成。

幽门螺杆菌感染：Marshall 和 Warren 因 1983 年成功培养出幽门螺杆菌（H.pylori），并提出其感染在消化性溃疡发病中起作用而获得

2005 年度诺贝尔医学奖。大量研究充分证明，幽门螺杆菌感染是消化性溃疡复发的重要原因，并形象地比喻为“无 pH（酸）无溃疡，无 HP 无复发”，但是确切的机制仍待进一步证实。

（三）临床表现

主要临床表现为上腹部疼痛，可为钝痛、灼痛、胀痛或剧痛，也可表现为仅在饥饿时隐痛不适。典型者表现为轻度或中度剑突下持续性疼痛，可被制酸剂或进食缓解。临床上约有 2/3 的疼痛呈节律性：早餐后 1～3 小时开始出现上腹痛，如不服药或进食则要持续至午餐后才缓解。食后 2～4 小时又痛，进餐后可缓解。约半数病人有午夜痛，病人常可痛醒。节律性疼痛大多持续几周，随着缓解数月，可反复发生。

（四）治疗

目标是控制症状，促进溃疡愈合，预防复发及避免并发症。目前最常用的药物分为以下几类：抑制胃酸分泌药是目前临床上主要有 H2 受体拮抗剂（H2-RA）及质子泵抑制剂（PPI）。PPI 促进溃疡愈合的速度较快、愈合率较高，是治疗十二指肠溃疡的首选用药。常用的 PPI 有奥美拉唑、泮托拉唑、兰索拉唑、雷贝拉唑、埃索美拉唑、艾普拉唑等。黏膜保护剂与抑制胃酸药联用可提高溃疡愈合质量，减少溃疡复发。促胃肠动力药主要用于出现恶心、呕吐、腹胀等症状的病人以促进胃肠排空，缓解症状。根除幽门螺杆菌等方面的治疗。

三、肝硬化

（一）疾病概述

肝硬化是临床常见的慢性进行性肝病，由一种或多种病因长期或反复作用形成的弥漫性肝损害。在我国大多数为肝炎后肝硬化，少部分为酒精性肝硬化和血吸虫性肝硬化。病理组织学上有广泛的肝细胞坏死、残存肝细胞结节性再生、结缔组织增生与纤维隔形成，导致肝小叶结构破坏和假小叶形成，肝脏逐渐变形、变硬而发展为肝硬化。早期由于肝脏代偿功能较强可无明显症状，后期则以肝功能损害和门脉高压为主要表现，并有多系统受累，晚期常出现上消化道出血、肝性脑病、继发感染、脾功能亢进、腹水、癌变等并发症。

（二）病因

引起肝硬化的病因很多，可分为病毒性肝炎肝硬化、酒精性肝硬化、代谢性肝硬化、胆汁淤积性肝硬化、肝静脉回流受阻性肝硬化、自身免疫性肝硬化、毒物和药物性肝硬化、营养不良性肝硬化、隐源性肝硬化等。

病毒性肝炎：目前在中国，病毒性肝炎尤其是慢性乙型、丙型肝炎，是引起门静脉性肝硬化的主要因素。

酒精中毒：长期大量酗酒，是引起肝硬化的因素之一。

营养障碍：多数学者承认营养不良可降低肝细胞对有毒和传染因素的抵抗力，而成为肝硬化的间接病因。

工业毒物或药物：长期或反复地接触含砷杀虫剂、四氯化碳、黄磷、氯仿等，或长期使用某些药物如双醋酚汀、异烟肼、辛可芬、四环素、氨甲蝶呤、甲基多巴，可产生中毒性或药物性肝炎，进而导致肝硬化。黄曲霉素也可使肝细胞发生中毒损害，引起肝硬化。

循环障碍：慢性充血性心力衰竭、慢性缩窄性心包炎可使肝内长期淤血缺氧，引起肝细胞坏死和纤维化，称淤血性肝硬化，也称为心源性肝硬化。

代谢障碍：如血色病和肝豆状核变性（亦称 Wilson 病）等。

胆汁淤积：肝外胆管阻塞或肝内胆汁淤积时高浓度的胆红素对肝细胞有损害作用，久之可发生肝硬化，肝内胆汁淤积所致者称原发胆汁性肝硬化，由肝外胆管阻塞所致者称继发性胆汁性肝硬化。

血吸虫病：血吸虫病时由于虫卵在汇管区刺激结缔组织增生成为血吸虫病性肝纤维化，可引起显著的门静脉高压，亦称为血吸虫病性肝硬化。

原因不明：部分肝硬化原因不明，称为隐源性肝硬化。

（三）临床表现

1.代偿期

症状较轻，缺乏特异性。有乏力、食欲减退、间歇性腹胀不适、恶心、上腹隐痛、轻微腹泻等，肝脾轻、中度肿大，质地偏硬，无显著压痛。

2.失代偿期

肝功能减退：①全身情况较差，有肝病面容、消瘦乏力、皮肤干枯、面色黝黑等；②消化道症状明显，有腹胀、恶心、呕吐，进食脂肪和蛋白质后易引起腹泻，可伴有黄疸；③有出血倾向和贫血。出血倾向的原因可能与毛细血管脆性增加、维生素K缺乏、凝血因子合成障碍、血小板质和量异常（脾功能亢进）等因素有关。④内分泌紊乱，因肝对雌激素及醛固酮灭活作用减弱导致，男性有性欲减退、睾丸萎缩、毛发脱落及乳房发育症，女性有月经失调、闭经、不孕等，可出现蜘蛛痣和肝掌；⑤继发性醛固酮增多和抗利尿激素增多，导致水钠潴留、尿量减少、腹水加重和浮肿；⑥电解质和酸碱平衡紊乱：常见低钠血症，低钾低氯血症及代谢性碱中毒。

门脉高压症：①脾肿大，晚期常伴有脾功能亢进，全血减少；②侧支循环的建立和开放，最重要的三支是：食管与胃底静脉曲张、腹壁静脉曲张以及痔静脉扩张；③腹水（部分病人可伴有胸水），系水钠过量潴留所致，与下列因素有关；肝门静脉压力增高；低蛋白血压；肝淋巴液生成过多；继发性醛固酮增多；抗利尿激素分泌增多；有效循环血容量不足。

肝触诊：肝大小程度不定，晚期可因肝细胞进行性坏死而缩小。

（四）治疗

肝硬化往往因并发症而死亡，上消化道出血为肝硬化最常见的并发症，而肝性脑病是肝硬化最常见的死亡原因。因此，肝硬化的治疗和预防原则是：合理膳食、平衡营养、改善肝功能、抗肝纤维化治疗、积极预防并发症。

（五）护理

肝硬化护理常规：评估病人有无引起肝硬化的病因，如有无病毒性肝炎、酒精中毒、胆汁淤积、循环障碍、接触工业毒物或药物等。

了解病人的饮食习惯和特殊嗜好。评估病人目前的症状和体征，如有无乏力、食欲不振、腹胀、恶心、呕吐、出血倾向、贫血、肝掌、蜘蛛痣、门静脉高压症表现。评估病人对疾病的心理反应和社会状况。

代偿期病人应适当减少活动，医学教育|网搜集整理从事轻劳力工作；失代偿病人以卧床休息为主。饮食以高热量、高蛋白质、维生素丰富而易消化的食物为宜。忌酒，避免进食粗糙、坚硬食物，禁用损害肝脏的药物。肝功能显著损害者、血氨偏高或有肝性脑病先兆者应限制或进食蛋白质；食管胃底静脉曲张者以软食为主；腹水明显者应限制钠盐，给予无盐或低盐饮食，宜（1.2～2.0）g/d，入水量限制1000ml/d 左右，如有显著低钠症，则应限制在 500ml/d 以内。腹水减退后，仍需限制钠的摄入。防止腹水的再次出现。

遵医嘱使用利尿药、保肝、提高血浆胶体渗透压等药，密切观察药物作用及副作用。

观察有无并发症的发生，如上消化道出血、自发性腹膜炎、肝性脑病、肝肾综合征等，以便及时做好抢救准备。

评估腹水的增减情况，协助做好腹水的治疗。放腹水治疗 1 次在4000～6000ml，不超过 10000ml，防止病人因放腹水过量而发生虚脱。

给予口腔和皮肤护理，腹泻病人保持肛门周围皮肤清洁并经常更换体位，预防压疮。

理解病人的情绪反应，给予心理安慰和支持，稳定病人情绪。

四、胰腺炎

（一）疾病概述

胰腺炎（pancreatitis），是由于各种刺激因素导致胰腺分泌多种消化溶解酶，从而引起胰腺及其周围组织“自身消化”的炎症病变，可分为急性和慢性两种。胰腺因胰蛋白酶的自身消化作用而引起的疾病。胰腺有水肿、充血，或出血、坏死。临床上出现腹痛、腹胀、恶心、呕吐、发热等症状。化验血和尿中淀粉酶含量升高等。在正常情况下，胰液在其腺体组织中含有无活性的胰酶原。胰液沿胰腺管道不断地经胆总管奥狄氏括约肌流入十二指肠，由于十二指肠内有胆汁存在，加上十二指肠壁黏膜分泌一种肠激酶，在二者的作用下，胰酶原开始转变成活性很强的消化酶。如果流出道受阻，排泄不畅，即可引起胰腺炎。

（二）病因

在正常情况下，胰液在其腺体组织中含有无活性的胰酶原。胰液沿胰腺管道不断地经胆总管奥狄氏括约肌流入十二指肠，由于十二指肠内有胆汁存在，加上十二指肠壁黏膜分泌一种肠激酶，在二者的作用下，胰酶原开始转变成活性很强的消化酶。如果流出道受阻，排泄不畅，即可引起胰腺炎。当奥狄氏括约肌痉挛或胆管内压力升高，如结石、肿瘤阻塞，胆汁会反流入胰管并进入胰腺组织，此时，胆汁内所含的卵磷脂被胰液内所含的卵磷脂酶 A 分解为溶血卵磷脂，可对胰腺产生毒害作用。或者胆道感染时，细菌可释放出激酶将胰酶激活，同样可变成能损害和溶解胰腺组织的活性物质。这些物质将胰液中所含的胰酶原转化成胰蛋白酶，此酶消化活性强，渗透入胰腺组织引起自身消化，亦可引起胰腺炎。

通常，胰腺炎是由胆石阻塞胰管或酗酒引起的。据统计，90%的慢性胰腺炎由酗酒引发。

胰腺炎也可能由某些药物引发（如醋氨酚、磺胺类药物、噻嗪类和速尿利尿类药物等），

因腹部损伤（如手术或外伤等）引发，因病毒性传染病（腮腺炎或肝炎等）引发，或因遗传性胰管异常引发。

（三）临床表现

1.急性胰腺炎

发作前多有暴饮暴食或胆道疾病史。急性胰腺炎可分为普通型和出血坏死型。出血坏死型较少见，但病情严重，死亡率高。

休克病人常出现休克症状如苍白、冷汗、脉细、血压下降等，引起休克的原因可有多种，如由于胰液外溢，刺激腹膜引起剧烈疼痛；胰腺组织及腹腔内出血；组织坏死，蛋白质分解引起的机体中毒等。休克严重者抢救不及时可以致死。

腹痛常位于中上腹部，有时向腰背部呈束带状放射，弯腰或前倾坐位可减轻；常突然发作于大量饮酒或饱餐后，程度不一，轻者为钝痛，重者多呈持续性绞痛。

多数病人起病即呕吐胃内容物，甚至呕吐胆汁，吐后腹痛并不缓解。

多数急性胰腺炎病人出现中度发热，一般持续3～5天。

病人有不同程度的脱水，频繁呕吐者可发生代谢性碱中毒，重症胰腺炎常伴有代谢性酸中毒、低钙血症、血糖升高、低血钾、低血镁。

2.慢性胰腺炎

腹痛多位于上腹部，弥散，可放射至背部、两肋，坐起或前倾有所缓解。

胰腺功能不全：不同程度的消化不良症状如腹胀、纳差、厌油、消瘦、脂肪泻等；半数病人因为内分泌功能障碍发生糖尿病。

轻度慢性胰腺炎很少有阳性体征，部分病例有上腹轻度压痛；晚期慢性胰腺炎因脂肪泻可有营养不良的表现；若急性发作，则可出现中至重度的上腹压痛。

（四）治疗

急性胰腺炎大多能完全康复，但发作时，病人应及时接受药物治疗及静脉注射。当胰腺炎发作时，切勿进食，因为食物会刺激胰腺分泌更多的消化酶。禁食可以减缓胰腺对消化酶的分泌从而有助于复原。必要时胰腺炎还需要手术治疗。比如，当胆结石不能从体内自然排除时，医生就会用内窥镜做逆行胆管造影术把结石取出。一般来说，手术切除胆囊也是必要的。

胰腺炎，特别是慢性胰腺炎，通常意味着病人酗酒。如果是这种情况，建议病人彻底戒酒。因为继续饮酒会造成对胰腺永久性的损害，包括形成疤痕及酶和激素分泌能力的下降。

人体需要适当的胰岛素浓度才能对碳水化合物进行有效的调节，而胰腺炎会引起胰岛素分泌失调，因而造成血糖浓度紊乱。胰腺炎病人可服用有机铬（Chromium Picolinate）来控制和稳定血糖浓度。服用胰腺酶及蛋白水解酶（分解蛋白质的酶）也有助于减轻炎症、帮助消化。

胰腺炎还可能引发其他疾病，如糖尿病、营养不良症以及胰腺癌。胰腺癌死亡率很高，在美国癌症死亡率中列第四位。因此，有胰腺炎病史者应好好保养胰腺，以有效地防止胰腺炎的进一步发作并减少胰腺癌的发病率。

（五）护理

对症护理：病人剧烈疼痛辗转不安时，应注意安全，必需时加用床档，防止坠床。抑制胰腺分泌，禁食和胃肠减压使胰腺分泌减少到最低限度，避免和改善胃肠胀气并保持管道通畅。

一般护理：禁食期间，病人口渴可用含漱口或湿润口唇，待症状好转逐渐给予清淡流质、半流质、软食，恢复期仍禁止高脂饮食。对休克病人除保证输液、输血的通畅外，还应给氧，并注意保暖。急性期按常规做好口腔、皮肤护理，防止褥疮和肺炎发生。

一般地说，应先进白开水、米汤、薄粥等流质，当病人无不适后再缓慢增加进食量，避免吃甜食和油腻饮食，切勿暴饮暴食及饮酒。不要过早下地活动。胰腺手术后的病人需要较长一段时间的卧床休息，尤其是年龄较大和心脑血管功能减退的病人，他们可以因体位变化而发生心脑血管的破裂，导致突然死亡。不要过早进食和饮水。至于插胃管和禁食、禁水时间的长短应根据病人的情况而定。不宜过早拨出胃肠减压管。胃肠减压管是"救命管"，不是可有可无之物。插胃肠减压管的目的：一是抽出病人胃内分泌物，二是减少胃内容物刺激胰液分液，减少胰肠吻合口漏的机会。应戒酒戒烟。不要暴饮暴食，少进食脂肪，多进食蛋白质、碳水化合物和蔬菜水果，少食多餐。必要时加用各种胰酶制剂。

禁食是急性胰腺炎发作时采用的首要措施。病人在禁食期间往往因腹痛、口干，不能进食而出现精神萎靡不振，有时甚至烦躁。针对病人的心理，要耐心地做好解释工作，使其明白进食后刺激胰腺分泌胰液，胰管压力增高，不利于炎症的消除和机体的康复，同时要做好口腔护理，注意口腔卫生，因为唾液的分泌与积蓄不仅造成口腔的异味，而且会使细菌滋生引起口腔内感染。如病人生活能自理，尽量让病人做到每天刷牙 1 次~2 次。口干时可用清水漱口，改善口腔内环境。对昏迷、生活不能自理的病人，要做到每天 2 次口腔护理。操作时应注意口腔粘膜的保护，将纱布球拧干后再放入病人口腔内，以防吸入性肺炎的发生。清醒的病人待病情好转后可在医生的指导下先进食少量低脂饮食，而后逐步增加饮食。病人的居室内空气易流通，注意劳逸结合。饮食中应控制脂肪和淀粉的摄入量。避免暴饮暴食尤其是高脂肪饱餐和酗酒，对病人身体的危害性极大。尽量为病人提供少油、无刺激、易消化饮食，防止疾病复发。

五、胃炎

（一）疾病概述

胃炎是胃粘膜炎症的统称，可分为急性和慢性两类。急性胃炎常见的为单纯性和糜烂性两种。前者表现为上腹不适、疼痛、厌食和恶心、呕吐；后者消化道出血为主要表现，有呕血和黑粪。慢性胃炎病情迁延，发作期和缓解期交替出现。常见症状为上腹不适、疼痛，进餐后为甚。胃炎是指各种原因引起的胃粘膜炎症，是常见的消化道疾病，分为急性和慢性 2 种。

（二）病因

慢性胃炎的病因和发病机理尚未完全阐明,可能与下列因素有关：

1.幽门螺杆菌（Hp）感染

目前认为 Hp 感染可能是慢性胃炎最主要的病因。1983 年澳大利亚学者 Warren 和 Marshall 发现，慢性胃炎病人在胃窦黏液层接近上皮细胞表面有大量幽门螺杆菌存在，并指出可能是慢性胃炎的病因之一。在胃内，Hp 的菌体常呈弯曲状、S 形或弧状，而在体外培养后，常呈杆状，故被名为“螺旋杆菌”。Hp 有鞭毛，在胃内穿过黏液层，移向胃黏膜，因其有黏附素能贴紧上皮细胞而长期定居于胃窦黏膜小凹处或其邻近上皮表面繁衍，不易去除。由于其有尿素酶，能分解尿素产生氨，既能保持细菌周围的中性环境，又能损伤上皮细胞膜；加上其空泡毒素蛋白，使上皮细胞受损；其细胞毒素相关基因蛋白能引起强烈的炎症反应；其菌体胞壁还可作为抗原产生免疫反应。这些因素的长期存在，导致胃黏膜的慢性炎症。有报道此菌并不见于正常胃黏膜。凡该菌定居之处均见胃黏膜炎细胞浸润，且炎症程度与细菌数量呈正相关。据调查我国 50%的人有幽门螺杆菌感染，20～40 岁感染率为 45.4%～63.6%，40 岁以上感染率为 78.9%，男性高于女性。幽门螺杆菌感染与胃炎的发生密切相关，感染后可先引起胃炎，并可发生癌前病变和转变成胃癌。目前，许多科研工作者致力于幽门螺杆菌的流行病学研究工作，其流行病学有如下特征：社会经济状况的差异：据报道幽门螺杆菌在社会经济状况差的人群中更易流行。低收入家庭幽门螺杆菌感染率比高收入家庭为高。社会最低层感染率最高，上层社会感染率低。种族差异：据国外有关统计，有色人和黑人的感染率比白人高。而且其结果不受年龄、性别、受教育程度等因素影响。

年龄、性别和流行率：在发达国家，儿童的感染不普遍，而成年人到了60岁，约有55%的人感染幽门螺杆菌。而在发展中国家，其感染在小学阶段就可发生。在成年人年龄组，流行率上升，超过发达国家水平。

传染方式：人是主要传染源，传播途径可能是粪—口传播，即寄生于胃内的Hp随粪便排出，污染水源和食物，继之引起传播。但有人认为这种可能性很小。还有一种方式可能是口—口传播，口腔中本有Hp滞留，尤以牙垢为甚，或胃内的Hp随胃液反流至口腔，于是，通过唾液传播。另外，还存在医源性传播途径，如在胃镜检查过程中，若器械消毒不严，可造成受检者—医师间的传播。胃镜工作者及口腔医师的Hp感染率较高。

2.急性胃炎的转化

急性胃炎后，如果疏于护理，又不注意饮食起居习惯，胃黏膜病变持久不愈或反复发作，均可形成慢性胃炎。

3.刺激性食物和药物

长期服用对胃黏膜有强烈刺激的饮食及药物，如浓茶、烈酒、辛辣或水杨酸盐类药物，或食时不充分咀嚼，粗糙食物反复损伤胃黏膜，或过度吸烟，菸草酸直接作用于胃黏膜所致。

4.十二指肠液的反流

研究发现，慢性胃炎病人因幽门括约肌功能失调，常引起胆汁反流，可能是一个重要的致病因素。

5.免疫因素

免疫功能的改变在慢性胃炎的发病中已普遍受到重视，自身免疫反应可能是某些慢性胃炎的有关病因。某些自身免疫性疾病如慢性甲状腺炎、甲状腺功能减退或亢进、胰岛素依赖性糖尿病、慢性肾上腺皮质功能减退等均可伴有慢性胃炎，提示本病可能与免疫反应有关。

6.精神神经因素

大家都有这样的体会，当工作不顺心，精神紧张，与同事或亲朋好友闹矛盾时，往往是茶不思，饭不想，没有食欲，容易出现胃炎症状。

（三）临床表现

不同胃炎的临床表现会有所不同，常见的临床表现。

上腹痛：大多数胃炎病人有上腹痛。上腹部疼痛多数无规律，与饮食无关。疼痛一般为弥漫性上腹部灼痛、隐痛、胀痛等。

腹胀：部分病人会感腹胀。常常因为胃内潴留食物、排空延迟、消化不良所致。

嗳气：有嗳气。表明胃内气体增多，经食管排出，使上腹饱胀暂时缓解。

反复出血：出血是在胃炎基础上并发的一种胃黏膜急性炎症改变。

其他：食欲不振、反酸、恶心、呕吐、乏力、便秘或腹泻等。

检查时有上腹压痛，少数病人可有消瘦及贫血。

（四）治疗

1.一般治疗

戒烟忌酒，避免使用损害胃黏膜的药物如阿司匹林、消炎痛、红霉素等，饮食宜规律，避免过热、过咸和辛辣食物，积极治疗慢性口、鼻、咽部感染病灶。

2.药物治疗

保护胃黏膜药常用的药物有胶体次枸橼酸铋（CBS）、硫糖铝、麦滋林-S、氢氧化铝凝胶、胃膜素等。调整胃肠运动功能药物上腹饱胀用多潘立酮等。打嗝、腹胀或有反流现象为主者，可用胃动力药。抗生素如果胃镜检查发现幽门螺杆菌阳性，应服用抗生素，克拉霉素、羟氨苄青霉素等，都有清除 Hp 的作用，一般可选用两种，常与胃黏膜保护剂和抑酸剂联合应用。制酸剂常用的药物有碳酸氢钠、氢氧化镁、氢氧化铝凝胶等。止痛药上腹疼痛较重者可口服阿托品、普鲁本辛、颠茄片或 654-2，以减少胃酸分泌和缓解腹痛症状。其他对症治疗药可用助消化药，如胰酶、酵母片、乳酶生、二甲硅油片等。如有反酸现象也可用抑酸药如西咪替丁、雷尼替丁、法莫替丁等。防止胆汁反流可服铝碳酸镁、消胆胺以吸附胆汁；有呕血便血者，甲氰米胍口服。

（五）护理

心理护理：向病人耐心讲解胃炎发生的原因、治疗及预防知识，安慰病人，消除病人紧张、焦虑等不良情绪，使病人树立战胜疾病的信心，积极配合治疗。

疼痛护理：急性发作时应卧床休息，可通过深呼吸等方法转移注意力，以缓解疼痛。也可用热水袋热敷胃部，或用针灸的方法缓解疼痛。遵医嘱给予药物。

一般护理：密切观察病人病情，定时测量血压，观察病人面色。有呕吐的病人要及时漱口，清除口腔内残留的呕吐物，保持口腔清洁，防止感染。保证病人床单的干燥、清洁，及时更换床单，保持病人皮肤和衣被的清洁干燥。

饮食护理：伴急性大出血或呕吐频繁时，遵医嘱禁食、禁水，给予静脉补液。病情好转后，给予易消化、无刺激的少渣半流饮食，恢复期改为少渣软饭，给予高蛋白、高热量、富含维生素的食物。慢性胃炎病人应少食多餐，进食时应细嚼慢咽以使食物充分和胃液相混合，减轻胃的负担。忌生冷、辛辣刺激饮食，禁用含酒精的饮料、产气饮料，避免胃肠道胀气。

六、胃癌

（一）疾病概述

胃癌在我国各种恶性肿瘤中居首位，胃癌发病有明显的地域性差别，在我国的西北与东部沿海地区胃癌发病率比南方地区明显为高。好发年龄在50岁以上，男女发病率之比为2：1。胃癌的预后与胃癌的病理分期、部位、组织类型、生物学行为以及治疗措施有关。

（二）病因

地域环境及饮食生活因素：胃癌发病有明显的地域性差别，在我国的西北与东部沿海地区胃癌发病率比南方地区明显为高。长期食用薰烤、盐腌食品的人群中胃远端癌发病率高，与食品中亚硝酸盐、真菌毒素、多环芳烃化合物等致癌物或前致癌物含量高有关；吸烟者的胃癌发病危险较不吸烟者高50%。

幽门螺杆菌感染：我国胃癌高发区成人Hp感染率在60%以上。幽门螺杆菌能促使硝酸盐转化成亚硝酸盐及亚硝胺而致癌；Hp感染引起胃黏膜慢性炎症加上环境致病因素加速黏膜上皮细胞的过度增殖，导致畸变致癌；幽门螺杆菌的毒性产物CagA、VacA可能具有促癌作用，胃癌病人中抗CagA抗体检出率较一般人群明显为高。

癌前病变：胃疾病包括胃息肉、慢性萎缩性胃炎及胃部分切除后的残胃，这些病变都可能伴有不同程度的慢性炎症过程、胃黏膜肠上皮化生或非典型增生，有可能转变为癌。癌前病变系指容易发生癌变的胃黏膜病理组织学改变，是从良性上皮组织转变成癌过程中的交界性病理变化。胃黏膜上皮的异型增生属于癌前病变，根据细胞的异型程度，可分为轻、中、重三度，重度异型增生与分化较好的早期胃癌有时很难区分。

遗传和基因：遗传与分子生物学研究表明，胃癌病人有血缘关系的亲属其胃癌发病率较对照组高 4 倍。胃癌的癌变是一个多因素、多步骤、多阶段发展过程，涉及癌基因、抑癌基因、凋亡相关基因与转移相关基因等的改变，而基因改变的形式也是多种多样的。

（三）临床表现

早期胃癌多数病人无明显症状，少数人有恶心、呕吐或是类似溃疡病的上消化道症状。疼痛与体重减轻是进展期胃癌最常见的临床症状。病人常有较为明确的上消化道症状，如上腹不适、进食后饱胀，随着病情进展上腹疼痛加重，食欲下降、乏力。根据肿瘤的部位不同，也有其特殊表现。贲门胃底癌可有胸骨后疼痛和进行性吞咽困难；幽门附近的胃癌有幽门梗阻表现；肿瘤破坏血管后可有呕血、黑便等消化道出血症状。腹部持续疼痛常提示肿瘤扩展超出胃壁，如锁骨上淋巴结肿大、腹水、黄疸、腹部包块、直肠前凹扪及肿块等。晚期胃癌病人常可出现贫血、消瘦、营养不良甚至恶病质等表现。

（四）治疗

化疗用于根治性手术的术前、术中和术后，延长生存期。晚期胃癌病人采用适量化疗，能减缓肿瘤的发展速度，改善症状，有一定的近期效果。早期胃癌根治术后原则上不必辅助化疗，有下列情况者应行辅助化疗：病理类型恶性程度高；癌灶面积大于 5 厘米；多发癌灶；年龄低于 40 岁。进展期胃癌根治术后、姑息手术后、根治术后复发者需要化疗。

常用的胃癌化疗给药途径有口服给药、静脉、腹膜腔给药、动脉插管区域灌注给药等。常用的口服化疗药有替加氟、优福定、氟铁龙等。常用的静脉化疗药有氟尿嘧啶、丝裂霉素、顺铂、阿霉、依托泊苷、甲酰四氢叶酸钙等。近年来紫杉醇、草酸铂、拓扑酶抑制剂、希罗达等新的化疗药物用于胃癌，

其他治疗包括放疗、热疗、免疫治疗、中医中药治疗等。胃癌的免疫治疗包括非特异生物反应调节剂如卡介苗、香菇多糖等；细胞因子如白介素、干扰素、肿瘤坏死因子等；以及过继性免疫治疗如淋巴细胞激活后杀伤细胞（LAK）、肿瘤浸润淋巴细胞（TIL）等的临床应用。抗血管形成基因是研究较多的基因治疗方法，可能在胃癌的治疗中发挥作用。

（五）护理

心理护理：护理人员应耐心、主动地向病人和家属介绍胃癌治疗的方法及过程，消除病人恐惧、紧张、焦虑的心理，坚定战胜疾病的信心，从而使病人积极配合治疗。

疼痛护理：正确使用镇痛泵及其他镇痛方式。

营养支持护理：术前营养支持指导病人少食多餐，进食高热量、高蛋白、易消化、少渣的食物。

术后营养支持：术后给予静脉营养支持，详细记录病人 24 小时出入量。对于术中放置空肠造口管者，可实施肠内营养支持。

并发症护理：胃出血注意观察病人病情，若出现恶心、呕吐、头

晕、血压下降、脉搏增快、黑便等情况，应考虑胃出血，立即通知医生进行抢救。胃排空障碍，如果病人胃管内胃液量没有减少，反而增多，或者病人进食后出现腹胀、恶心、呕吐，而且 24 小时内无排气，则提示胃排空障碍，应立即让病人禁食，并通知医生处理。倾倒综合征，如病人出现心悸、头晕、出冷汗、腹泻、脉搏细弱等症状，应考虑倾倒综合征。应指导病人饮食要少食多餐，以高蛋白、低碳水化合物为主。吻合口瘘常出现于术后 4～6 日内，若出现右上腹突然剧痛及腹膜刺激征，应警惕吻合口瘘。

术后胃肠功能恢复排气拔除胃管后，可少量饮水，然后逐渐过渡到流食、半流食、普食。进食高蛋白质、高热量的食物，避免油腻、辛辣、坚硬和粗纤维类食物。注意食物的温度，不可食用过热或过冷的食物，还要避免暴饮暴食，坚持少量多餐。

密切观察病人化疗后的反应，对于严重呕吐、腹泻者应遵医嘱予以水电解质补充，定期复查血常规等。即时向医生报告病情变化。

第四节 泌尿系统疾病护理

一、肾炎

（一）疾病概述

肾脏的生理功能主要是排泄代谢产物及调节水、电解质和酸碱平衡，分泌多种活性物质，维持机体内环境稳定，以保证机体的正常生理功能。肾炎是由免疫介导的、炎症介质（如补体、细胞因子、活性氧等）参与的，最后导致肾固有组织发生炎性改变，引起不同程度肾功能减退的一组肾脏疾病，可由多种病因引起。在慢性过程中也有非免疫、非炎症机制参与。

（二）病因

肾炎的病因多种多样，临床所见所肾小球疾病大部分属于原发性，小部分为继发性，如糖尿病、过敏性紫癜、系统性红斑狼疮等引起的肾损害。我们常说的肾炎属原发性，病因尚未完全阐明。一般认为是人体对某些致病因素的的免疫反应所致论题不是这些致病因素直接对肾脏的感染或破坏所引起。最常见于B溶血性链球菌"致肾炎菌株"感染之后，如猩红热、上呼吸道感染、皮肤感染，其他细菌、原虫、病毒，特别是乙型肝炎病毒感染后肾炎已引起较多的关注。有关肾小球肾炎的发病现理，目前认为，导致肾小球肾炎的起始原因是免疫反应所产生的肾小球内免疫沉积物：①肾小球抗原所致的原位免疫沉积物，其抗原为肾小球基底膜（GBM）（抗GBM肾炎）或肾小球内的肾小管上皮细胞刷状缘抗原成分（Heymann肾炎）；②由种植在肾小球上外来的植入性抗原在肾小球原位与抗体形成的免疫沉积物；③循环免疫复合物在肾小球内滞留。

（三）临床表现

大多数病人在发病前一个月有先驱感染史，起病多突然，但也可隐性缓慢起病。

多以少尿开始，或逐渐少尿，甚至无尿。可同时伴有肉眼血尿，持续时间不等，但镜下血尿持续存在，尿常规变化与急性肾小球肾炎基本相同。

约半数病人在开始少尿时出现水肿，以面部及下肢为重。水肿一旦出现难以消退。

病时部分病人伴有高血压，也有在起病以后过程中出现高血压，一旦血压增高，呈持续性，不易自行下降。

肾功能损害呈持续性加重是本病的特点。肾小球滤过率明显降低和肾小管功能障碍同时存在。急性肾小球肾炎的的病理改变是肾脏体积可较正常增大，病变主要累及肾小球。病理类型为毛细血管内增生性肾小球肾炎。光镜下通常为弥漫性肾小球病变，以内皮细胞及系膜细胞增生为主要表现，急性期可伴有中性粒细胞和单核细胞浸润。病变严重时，增生和浸润的细胞可压迫毛细血管袢使毛细血管腔变窄、甚至闭塞，并损害肾小球滤过膜，可出现血尿、蛋白尿及管型尿等；并使肾小球滤过率下降，因而对水和各种溶质（包括含氮代谢产物、无机盐）的排泄减少，发生水钠潴留，继而引起细胞外液容量增加，因此临床上有水肿、尿少、全身循环充血状态如呼吸困难、肝大、静脉压增高等。肾小管病变多不明显，但肾间质可有水肿及灶状炎性细胞浸润。

（四）治疗

本病治疗以休息及对症为主，少数急性肾功能衰竭病例应予透析，待其自然恢复。不宜用激素及细胞毒素药物。一般治疗包括避免劳累，去除感染等诱因，避免接触肾毒性药物或毒物，采取健康的生活方式（如戒烟、适量运动和控制情绪等）以及合理的饮食。急性期应卧床休息，待临床症状好转后逐步增加活动量。急性期应给予低盐饮食（每日 3g 以下）。肾功能正常者不需要限制蛋白质入量，但氮质血症时应限制蛋白质摄入，并以优质动物蛋白为主。少尿者应限制液体入量。针对免疫发病机制的治疗，常包括糖皮质激素及免疫抑制剂治疗。血液净化治疗如血浆置换、免疫吸附等有效清除体内自身抗体和抗原—抗体复合物。针对非免疫发病机制的治疗，包括高血压、高血脂、高血糖、高尿酸血症、肥胖、蛋白尿及肾内高凝状态、肾素—血管紧张素系统激活、氧化应激等治疗。肾素—血管紧张素系统阻滞剂，如 ACEI/ARB 是延缓肾脏病进展最重要的治疗措施之一。

（五）护理

很多急慢性肾炎病人就诊时都很难说清自己的病是从何时开始的，大多数人都说最近一段时间以来很劳累。因此对于工作紧张、易出现疲劳的人员来说，注意早期预防、合理安排生活非常重要，尤其是演艺界人士常常要在特定的环境下工作，尤其要注意保暖，避免感冒，要注意劳逸结合。

肾病的保养和预防可以从以下几个方面入手。

第一，控制饮食结构，避免酸性物质摄入过量，加剧酸性体质。饮食的酸碱平衡对于糖尿病的治疗及并发症的防治是非常重要的一个环节。饮食方面要多吃富含植物有机活性碱的食品，少吃肉类，多吃蔬菜。恰玛古富含植物有机活性碱，能迅速排除体内酸毒，澄清尿液酸毒，从而真正的保护肾脏。

第二，参加有氧运动，适当锻炼身体，在阳光下多做运动多出汗，可帮助排除体内多余的酸性物质，从而预防肾病的发生。

第三，保持良好的心情，不要有过大的心理压力，压力过重会导致酸性物质的沉积，影响代谢的正常进行。适当的调节心情和自身压力可以保持弱碱性体质，从而预防肾病的发生。

第四，生活要规律，生活习惯不规律的人，如彻夜唱卡拉OK、打麻将、夜不归宿等生活无规律，都会加重体质酸化。容易患糖尿病。应当养成良好的生活习惯，从而保持弱碱性体质，使肾病远离自己。

第五，远离烟、酒。烟、酒都是典型的酸性食品，毫无节制的抽烟喝酒，极易导致人体的酸化，使得肾病有机可乘。

第六，不要食用被污染的食物，如被污染的水，农作物，家禽鱼蛋等，要吃一些绿色有机食品，要防止病从口入。

第七，肾炎病人不宜食用辣椒，像辣椒这一类含刺激性成分的食品和各种辛辣调味品（如葱、姜、蒜、咖喱、芥末、胡椒），以及各种香料和含挥发油多的蔬菜（如韭菜、茴香、芹菜、小萝卜等），在人体代谢过程中，其辛辣成分常常要通过肾脏排泄，而这些辛辣成分对肾脏实质细胞均有不同程度的刺激作用，严重时会影响到肾脏功能。

第八，肾炎病人不宜吃香焦，香蕉含有比较多的钠盐，而肾炎病人的浮肿、高血压都必须限制摄入钠盐。如果肾炎病人经常吃香蕉，就等于摄入了大量的钠盐，致使肾负担加重，浮肿、高血压等症状也会随之加重。

第九，肾炎病人不宜吃蛋，因发病期间肾脏功能和新陈代谢作用都明显下降，尿量减少，体内有的毒素也不能全部排出体外。此时如果再吃蛋，必然会增加蛋的代谢产物——尿素，这样就会有更多的尿素积聚在体内，使病情加重。因此，肾炎病人在病情恶化时应禁忌吃蛋，在稳定阶段可少吃些。

二、肾功能衰竭

（一）疾病概述

肾功能衰竭简称肾衰，它是对肾功能的评定，也有广义与狭义两方面概念。广义的概念，慢性肾功能衰竭是各种慢性肾脏疾患肾功能恶化的结果，引起肾脏排泄分泌及调节机能的减退、水与电解质的紊乱和在普通的饮食下出现氮质血症。狭义的概念，在慢性肾功能不全失代偿阶段时，即称为慢性肾功能衰竭，病情严重，预后不佳。临床上医生对具体的病人进行肾功能评定时，必须根据血肌酐的数值来衡定。

（二）病因

主要病因有原发性肾小球肾炎、慢性肾盂肾炎、高血压肾小动脉硬化、糖尿病肾病、继发性肾小球肾炎、肾小管间质病变、遗传性肾脏疾病以及长期服用解热镇痛剂及接触重金属等。应力争明确慢性肾衰竭的病因，应搞清楚肾脏损害是以肾小球损害为主，还是以肾间质小管病变为主，抑或以肾血管病变突出，以便根据临床特点，有针对性治疗。应查明促使慢性肾衰竭肾功能进行性恶化的可逆性因素，如感染，药物性肾损害，代谢性酸中毒，脱水，心力衰竭，血压降低过快，过低等。应注意寻找加剧慢性肾衰竭肾功能进行性恶化减退的某些因素，如高血压，高血脂，高凝状态，高蛋白质饮食摄入，大量蛋白尿等。

（三）临床表现

在肾衰竭的最初阶段，通常没有任何症状来警告病人他/她的肾脏不能正常工作了。这也是为什么经常进行尿液和血液检查非常重要的原因。有时即便病人自我感觉良好，但健康检查的结果也会显示出患肾脏病的一些迹象。

然而，当肾脏功能已经接近完全丧失时，病人的身体变化和患病症状就会很明显。肾衰竭病人的病症会有所不同。下面是肾衰竭的一些患病症状：

身体不适：由于毒素和废物在体内不断堆积，病人可能会感到浑身不适。症状包括恶心，呕吐，夜间睡眠不好，没有胃口，搔痒和疲劳。

浮肿：一些病人会出现浮肿现象。尿量减少，尿频（尤其在夜间）。手足踝浮肿。其它症状还有气短，眼睛周围肿胀。

贫血：由于肾脏功能遭受损害，人体不能产生制造红细胞所需的足够荷尔蒙，因而产生贫血。贫血的人经常会感到寒冷和疲惫。

肾衰竭的其它患病症状：血尿（呈茶色或血红色）；高血压；尿液中出现泡沫；腹泻；极度口渴；睡眠不安，或嗜睡；性欲下降。

（四）治疗

给予优质低蛋白饮食 0.6 克/（公斤体重·天）、富含维生素饮食，如鸡蛋、牛奶和瘦肉等优质蛋白质。病人必须摄入足量热卡，一般为 30～35 千卡/（公斤体重·天）。必要时主食可采用去植物蛋白的麦淀粉。低蛋白饮食加必需氨基酸或α－酮酸治疗，应用α－酮酸治疗时注意复查血钙浓度，高钙血症时慎用。在无严重高血压及明显水肿、尿量>1000ml/天者，食盐 2～4g/d。

CRF 药物治疗的目的包括：①缓解 CRF 症状，减轻或消除病人痛苦，提高生活质量；②延缓 CRF 病程的进展，防止其进行性加重；③防治并发症，提高生存率。

（五）护理

饮食上的护理：对于肾衰竭病人应该坚持低蛋白饮食，在饮食上尽量食用高钙、高铁、高维生素、低磷饮食，限制植物蛋白摄入量，尿少者限水、钠、钾盐摄入量。对于病人应该注意低盐饮食，要低盐、高维生素饮食，限制水的摄入。病人必须绝对卧床休息，待病情稳定后，在医师指导下可逐步增加活动。

生活上的护理：适当的减轻水肿：每日定时测量体重，准确记录出入液量，严格控制入液量。

保证休息：应卧床休息，避免过度劳累。

预防感染：病室定期通风及空气消毒，严格无菌操作。加强生活护理，教育病人远离公共场所。如皮肤瘙痒时遵医嘱用药，避免搔抓。出院指导：定期复查肾功能、血清电解质等，准确记录每日尿量。

第五节 内分泌系统疾病护理

一、糖尿病

（一）疾病概述

对于老年糖尿病的年龄概念目前尚不统一，国内多采用1980年联合国提出的60岁以上的糖尿病病人称为老年糖尿病；而有些国家则以65岁为分界线。老年糖尿病按其发病时间可分为老年期起病的糖尿病和青壮年起病而延续至老年期者。前者几乎均为2型糖尿病；而后者多数为2型糖尿病，但也包括极少数1型糖尿病病人。因此必须了解老年糖尿病的诸多特点以便合理地进行防治。

（二）病因

老年糖尿病的发病存在三方面因素：遗传、环境因素和生理性老化引起胰岛素抵抗和胰岛素作用不足。

遗传基因：研究结果表明，中国人糖尿病遗传方式以多基因遗传为主。

环境因素：促使有遗传基础的老年人发生糖尿病后天发病因素很多。

胰岛素原因素：人体逐渐衰老时，其总胰岛素量虽有一定水平，但其中胰岛素原相对增多。人类胰岛素原抑制肝葡萄糖生产作用的活性只有胰岛素的1/10，在相同的基础状态下，年轻人的胰岛素原总分泌数和老年人相同；但在葡萄糖负荷后，血液循环中可测知的胰岛素原老年人为22%，而青年人只有15%，胰岛素原较多，也可能是老年人糖尿病增多的原因之一。

基础代谢因素：人在逐渐衰老过程中，基础代谢率逐渐下降，参与人体活动的各级组织尤其是肌肉代谢下降，机体对葡萄糖的利用能力下降。

人体组织改变因素：人体逐渐衰老过程中，即使不超重，由于体力活动减少，身体组织即肌肉与脂肪之比也在改变，脂肪相对增加则会使胰岛素敏感性下降。

（三）临床表现

起病隐匿，易漏诊，但超重及肥胖者占多数。虽然餐后血糖已有升高，仅有一些非特异性症状如乏力、视力模糊、外阴瘙痒、阳痿等，也常常以并发症为首发症状，如高血压、脑血管病、视网膜病变和肾脏病等的表现。易出现低血糖症状，可能与热量控制过低有关，病重卧床、活动量不足、优降糖或胰岛素用量过大时出现。常出现严重的并发症，以心血管及神经病变、泌尿系统感染、肾病、眼病为常见，而高渗性非酮症性糖尿病昏迷为严重急性并发症，多发生于原来轻症糖尿病或无糖尿病史者，病死率常高达 50%左右。主要诱因为感染、胃肠功能紊乱、停用胰岛素，或在对症治疗时补充过多葡萄糖、应用皮质激素等药物所致。

（四）治疗

目前尚无根治糖尿病的方法，但通过多种治疗手段可以控制好糖尿病。主要包括 5 个方面：糖尿病病人的教育，自我监测血糖，饮食治疗，运动治疗和药物治疗。

教育。要教育糖尿病病人懂得糖尿病的基本知识，树立战胜疾病的信心，如何控制糖尿病，控制好糖尿病对健康的益处。根据每个糖尿病病人的病情特点制定恰当的治疗方案。

自我监测血糖。随着小型快捷血糖测定仪的逐步普及，病人可以根据血糖水平随时调整降血糖药物的剂量。

1 型糖尿病需要用胰岛素治疗。非强化治疗者每天注射 2～3 次，强化治疗者每日注射 3～4 次，或用胰岛素泵治疗。需经常调整剂量。

2 型糖尿病口服降糖药失效者先采用联合治疗方式，方法为原用口服降糖药剂量不变，睡前晚 10∶00 注射中效胰岛素或长效胰岛素类似物，一般每隔 3 天调整 1 次，目的为空腹血糖降到 4.9～8.0 毫摩尔/升，无效者停用口服降糖药，改为每天注射 2 次胰岛素。

增加体力活动可改善机体对胰岛素的敏感性，降低体重，减少身体脂肪量，增强体力，提高工作能力和生活质量。运动的强度和时间长短应根据病人的总体健康状况来定，找到适合病人的运动量和病人感兴趣的项目。运动形式可多样，如散步，快步走、健美操、跳舞、打太极拳、跑步、游泳等。

饮食治疗是各种类型糖尿病治疗的基础，一部分轻型糖尿病病人单用饮食治疗就可控制病情。

（五）护理

病人血糖控制基本平稳的情况下可进行日常活动和工作，避免过度疲劳。如果出现任何症状加重或感觉不适，应适当休息。

严格饮食管理，给予糖尿病饮食。

遵医嘱糖尿病治疗，观察降糖药的副作用，及时处理低血糖。如出现心慌、脉速、出汗、饥饿感，甚至昏迷等低血糖反应时，及时报告医师并抢救处理。其处理：一旦确诊低血糖发生，立即口服能快速升高血糖的物品，如一杯饮料（雪碧、可乐、果汁等）、果糖（水果糖、奶糖、巧克力糖）、糖水（温开水冲白糖或葡萄糖 25～50g）、口服葡萄糖片、一勺蜂蜜或果酱等，如果 5 分钟内症状仍无改善，应再服糖 1 次，若 10 分钟仍无改善，考虑静脉输注葡萄糖溶液。切不可用低热量饮料或甜味剂食品治疗低血糖。

评估病情变化，注意监测生命体征、血糖、血酮、尿酮、电解质及体重等情况，预防糖尿病并发症。若出现异常，及时报告医师并处理。

指导病人进行运动疗法，注意运动安全。如病人出现下列情况，应禁止运动：血糖>16.7mmol/L 或空腹血糖<4.5mmol/L（应适当加餐后再运动）；尿中有酮体；足部或下肢感觉异常；医学教育|网搜集整理心悸，气促，恶心，眩晕；身体突然发生的剧烈疼痛；视物模糊等。

协助口腔及皮肤护理。注意保护足部，避免穿过紧的鞋、袜，防外伤致足部感染。

向病人及家属提供系统规范化的糖尿病健康教育。

二、甲状腺功能亢进

（一）疾病概述

甲状腺功能亢进症简称“甲亢”，是由于甲状腺合成释放过多的甲状腺激素，造成机体代谢亢进和交感神经兴奋，引起心悸、出汗、进食和便次增多和体重减少的病症。多数病人还常常同时有突眼、眼睑水肿、视力减退等症状。

（二）病因

甲亢病因包括弥漫性毒性甲状腺肿（也称 Graves 病），炎性甲亢（亚急性甲状腺炎、无痛性甲状腺炎、产后甲状腺炎和桥本甲亢）、药物致甲亢（左甲状腺素钠和碘致甲亢）、hCG 相关性甲亢（妊娠呕吐性暂时性甲亢）、和垂体 TSH 瘤甲亢。

临床上 80%以上甲亢是 Graves 病引起的，Graves 病是甲状腺自身免疫病，病人的淋巴细胞产生了刺激甲状腺的免疫球蛋白-TSI，临床上我们测定的 TSI 为促甲状腺素受体抗体：TRAb。

Graves 病的病因目前并不清楚，可能和发热、睡眠不足、精神压力大等因素有关，但临床上绝大多数病人并不能找到发病的病因。Graves 病常常合并其他自身免疫病，如白癜风、脱发、1 型糖尿病等。

（三）临床表现

甲状腺激素是促进新陈代谢，促进机体氧化还原反应，代谢亢进需要机体增加进食；胃肠活动增强，出现便次增多；虽然进食增多，但氧化反应增强，机体能量消耗增多，病人表现体重减少；产热增多表现怕热出汗，个别病人出现低热；甲状腺激素增多刺激交感神经兴奋，临床表现心悸、心动过速，失眠，情绪易激动、甚至焦虑。

甲亢病人长期没有得到合适治疗，可引起甲亢性心脏病。

（四）治疗

甲亢治疗有三种方法，抗甲状腺药物治疗，放射碘治疗和手术治疗。

抗甲状腺药物有两种——咪唑类和硫氧嘧啶类，代表药物分别为甲巯咪唑（又称“他巴唑”）和丙基硫氧嘧啶（又称“丙嘧”）。

药物治疗适合甲亢孕妇、儿童、甲状腺轻度肿大的病人，治疗一般需要1～2年，治疗中需要根据甲状腺功能情况增减药物剂量。药物治疗有一些副作用，包括粒细胞减少、药物过敏、肝功能受损、关节疼痛和血管炎，药物治疗初期需要严密监测药物的副作用，尤其是粒细胞缺乏，需要告诫病人一旦出现发热和/或咽痛，需要立即检查粒细胞以便明确是否出现粒细胞缺乏，一旦出现。立即停药急诊。药物治疗另一个缺点是停药后复发率高。

放射碘治疗和手术治疗都属于破坏性治疗，甲亢不容易复发。放射碘适合甲状腺中度肿大或甲亢复发的病人，医生根据病人甲状腺对放射碘的摄取率计算每个病人需要的放射剂量。放射碘对孕妇和哺乳妇女是绝对禁忌证。由于放射碘的作用有一个延迟作用，随着时间随诊，甲减发生率每年3%～5%。放射碘治疗不适合有甲状腺眼病的甲亢病人，因为治疗后眼病可能会加剧。

手术治疗适合那些甲状腺肿大显著，或高度怀疑甲状腺恶性肿瘤的，或甲状腺肿大有压迫气管引起呼吸困难者。手术前需要用药物将甲状腺功能控制在正常范围，术前还需要口服复方碘溶液做术前准备。

（五）护理

按时用药：遵从医嘱，按时、按量服药，不可随意停药或改变药物剂量，需要减量或增加药量及其它药物时应征得医生的同意，以免引起意外发生。

调畅情志：精神刺激是本病发生的常见诱因，常因忧虑、情绪不安、精神紧张而症状加重。因此，甲亢病人要注意调畅情志，修身养性，要遇事不怒，静心休养，常听优雅动听的音乐，养成种花、养鱼、养鸟等习惯，以怡情养性，安静神志，逐渐消除精神症状。家人及同事也要同情安慰、理解关心，避免直接冲突。

劳逸结合：病人发病期间，应适当卧床休息。休息环境要安静，空气要流通。病轻者可下床轻微活动，以不感到疲劳为度，不宜过多操劳家务。当病情稳定后，应参与一些有益的活动、工作，以调节生活乐趣，但不宜过劳，也不宜长期病休。

饮食宜忌：烟酒可促使病人兴奋、激动，甚至烦躁，心跳加快，会加重病情，需戒烟忌酒。禁用咖啡、浓茶等各种刺激性食品，尽量减少病人的过度兴奋。甲亢病人基础代谢率增高，能量消耗增多，饮食宜高热量、高维生素、足够的蛋白质和糖类淀粉为主食。蛋白质一般以每日每千克体重不得少于1.5g，应以肝、鱼、蛋、禽类及豆制品为主。多食新鲜蔬菜、水果，以及钙质多的奶类、鱼虾等食品，补充甲亢引起的缺钙。尽量少吃或不吃含碘食物，如海带、紫菜等。含碘的食物不利于甲亢症状的改善。

多饮茶水：甲亢病人由于基础代谢加快，汗出增多，易至体内水份缺乏，因此甲亢病人要多喝水，每天宜1500～3000ml，及时补充因多汗而丢失的水分，可以喝淡茶、冷开水及其它的饮料等，但不要饮浓茶、咖啡等，因浓茶、咖啡含有茶碱，可使中枢神经兴奋性增强，加剧甲亢的兴奋、激动等症。

保护眼睛：甲亢病人常眼球突出，容易出现眼目干涩等证，因此应保护突眼，防止眼部出现严重并发症，外出应戴墨镜，避免强光、风沙、灰尘的刺激。睡眠时抬高头部，适量涂眼膏保护。

合理妊娠：一般来说，甲亢病人妊娠没有什么影响，但是否可以妊娠，应征求内分泌科医生及妇产科医生的意见，妊娠期间，甲亢症状并不会加重，胎儿也不受影响，但妊娠期间应严格遵从医嘱，服药剂量宜小，分娩后应人工喂养，不宜母乳喂养。

定期检查：甲亢病人病情稳定后，应定期到门诊检查，及时了解病情变化，指导用药。

第六节 神经系统疾病护理

一、脑梗死

（一）疾病概述

脑梗死又称缺血性卒中，中医称之为卒中或中风。本病系由各种原因所致的局部脑组织区域血液供应障碍，导致脑组织缺血缺氧性病变坏死，进而产生临床上对应的神经功能缺失表现。脑梗死依据发病机制的不同分为脑血栓形成、脑栓塞和腔隙性脑梗死等主要类型。其中脑血栓形成是脑梗死最常见的类型，约占全部脑梗死的 60%，因而通常所说的‘脑梗死’实际上指的是脑血栓形成。本文以脑血栓形成为叙述重点，详细介绍脑梗死的相关问题。

（二）病因

由于脑血栓形成 的病因基础主要为动脉粥样硬化，因而产生动脉粥样硬化的因素是发生脑梗死最常见的病因。近期在全球范围内进行的 INTERSTROKE 研究结果显示：脑梗死风险中的 90%可归咎于 10 个简单的危险因素，它们依次是高血压病、吸烟、腰臀比过大、饮食不当、缺乏体育锻炼、糖尿病、过量饮酒、过度的精神压力及抑郁、有基础心脏疾病和高脂血症。需要指出的是，以上大多数危险因素都是可控的。

（三）临床表现

脑梗塞是由于脑组织局部供血动脉血流的突然减少或停止而引起的疾病，严重的话，极易导致死亡。它的主要临床症状表现为以下几个方面。

主要临床症状：脑梗死的临床症状复杂，它与脑损害的部位、脑缺血性血管大小、缺血的严重程度、发病前有无其他疾病，以及有无合并其他重要脏器疾病等有关，轻者可以完全没有症状，即无症状性脑梗死；也可以表现为反复发作的肢体瘫痪或眩晕，即短暂性脑缺血发作；重者不仅可以有肢体瘫痪，甚至可以急性昏迷、死亡。如病变影响大脑皮质，在脑血管病急性期可表现为出现癫痫发作，以病后 1

天内发生率最高，而以癫痫为首发的脑血管病则少见。常见的症状有，主观症状：头痛、头昏、头晕、眩晕、恶心呕吐、运动性和（或）感觉性失语，甚至昏迷。脑神经症状：双眼向病灶侧凝视、中枢性面瘫及舌瘫、假性延髓性麻痹如饮水呛咳和吞咽困难。躯体症状：肢体偏瘫或轻度偏瘫、偏身感觉减退、步态不稳、肢体无力、大小便失禁等。

脑梗死部位临床分类：脑梗死的梗死面积以腔隙性梗死最多，临床表现为：亚急性起病、头昏、头晕、步态不稳、肢体无力，少数有饮水呛咳，吞咽困难，也可有偏瘫，偏身感觉减退，部分病人没有定位体征。中等面积梗死以基底核区、侧脑室体旁、丘脑、双侧额叶、颞叶区发病多见，临床表现为：突发性头痛、眩晕、频繁恶心呕吐、神志清楚，偏身瘫痪，或偏身感觉障碍、偏盲、中枢性面瘫及舌瘫、假性延髓性麻痹、失语等。

（四）治疗

脑梗死属于急症，也是一个高致残率及高致死率的疾病。本病的治疗原则是：争取超早期治疗，在发病 4.5 小时内尽可能静脉溶栓治疗，在发病 6～8 小时内有条件的医院可进行适当的急性期血管内干预；确定个体化和整体化治疗方案，依据病人自身的危险因素、病情程度等采用对应针对性治疗，结合神经外科、康复科及护理部分等多个科室的努力实现一体化治疗，以最大程度提高治疗效果和改善预后。具体治疗措施如下：

一般治疗：主要包括维持生命体征和预防治疗并发症。其中控制脑血管病危险因素，启动规范化二级预防措施为重要内容。

（五）护理

协助病人完成自理活动，鼓励病人寻求帮助。将病人经常使用的物品放在易拿取的地方，以方便病人随时取用。信号灯放在病人手边，听到铃声立即予以答复。恢复期鼓励病人独立完成生活自理活动，以增进病人自我照顾的能力和信心，以适应回归家庭和社会的需要，提高生存质量。

卧床期间协助病人完成生活护理：

穿衣/修饰自理缺陷：①指导病人穿衣时先穿患侧，后穿健侧，脱衣时先脱健侧，后脱患侧。②鼓励病人穿较宽松柔软的衣服，使穿脱方便和穿着舒服。③穿不用系带的鞋。④给病人换衣裤时，注意用屏风遮挡，并可适当摇高床头，需要时帮助病人。

卫生/沐浴自理缺陷：①帮助病人完成晨、晚间护理，协助病人洗脸、刷牙、漱口、梳头、剪指（趾）甲。②洗澡时需有家属或陪护人员在场，给予适当的帮助。③必要时给予床上擦浴，关好门窗，调节室温。④出汗多时，及时擦洗，更换干净衣裤。

入厕自理缺陷：①入厕时需有人陪护，给予必要的帮助。②手纸放在病人伸手可及之处，必要时帮助病人穿脱衣服。③入厕时注意安全，防止跌倒。④鼓励病人尽可能养成定时排便的习惯，保持大便通畅。⑤必要时给予便器，协助其在床上排便。

进食自理缺陷：①保持进行食场所安静、清洁，进食时避免更换床单、清扫床单等护理活动。②给病人充足的进食时间，进食速度宜慢。③有吞咽困难的病人，宜进半流质饮食或流质饮食。④对不能由口进食的病人必要时给予鼻饲流质，并每天口腔护理2次。⑤尽可能鼓励病人用健侧手进食。

二、短暂性脑缺血发作

（一）疾病概述

短暂性脑缺血发作（TIA）是颈动脉或椎-基底动脉系统发生短暂性血液供应不足，引起局灶性脑缺血导致突发的、短暂性、可逆性神经功能障碍。发作持续数分钟，通常在30分钟内完全恢复，超过2小时常遗留轻微神经功能缺损表现，或CT及MRI显示脑组织缺血征象。TIA好发于34～65岁，65岁以上占25.3%，男性多于女性。发病突然，多在体位改变、活动过度、颈部突然转动或屈伸等情况下发病。发病无先兆，有一过性的神经系统定位体征，一般无意识障碍，历时5～20分钟，可反复发作，但一般在24小时内完全恢复，无后遗症。

（二）病因

关于短暂脑缺血发作的病因和发病原理，目前还存在分歧和争论。多数认为与以下问题相关：

1.脑动脉粥样硬化

脑动脉粥样硬化是全身动脉硬化的一部分，动脉内膜表面的灰黄色斑块，斑块表层的胶原纤维不断增生及含有脂质的平滑肌细胞增生，引起动脉管腔狭窄。甚至纤维斑块深层的细胞发生坏死，形成粥样斑块，粥样斑块表层的纤维帽坏死，破溃形成溃疡。坏死性粥样斑块物质可排入血液而造成栓塞，溃疡处可出血形成血肿，使小动脉管腔狭窄甚至阻塞，使血液供应发生障碍。动脉粥样硬化的病因主要有：高血压、高脂血症、糖尿病、吸烟、肥胖、胰岛素抵抗等因素。多数学者认为动脉粥样硬化的发病机制是复杂的，是综合性的较长过程。

2.微栓塞

主动脉和脑动脉粥样硬化斑块的内容物及其发生溃疡时的附壁血栓凝块的碎屑，可散落在血流中成为微栓子，这种由纤维素、血小板、白细胞、胆固醇结晶所组成的微栓子，循环血流进入小动脉，可造成微栓塞，引起局部缺血症状。微栓子经酶的作用而分解，或因栓塞远端血管缺血扩张，使栓子移向血液末梢，则血供恢复，症状消失。

3.心脏疾病

心脏疾病是脑血管病第3位的危险因素。各种心脏病如风湿性心脏病、冠状动脉粥样硬化性心脏病、高血压性心脏病、先天性心脏病，以及可能并发的各种心脏损害如心房纤维颤动、房室传导阻滞、心功能不全、左心肥厚、细菌性心内膜炎等，这些因素通过对血流动力学影响及栓子脱落增加了脑血管病的危险性，特别是缺血性脑血管病的危险。

4.血流动力学改变

急速的头部转动或颈部屈伸，可改变脑血流量而发生头晕，严重的可触发短暂脑缺血发作。特别是有动脉粥样硬化、颈椎病、枕骨大孔区畸形、颈动脉窦过敏等情况时更易发生。主动脉弓、锁骨下动脉的病变可引起盗血综合征，影响脑部血供。

5.血液成分的改变

各种影响血氧、血糖、血脂、血蛋白质含量，以及血液粘度和凝固性的血液成分改变和血液病理状态，如严重贫血、红细胞增多症、白血病、血小板增多症、异常蛋白质血症、高脂蛋白质血症均可触发短暂脑缺血发作。

（三）临床表现

1.颈内动脉系统短暂性脑缺血发作

颈内动脉系统的TIA最常见的症状为单瘫、偏瘫、偏身感觉障碍、失语、单眼视力障碍等，亦可出现同向性偏盲等。

主要表现：单眼突然出现一过性黑蒙，或视力丧失，或白色闪烁，或视野缺损，或复视，持续数分钟可恢复。对侧肢体轻度偏瘫或偏身感觉异常。优势半球受损出现一过性的失语或失用或失读或失写，或同时面肌、舌肌无力。偶有同侧偏盲。其中单眼突然出现一过性黑蒙是颈内动脉分支眼动脉缺血的特征性症状。短暂的精神症状和意识障碍偶亦可见。

2.椎-基底动脉系统短暂性脑缺血发作

椎-基底动脉系统TIA主要表现为脑干、小脑、枕叶、颞叶及脊髓近端缺血，神经缺损症状。

主要症状有：最常见的症状是一过性眩晕、眼震、站立或行走不稳。一过性视物成双或视野缺损等。一过性吞咽困难、饮水呛咳、语言不清或声音嘶哑。一过性单肢或双侧肢体无力、感觉异常。一过性听力下降、交叉性瘫痪、轻偏瘫和双侧轻度瘫痪等。少数可有意识障碍或猝倒发作。

（四）治疗

针对TIA发作形式及病因采取不同的处理方法。偶尔发作或只发作1次在血压不太高的情况下可长期服用小剂量肠溶阿司匹林，或氯比格雷。阿司匹林的应用时间视病人的具体情况而定，多数情况下需应用2～5年，如无明显副作用出现，可延长使用时间，如有致TIA的危险因素存在时，服用阿司匹林的时间应更长。同时应服用防止血管痉挛的药物，如尼莫地平，也可服用烟酸肌醇酯。

频繁发作即在短时间内反复多次发作的应作为神经科的急症。TIA发作频繁者如果得不到有效的控制，近期内发生脑梗死的可能性很大，应积极治疗，其治疗原则是综合治疗和个体化治疗：积极治疗危险因素；抗血小板聚集；改善脑微循环；扩血管药物。

（五）护理

一般护理：卧床休息，协助病人生活护理，防止病人受伤；关心病人，加强沟通，向病人解释病情及相应的健康知识，阐明本病愈后较好，支持积极配合治疗和护理的重要性，以降低焦虑水平，保持情绪稳定。

用药护理：指导病人按医嘱正确服药，不能随意更改、终止或自行购药服用，告知病人药物的作用，不良反应的观察及用药注意事项，如抗凝治疗时密切观察有无出血倾向，使用噻氯吡啶时出现可逆性白细胞和血小板减少，应定期查血象。

饮食指导：指导病人进食低盐、低脂、充足蛋白质和丰富维生素的饮食，多吃蔬菜水果，戒烟酒，忌辛辣油炸食物和暴饮暴食。

生活起居要有规律，同时要坚持适当的体育锻炼和运动，注意劳逸结合，尤其是经常发作的病人，应避免重体力劳动，尽量避免单独外出，扭头或仰头动作不宜过急，幅度不要过大，防止诱发TIA或跌伤。

发现肢体麻木、无力、头晕、头痛、复禄或突然跌倒时应引起重视，及时就医。

三、脑膜炎

（一）疾病概述

脑膜炎（meningitis）系指软脑膜的弥漫性炎症性改变。由细菌、病毒、真菌、螺旋体、原虫、立克次体、肿瘤与白血病等各种生物性致病因子侵犯软脑膜和脊髓膜引起。细菌性脑膜炎是一种特别严重的疾病需及时治疗，如果治疗不及时，可能会在数小时内死亡或造成永久性的脑损伤。病毒性脑膜炎虽比较严重但大多数人能完全恢复，少数遗留后遗症。脑膜炎可累及硬脑膜、蛛网膜和软脑膜。硬脑膜炎多继发于颅骨感染。自从抗生素广泛应用以来，硬脑膜炎发病率已大为减少。软脑膜炎则颇为常见，包括蛛网膜和软脑膜炎症。因此，目前脑膜炎实际上是指软脑膜炎而言。脑膜炎绝大部分由病原体引起，由脑膜炎双球菌引起的流行性脑膜炎是其中最主要的类型；少数由刺激性化学药品（如普鲁卡因、氨甲蝶呤）引起。脑膜炎有3种基本类型：化脓性脑膜炎，淋巴细胞性脑膜炎（多由病毒引起），慢性脑膜炎（可由结核杆菌、梅毒螺旋体、布氏杆菌及真菌引起）。

细菌进入蛛网膜下隙后，菌壁的抗原物质及某些介导炎性反应的细胞因子，刺激血管内皮细胞黏附，并促使中性白细胞进入中枢神经系统，而触发炎性过程。炎性过程产生大量脓性，渗出物充满蛛网膜下隙脑脚间池和视交叉池等，脑室内渗出物可使中脑水管、第四脑室外侧孔堵塞或蛛网膜出现炎性粘连，影响脑脊液循环吸收，而导致脑积水。

脑底部的炎症可累及多组脑神经中枢神经系统，中体液因子及吞噬细胞的不足病原体迅速分裂繁殖，并释放出细胞壁或膜的成分，导致脑膜炎的迅速演变，并损伤血管内皮细胞血-脑脊液屏障通透性，因而增加产生血管性水肿。大量中性粒细胞进入网膜下腔，释放出的毒性物质可引起脑细胞毒性水肿。脑水肿和脓性渗出物使皮质静脉及某些脑膜动脉损害。皮质静脉血栓能引起出血性皮质梗死，如合并上矢状窦血栓形成，梗死区广泛且严重，如未及时治疗或治疗不足，可继发脑脓肿桥静脉的梗死可引起硬膜下积液，细菌直接侵犯该腔可引起积脓。脑水肿影响脑血液循环，皮质静脉血流障碍及动、静脉炎引起的局灶性脑缺血又加重脑水肿，严重时可形成脑疝而危及生命。

各种致病菌引起的急性化脓性脑膜炎的基本病理改变是软脑膜炎、脑膜血管充血和炎性细胞浸润。早期软脑膜及大脑浅表血管充血、扩张，中性粒细胞即进入蛛网膜下隙。蛛网膜下隙充满脓性分泌物内含大量细菌，使脑脊液变混。脓性渗出物复盖于脑表面，常沉积于脑沟及脑基底部脑池等处，亦可见于脑室内。脓液的颜色可因致病菌而异随着炎症的扩展，浅表软脑膜和室管膜均因纤维蛋白渗出物复盖而呈颗粒状。病程后期则因脑室内渗出物可使中脑水管第四脑室外孔堵塞或蛛网膜出现炎性粘连，引起脑脊液循环及吸收障碍，导致交通性或非交通性脑积水。儿童病例常出现硬膜下积液、积脓。据 Snedeker 及同事的报道，18 个月以下患脑膜炎的婴儿约有 40%发生硬膜下积液。偶可见静脉窦血栓形成。脑静脉或脑动脉内膜炎可致脑软化梗死，镜检可见脑膜有炎性细胞浸润早期以中性粒细胞为主，许多含有被吞噬的细菌组织细胞数目增多，同时有纤维蛋白原和其他血浆蛋白渗出，后期则以淋巴细胞浆细胞为主，成纤维细胞明显增多导致蛛网膜纤维化和渗出物被局限包裹。室管膜及脉络膜亦常有炎性细胞浸润，血管充血，有血栓形成。脑实质中偶有小脓肿存在 。

（二）病因

1.化脓性脑膜炎

是由各种化脓菌引起的脑膜炎症，系细菌性脑膜炎中的一大类。为颅内的严重感染之一，常为化脓性脑炎与脑脓肿并存。常见致病菌为 3 种类型，即流感嗜血杆菌 B 型、脑膜炎奈瑟菌（双球菌）和肺炎链球菌（肺炎双球菌）。通常一小部分健康人鼻内或体表携带这些病菌并不侵害人体，通过咳嗽或打喷嚏传播。人们最易在患感冒时被病菌传染，因为鼻炎使细菌进入颅内变得极为容易。

2.结核性脑膜炎

是由结核杆菌引起的脑膜非化脓性炎症。约占全身性结核病的 6%，是最常见的中枢神经系统结核病，不仅是结核病中最严重的病型，也是小儿结核病死亡的最主要原因。结核分枝杆菌感染经血播散后在软脑膜下种植形成结核结节，结节破溃后大量结核菌进入蛛网膜下腔。近年来，结核性脑膜炎的发病率及死亡率都有增高趋势。早期诊断和治疗可提高疗效，减少死亡率。

3.病毒性脑膜炎

系多种病毒引起的中枢神经系统的感染。能引起脑膜炎的病毒有虫媒病毒、肠道病毒、埃可病毒、脊髓灰质炎病毒、柯萨奇病毒A和B、埃可病毒、粘病毒和副粘病毒、疱疹病毒、砂粒病毒等，其次为流行性腮腺炎病毒、单纯疱疹病毒及腺病毒。病毒常侵犯脑实质而呈脑膜脑炎表现，属无菌性脑膜炎。

4.隐球菌性脑膜炎

脑膜炎还可由真菌引起。最为常见的一种是隐球菌，可在鸽子粪中找到。隐球菌性脑膜炎是隐球菌属中某些种类或变种侵犯中枢神经系统引起的一种深部真菌感染。健康人不易患与真菌有关的脑膜炎，但对那些HIV病毒感染的人则不一样，这是一种可以引起艾滋病的人类免疫缺陷性病毒。

（三）临床表现

1.结核性脑膜炎

早期表现为患儿精神状态改变，如烦躁好哭；精神呆滞；不喜欢游戏；还可有低热、食欲减退、呕吐、睡眠不安、消瘦表现。

年长儿可自诉头痛。如果病情严重，头痛呈持续性并加重，呕吐加重并可变为喷射性，逐渐出现嗜睡，还可出现抽搐，病情进一步加重则出现昏迷，频繁抽搐，四肢肌肉松弛、瘫痪。还可出现呼吸不规则，部分患儿死亡。

2.化脓性脑膜炎

是小儿及老年人常见的，由各种化脓性细菌引起的脑膜炎症。以发热、头痛、呕吐、烦躁等症状为主要表现。神经系统检查和脑脊液检查异常。由于小儿抵抗力较弱，血脑屏障发育未完善，细菌易进入大脑神经系统。一般为身体其他部位感染引起败血症，细菌进入大脑所致。部分由于中耳炎、头部外伤后感染，细菌直接进入脑膜所致。

儿童时期起病急，高热可达 39℃以上，小儿常诉剧烈头痛，精神差，乏力，食欲减退，呕吐频繁。起病时小儿神志清醒，病情进展可发生嗜睡，神志模糊，言语杂乱，不能正确辨别方向，抽搐，昏迷。病情严重者在发病后 24 小时内就出现抽搐及昏迷。如果未及时治疗，病情进展，颈部僵硬，头向后仰，背部僵硬，整个身体向背后弯曲似“弓”样，医学上称角弓反张。还可出现呼吸不规则，甚至出现呼吸衰竭，部分患儿皮肤有出血点。

由于病变可引起脑膜粘连和脑实质的损害，因此可以出现颅神经麻痹、失明、听力障碍、肢体瘫痪、癫痫及智力减退等后遗症。

（四）治疗

化脓性脑膜炎是内科急症。治疗首先应在维持血压、纠正休克基础上，根据年龄、季节特点，有针对性地选择易透过血-脑脊液屏障的有效抗生素，然后根据细菌培养和药敏实验结果调整抗菌药物。过去几十年青霉素对常见的 3 种化脓性脑膜炎致病菌普遍具有敏感性，但近年来这些细菌对青霉素的敏感性降低，特别是流感杆菌，能产生对氨苄西林（氨苄青霉素）和青霉素耐药的β-内酰胺酶。许多文献报道分离出的肺炎球菌和脑膜炎双球菌菌株对青霉素也存在相对或高度耐药，幸运的是三代头孢对这些致病菌所致的化脓性脑膜炎均有明显效果，然而某些高度耐药菌株头孢菌素治疗亦无效，需应用万古霉素。在儿童与成人，三代头孢是治疗3种常见的化脓性脑膜炎的首选药物。其中头孢曲松（头孢三嗪）、头孢噻肟和头孢呋辛（头孢呋肟）效果较好。

对怀疑有利斯特菌脑膜炎的患者，加用氨苄青霉素，对青霉素严重过敏和先前已用过头孢菌素者，选择氯霉素较为合适。对于新生儿，其致病菌可能为无乳链球菌、大肠埃希杆菌和单核细胞增多性利斯特菌，首选氨苄西林（氨苄青霉素）加头孢曲松（头孢三嗪）或头孢噻肟，也可选用氨苄西林（氨苄青霉素）加氨基糖甙类抗生素，但要警惕听力或前庭功能受到损害。对于那些免疫功能受损、神经外科手术后脑室引流或严重颅脑外伤引发的脑膜炎病例，由于葡萄球菌或革兰阴性杆菌，特别是铜绿假单胞菌，致病的可能性很大，应使用头孢他啶（头孢他定）和万古霉素。上述药物一般均采用静脉给药途径，以期有较高的血药浓度和脑脊液药物浓度。使用抗生素药物的时间一般为10～14天。无并发症者早期给予适当治疗，可在1至数天内清除脑脊液中的病原菌，有并发症者相应延长。

在应用抗生素的同时，对于儿童患者应加用地塞米松0.6mg/（kg.d），静脉滴注，连用3～5天，可以减少儿童的听力受损及其他神经系统后遗症的发生率，对于暴发性感染的成人患者，如伴有颅内高压、严重菌血症及急性肾上腺功能不全，也应使用皮质类固醇激素。地塞米松 10～20mg/d，静脉滴注，连用 3～5 天。对于发病初期，有颅内压增高伴严重脑肿胀者，应用 20%甘露醇静脉快速滴注及速尿静脉推注。出现痫性发作者应给予抗惊厥药物。儿童应注意避免低钠血症和水中毒此乃导致脑水肿的诱因。

（五）护理

1.心理护理

本病病程长，治疗时间久，费用较高，药物不良反应重，患者多表现出焦虑、忧郁等情绪，对治疗信心不足。我们重视患者的心理动态及主诉，加强沟通，提供情感支持，主动关心患者，列举治愈的病例，解释此病并非不治之症，使患者增强信心，密切配合治疗。

2.一般护理

给予高热量、高蛋白、高维生素饮食，如进食困难或不能进食者予留置胃管鼻饲饮食或静脉给予高价营养，以保证患者摄入足够的营养，利于提高机体免疫力，促进疾病的恢复；嘱患者尽量平躺休息，保持大便通畅，必要时用轻泻剂，以利于降低颅内压、减轻头痛；患者抵抗力下降，需加强消毒隔离防护，安排住单人房，定时开窗通风，定期行室内空气消毒，注意个人卫生，防止交叉感染，预防继发感染。密切观察颅内高压表现，如生命体征、瞳孔变化等，并备好应急抢救药物、器械等。

3.特殊护理

（1）根据患者病情发展及恢复状况，定期行腰椎穿刺脑脊液、病原学检查。护理人员需做好配合工作如术前解释、操作配合、及时送检脑脊液等；做好术后护理观察，如去枕平卧 6 h、观察有无神志改变、头痛呕吐等，并解决患者生活需要。

（2）本组 4 例患者因颅内高压，行脱水、利尿后症状无缓解，急请神经外科会诊行脑室引流术，嘱患者绝对卧床休息，严密观察脑脊液的性状、量，严格执行无菌操作，每日更换引流袋，并注意生命体征、瞳孔变化。4 例患者头痛减轻，病情缓解拔除引流管，完成治疗，治愈出院。

4.出院指导

（1）如患者临床症状消失，无头痛、发热、呕吐、抽搐、脑膜刺激征等，脑脊液生化检测压力、蛋白、氯化物、葡萄糖含量正常；连续 3 次检测脑脊液真菌培养无隐球菌生长及脑脊液墨汁染色未发现隐球菌，予出院。出院后随防 6 个月至 1 年，定期行脑脊液检查、病原学检查。并注意加强营养、适当体育运动，调整平稳的心态。如严格遵照医嘱服药，慎用皮质激素。

（2）健康指导。隐球菌存在于土壤，腐烂的水果及植物，牛乳，干燥陈旧的鸽粪，健康人的皮肤、胃肠道以及动物（鸟类、牛、羊、狗、猫等）身上。鸽粪为主要传染源，与动物鸽、鸟类接触时要注意预防，饲养家鸽时应妥善管理鸽粪，忌食变质的梨、桃等水果；注意加强体育锻炼，增强体质。如出现头痛、发热、呕吐、抽搐、意识障碍、视力减退、听力下降等不适，及时去正规医院诊治。

四、癫痫

（一）疾病概述

癫痫（epilepsy）即俗称的“羊角风”或“羊癫风”，是大脑神经元突发性异常放电，导致短暂的大脑功能障碍的一种慢性疾病。据中国最新流行病学资料显示，国内癫痫的总体患病率为7.0‰，年发病率为28.8/10 万，1年内有发作的活动性癫痫患病率为4.6‰。据此估计中国约有900万左右的癫痫患者，其中500～600万是活动性癫痫患者，同时每年新增加癫痫患者约40万，在中国癫痫已经成为神经科仅次于头痛的第二大常见病。由于异常放电的起始部位和传递方式的不同，癫痫发作的临床表现复杂多样，可表现为发作性运动、感觉、自主神经、意识及精神障碍。引起癫痫的病因多种多样。癫痫患者经过正规的抗癫痫药物治疗，约70%的患者其发作是可以得到控制的，其中50%～60%的患者经2～5年的治疗可以痊愈，患者可以和正常人一样地工作和生活。

（二）病因

癫痫是大脑神经元突发性异常放电导致短暂大脑功能障碍的一种慢性疾病。是一种由外伤、产伤、各种脑部疾病、中毒、营养代谢性疾病、变性疾病、先天性因素、遗传、惊吓、精神因素等导致的癫痫。

1.遗传

经谱系、双生子及脑电图研究和流行病学调查等，充分证明原发性癫痫有遗传性，有的是单基因遗传，有的是多基因遗传，但不一定都有临床发作。晚近认为外伤、感染、中毒后引发的癫痫可能也有遗传因素参与。

2.年龄

年龄对癫痫的发病率、发作类型、病因和预后均有影响。癫痫的初发年龄60%～80%在20岁以前。新生儿正常呈移动性部分性发作，6个月到5岁热性惊厥多见。儿童良性中央-颞棘波灶癫痫多在4～10岁开始，青春期后自愈。成年期多为部分性发作或继发性全身性发作。病因方面，婴儿期首次发作者多为脑器质性特别是围产前期疾病，其后至20岁以前开始发作者常为原发性者，青年至成年则颅脑外伤是一重要原因，中年期后颅脑肿瘤为多，老年者以脑血管病占首位。

3.觉醒与睡眠周期

有些全身强直-阵挛性发作患者多在晨醒后及傍晚时发作，称觉醒癫痫；有的则多在睡入后和觉醒前发作，称睡眠癫痫；觉醒及睡眠时均有发作者称不定期癫痫。后者多为症状性癫痫。婴儿痉亦常在入睡前和睡醒后发作，失神发作多为觉醒期发作。晚上发作要注意不要睡在较高的床上，防止从床上摔下受伤。

4.内分泌改变

性腺功能改变对癫痫有一定影响。全身强直-阵发挛性发作及部分性发作常在月经初潮期发病，有的在经前或经期发作加频或加剧。

少数仅在经前期或经期中发作者称经期性癫痫。妊娠可使癫痫发作次数增加，症状加重，或仅在妊娠期发作。后者称妊娠癫痫。

（三）临床表现

癫痫可见于各个年龄段。儿童癫痫发病率较成人高，随着年龄的增长，癫痫发病率有所降低。进入老年期（65 岁以后）由于脑血管病、老年痴呆和神经系统退行性病变增多，癫痫发病率又见上升。

由于异常放电的起始部位和传递方式的不同，癫痫发作的临床表现复杂多样。

全面强直-阵挛性发作：以突发意识丧失和全身强直和抽搐为特征，典型的发作过程可分为强直期、阵挛期和发作后期。一次发作持续时间一般小于 5 分钟，常伴有舌咬伤、尿失禁等，并容易造成窒息等伤害。强直-阵挛性发作可见于任何类型的癫痫和癫痫综合征中。

失神发作：典型失神表现为突然发生，动作中止，凝视，叫之不应，可有眨眼，但基本不伴有或伴有轻微的运动症状，结束也突然。通常持续 5-20 秒，罕见超过 1 分钟者。主要见于儿童失神癫痫。

强直发作：表现为发作性全身或者双侧肌肉的强烈持续的收缩，肌肉僵直，使肢体和躯体固定在一定的紧张姿势，如轴性的躯体伸展背屈或者前屈。常持续数秒至数十秒，但是一般不超过 1 分钟。强直发作多见于有弥漫性器质性脑损害的癫痫患者，一般为病情严重的标志，主要为儿童，如 Lennox-Gastaut 综合征。

肌阵挛发作：是肌肉突发快速短促的收缩，表现为类似于躯体或者肢体电击样抖动，有时可连续数次，多出现于觉醒后。可为全身动作，也可以为局部的动作。肌阵挛临床常见，但并不是所有的肌阵挛都是癫痫发作。既存在生理性肌阵挛，又存在病理性肌阵挛。同时伴EEG多棘慢波综合的肌阵挛属于癫痫发作，但有时脑电图的棘慢波可能记录不到。肌阵挛发作既可见于一些预后较好的特发性癫痫患者（如婴儿良性肌阵挛性癫痫、少年肌阵挛性癫痫），也可见于一些预后较差的、有弥漫性脑损害的癫痫综合征中（如早期肌阵挛性脑病、婴儿重症肌阵挛性癫痫、Lennox-Gastaut综合征等）。

痉挛：指婴儿痉挛，表现为突然、短暂的躯干肌和双侧肢体的强直性屈性或者伸性收缩，多表现为发作性点头，偶有发作性后仰。其肌肉收缩的整个过程大约1～3秒，常成簇发作。常见于West综合征，其他婴儿综合征有时也可见到。

失张力发作：是由于双侧部分或者全身肌肉张力突然丧失，导致不能维持原有的姿势，出现猝倒、肢体下坠等表现，发作时间相对短，持续数秒至10余秒多见，发作持续时间短者多不伴有明显的意识障碍。失张力发作多与强直发作、非典型失神发作交替出现于有弥漫性脑损害的癫痫，如Lennox-Gastaut综合征、Doose综合征（肌阵挛一站立不能性癫痫）、亚急性硬化性全脑炎早期等。但也有某些患者仅有失张力发作，其病因不明。

单纯部分性发作：发作时意识清楚，持续时间数秒至20余秒，很少超过1分钟。根据放电起源和累及的部位不同，单纯部分性发作可表现为运动性、感觉性、自主神经性和精神性，后两者较少单独出现，常发展为复杂部分性发作。

复杂部分性发作：发作时伴有不同程度的意识障碍。表现为突然动作停止，两眼发直，叫之不应，不跌倒，面色无改变。有些患者可出现自动症，为一些不自主、无意识的动作，如舔唇、咂嘴、咀嚼、吞咽、摸索、擦脸、拍手、无目的走动、自言自语等，发作过后不能回忆。其大多起源于颞叶内侧或者边缘系统，但也可起源于额叶。

继发全面性发作：简单或复杂部分性发作均可继发全面性发作，最常见继发全面性强直阵挛发作。部分性发作继发全面性发作仍属于部分性发作的范畴，其与全面性发作在病因、治疗方法及预后等方面明显不同，故两者的鉴别在临床上尤为重要。

（四）治疗

目前癫痫的治疗包括药物治疗、手术治疗、神经调控治疗等。

目前国内外对于癫痫的治疗主要以药物治疗为主。癫痫患者经过正规的抗癫痫药物治疗，约70%的患者其发作是可以得到控制的，其中50%～60%的患者经过2～5年的治疗是可以痊愈的，患者可以和正常人一样地工作和生活。因此，合理、正规的抗癫痫药物治疗是关键。

抗癫痫药物使用指征：癫痫的诊断一旦确立，应及时应用抗癫痫药物控制发作。但是对首次发作、发作有诱发因素或发作稀少者，可酌情考虑。

选择抗癫痫药物时总的原则：对癫痫发作及癫痫综合征进行正确分类是合理选药的基础。此外还要考虑患者的年龄（儿童、成人、老年人）、性别、伴随疾病以及抗癫痫药物潜在的副作用可能对患者未来生活质量的影响等因素。如婴幼儿患者不会吞服药片，应用糖浆制剂既有利于患儿服用又方便控制剂量。儿童患者选药时应注意尽量选择对认知功能、记忆力、注意力无影响的药物。老年人共患病多，合并用药多，药物间相互作用多，而且老年人对抗癫痫药物更敏感，副作用更突出。因此老年癫痫患者在选用抗癫痫药物时，必须考虑药物副作用和药物间相互作用。对于育龄期女性癫痫患者应注意抗癫痫药对激素、性欲、女性特征、怀孕、生育以及致畸性等的影响。传统抗癫痫药物（如苯妥英钠、苯巴比妥）虽有一定临床疗效，但是副作用较多如齿龈增生、毛发增多、致畸率高、多动、注意力不集中等，患者不易耐受。抗癫痫新药（如拉莫三嗪、左乙拉西坦、托吡酯、奥卡西平等）不仅临床疗效肯定，而且副作用小，患者容易耐受。

抗癫痫药物治疗应该尽可能采用单药治疗，直到达到有效或最大耐受量。单药治疗失败后，可联合用药。尽量将作用机制不同、很少或没有药物间相互作用的药物配伍使用。合理配伍用药应当以临床效果最好、患者经济负担最轻为最终目标。

在抗癫痫药物治疗过程中，并不推荐常规监测抗癫痫药物的血药浓度。只有当怀疑患者未按医嘱服药或出现药物毒性反应、合并使用影响药物代谢的其他药物以及存在特殊的临床情况（如癫痫持续状体、肝肾疾病、妊娠）等情况时，考虑进行血药浓度监测。

抗癫痫治疗需持续用药，不应轻易停药。目前认为，至少持续 3 年以上无癫痫发作时，才可考虑是否可以逐渐停药。停药过程中，每次只能减停一种药物，并且需要 1 年左右时间逐渐停用。

癫痫的药物治疗是一个长期的实践过程，医生和患者以及家属均要有充分的耐心和爱心，患者应定期复诊，医生应根据每个患者的具体情况进行个体化治疗，并辅以科学的生活指导，双方充分配合，才能取得满意的疗效。

需要注意的是，有些患者和家属在癫痫治疗方面存在一些误区，如有病乱投医，轻信谣传，惧怕抗癫痫西药“对脑子有刺激”，长期服用会“变傻”，不敢服用有效抗癫痫药物。而盲目投医，到处寻找“祖传秘方”“纯中药”，轻信“包治”“根治”的各种广告，不仅花费了大量时间和金钱，癫痫仍然得不到有效的控制，还延误了治疗的最佳有效时机，人为使患者变成了难治性癫痫。

（五）护理

1.防止发作时发生意外

评估癫痫类型，如果是强直阵挛性发作，一旦发作应迅速将病人就地平卧，解开领扣和裤带，用软物垫在病人头下；移走身边危险物体，以免抽搐时碰撞造成外伤；抽搐发作时床边加床档，护士应保护病人；使用牙垫或厚纱布包裹压舌板垫于病人上、下臼齿之间，防咬伤舌头；抽搐肢体不可用力按压，以免造成骨折或关节脱位；精神运动性发作，应保护病人防止自伤和伤人。密切观察病情，室内环境应安静，关节及骨突出处应垫棉垫，以免皮肤损伤。

2.防止窒息发生

癫痫大发作时病人意识丧失，应松解衣领及裤带，病人头位放低，偏向一侧便于唾液和分泌物由口角流出。必要时可使用吸引器，托起下颌，将舌用舌钳拉出，防止舌后坠堵塞呼吸道；不可强行喂水、喂药，以免误吸入呼吸道，引起窒息或吸入性肺炎。

3.解除病人自卑心理

向病人解释本病的特征和诱发因素，帮助病人正确认识、面对现实，给予理解及同情。护士应鼓励、疏导病人，使其消除自卑心理，恢复正常生活和情趣，增强治愈信心。

4.用药护理

护士应指导病人遵医嘱服药，分次、餐后服用，避免胃肠道反应；向病人说明药物不良反应，当这些反应（胃肠道反应、眩晕、共济失调、嗜睡）发生时应及时就医。不可随意增减药物剂量，不能随意停药或换药。

五、三叉神经痛

（一）疾病概述

三叉神经痛是最常见的脑神经疾病，以一侧面部三叉神经分布区内反复发作的阵发性剧烈痛为主要表现，国内统计的发病率 52.2/10万，女略多于男，发病率可随年龄而增长。三叉神经痛多发生于中老年人，右侧多于左侧。该病的特点是：在头面部三叉神经分布区域内，发病骤发，骤停、闪电样、刀割样、烧灼样、顽固性、难以忍受的剧烈性疼痛。说话、洗脸、刷牙或微风拂面，甚至走路时都会导致阵发性时的剧烈疼痛。疼痛历时数秒或数分钟，疼痛呈周期性发作，发作间歇期同正常人一样。“三叉神经痛”（trigeminalneuralgia，又称痛性抽搐）有时也被称为“脸痛”，中医称为“面风痛”，是指发生在面部三叉神经分布区域内的剧烈疼痛，发病骤发，骤停、闪电样、刀割样、烧灼样、顽固性、难以忍受的剧烈性疼痛。是一种非神经性、常人难以忍受的神经性痛疾病。发病率高，说话、刷牙或微风拂面时都会导致阵痛，阵发性时的剧烈疼痛，历时数秒或数分钟，疼痛呈周期性发作，发作间歇期同正常人一样。三叉神经痛患者常因此不敢擦脸、进食，甚至连口水也不敢下咽，从而影响正常的生活和工作。因此被人称此痛为“天下第一痛”，又称痛性抽搐。目前临床上通常将三叉神经痛分为原发性和继发性两种，并不明白继发性三叉神经痛的病因，三叉神经痛一般是指继发性三叉神经的抽搐痛。继发性三叉神经痛，常继发于软组织损伤、局部感染、外伤、三叉神经所通过的骨孔狭窄、肿瘤、血管畸形、血液循环障碍等。三叉神经痛主要是软组织损伤后，其他继发性三叉神经痛的病人非常少见。原发性三叉神经痛至今还未发现。

多数三叉神经痛于 40 岁起病，多发生于中老年人，女性尤多。国内外统计的发病率分别是 47.8/10 万和 62.6/10 万，女多于男，发病率可随年龄而增长。存在于人群中的三叉神经痛实际要比这个数多。

（二）病因

现代医学对本病诊断是据其疼痛部位、性质、发作次数、时间和诱因等，在排除颅脑占位性病变之后，其诊断并不困难。就其发病学说而言，有诸如病毒感染学说、病灶学说、缺血学说、颈神经学说、遗传学说、变态反应学说等等。国内外统计的发病率分别是 47.8/10

万和 62.6/10 万，女多于男，发病率可随年龄而增长。

就三叉神经痛的病因及发病机制，至今尚无明确的定论，各学说均无法解释其临床症状。目前为大家所支持的是三叉神经微血管压迫导致神经脱髓鞘学说及癫痫样神经痛学说。

（三）临床表现

三叉神经痛是沿三叉神经分布区域的发作性疼痛。上颌支和下颌支常受损，而眼支较少罹患。绝大多数为一侧性，右侧较左侧稍多见。有时可累及二支，但很少三支同时罹患的。

典型的三叉神经痛有以下特点：发作性剧痛突如其来的剧烈的疼痛发作，有一定的诱因，如说话、打呵欠、刷牙、漱口、洗脸、刮胡子、咀嚼、吞咽等动作，尤其是进食过冷或过热的食物时均可诱发，过度疲劳或精神紧张，可使发作加重。白天发作较晚间多。

有板机点（激痛点）轻微刺激脸或唇、舌、齿龈、鼻翼的某一点，即可引起疼痛的暴发，这一导致发作性剧痛的过敏点称板机点。疼痛由板机点开始，沿三叉神经某分支分布区放射，不超过正中线，呈烧灼样或撕裂样、电击样、刀割样、针刺样剧痛，患者常张口、咂舌，用手掩盖患侧脸部，表情十分痛苦，坐立不安，严重时伴有痛性痉挛。有时在睡眠中痛醒。持续时间短通常发作持续时间短，每次仅数秒钟至 1～2min 或更长，疼痛的消失也很突然。可有间歇性，也可连续发作。伴有血管-植物神经症状发作严重时患侧脸红、出汗、瞳孔散大、流泪、鼻粘膜充血、流鼻涕、唾液分布增多，患侧皮肤温度增高、肿胀。若病程较久且发作频繁者，可出现营养障碍性改变，如局部皮肤粗糙、眉毛脱落、角膜水肿和透明度下降，有时产生麻痹性角膜炎。反复发作三叉神经痛往往反复发作，发作频繁者一天可达数十次或上百次，甚至更多，患者极为痛苦。疼痛可开始于一支，以后向其他支扩展，但也可局限于一支而持续数年。部分病例可以自然缓解。

（四）治疗

1.药物疗法

卡马西平（carbamazepine） 开始每日2次，以后可每日3次。每日～0.6g，分～3次服用，每日极量1.2g。服药24h～48h后即有镇痛效果。

苯妥英钠（sodium phenytoin） 别名大伦丁（D1antinSodium、Phen—toin)，为白色粉末，无臭，味微苦。易溶于水，几乎不溶于乙醚或氯仿，在空气中易潮解。

2.三叉神经周围支封闭疗法

三叉神经周围支封闭是临床治疗三叉神经痛的常用方法。注射的部位主要是三叉神经分支通过的骨孔，如眶上孔、眶下孔、下齿槽孔、颏孔、翼腭孔等。所用药物包括无水乙醇、苯酚溶液、多柔比星、链霉素等。三叉神经周围支封闭治疗止痛范围局限，其效果与操作者的技术水平和患者的病情程度也关系密切，因此，多数病人在半年至2年内复发。三叉神经周围支阻滞根据注射部位分为：眶上神经阻滞术，眶下神经阻滞术，后上齿槽神经阻滞术，上颌神经阻滞术，颏神经阻滞，下齿糟神经阻滞和下颌神经阻滞术。

3.半月神经节阻滞疗法

采用半月神经节阻滞治疗三叉神经痛目前已在国内外广泛使用，多年来，这一注射疗法已被证明是有效的，它的确能恒久地治愈三叉神经痛。但因其注射技术较难掌握，主要是穿刺操作的准确性难以把握，因此，治疗效果随着各人的技术不同而大有出入。经卵圆孔刺入颅腔内的半月神经节，注入甘油、无水乙醇、苯酚溶液、多柔比星、阿霉素等神经毁损药物，以阻滞三叉神经第 2、3 支甚至全部的三支，可获得长时间的阻滞效果。用于治疗顽固性三叉神经痛、颌面部癌痛及带状疱疹后遗痛。

治疗适应证症①本注射疗法适用于一切较严重而顽固的三叉神经痛患者，尤其是具有开颅手术禁忌的老弱及慢性病患者。②三叉神经痛同时累及第 2、3 支，1、2 支或全部 3 支，并经各周围支阻滞无效者。③顽固的面部带状疱疹后三叉神经痛。

并发症半月神经节阻滞可能引起的一些并发症，大多是由于穿刺（无仪器定位的徒手穿刺）方向不准或进针过深损伤附近的血管、脑神经和组织，或乙醇（我院使用安全性高的药物——医用高纯度甘油）剂量较大并流入蛛网膜下隙引起损害。并发症的发生率是非常低的。半月神经节阻滞的并发症经过努力大多可以避免。

并发症主要有：阻滞范围内感觉丧失或异常；眩晕综合征；咀嚼困难；脑神经损害；同侧角膜炎、角膜溃疡等。

注射疗法和开颅手术的关系是可以互相补充的。手术治疗三叉神经痛近年来已很少。适用于开颅手术的患者，都应先行注射治疗，凡行开颅手术未能成功者，或手术治疗效果不好，或手术后复发的患者，注射疗法也可收到很好的效果。

4.伽马刀治疗法

伽玛刀问世30多年来，已成为立体定向放射外科领域最重要的手段。伽玛刀镇痛的原理就是将伽玛射线聚焦于预选的与疼痛有关的脑部神经核团或痛觉传导通路上，一次大剂量照射毁损痛觉的传导通路、阻断痛觉的传导而达到镇痛的效果。应用伽玛刀治疗三叉神经痛也取得了一定疗效。

应用伽玛刀治疗是先通过影像学定位，计算出三叉神经根的三维坐标，再将聚焦的伽玛射线会聚在靶点，治疗医师通过对剂量大小的控制，可阻断痛觉的传导。治疗过程简单，患者痛苦小，易于接受。但一次治疗费用约在2万元左右。治疗三叉神经痛总体有效率在90%以上，其中一次性治愈三叉神经痛（疼痛完全缓解率）在60%左右，部分缓解率（疼痛减轻、发作频率降低）则在30%左右，复发率和无效率在1、2%左右。而且伽玛刀治疗三叉神经痛对病人身体要求不高，特别适合高龄患者以及有全身系统疾病不适合手术的病人。在治疗后患者很少会有面部麻木的感觉，如果出现麻木效果也会在一段时间后消失。

根据目前的经验，适合伽玛刀治疗的条件为：①原发性三叉神经痛以及其他治疗无效的顽固型带状疱疹后三叉神经痛；②诊断为继发性三叉神经痛，经影像学检查颅内有较小的肿瘤或血管畸形，可应用伽玛刀治疗其原发病变。一般随原发病变的好转，疼痛也会缓解。

（五）护理

1.饮食护理

患者由于疼痛剧烈，发作频繁，往往不敢说话，漱口和进食，甚至出现自杀行为，故应耐心做好思想工作，消除患者紧张情绪，给予全流或半流饮食，鼓励患者争取在发作后的时间内多进饮食，以保证营养和增强体质。

2.口腔护理

由于不敢说话，漱口和进食，口腔卫生甚差，每日早晚和饭报给予生理盐水和多贝尔氏液漱口，加强口腔清洁，预防感染和溃疡等并发症。

3.皮肤清洁

发作时，为了减轻疼痛，患者常揉搓患侧面颊部，易导致该处皮肤的破溃和感染，因此要保持该处皮肤的清洁卫生，防止感染的发生。

4.发作频率

注意观察疼痛的发作频率，发作时间和间隔期的长短，以便更好地作好饮食、口腔和皮肤的护理。

5.疼痛程度

疼痛剧烈、频繁和入睡困难者，可酌情给予镇痛，安眠药或对症处理。

三叉神经痛反复发作则应及时治疗：很多患者对于自身的疾病认识不清，一定要到正规的医院进行治疗，检查出疾病，才能对症治疗。正确的治疗方法：经过多年的医学研究，并不提倡患者使用针灸、手术等治疗方法，这样容易给患者的三叉神经痛造成严重损害，造成面瘫的可能。做好预防护理：有些患者疾病发作，有一部分原因是由于患者不能善待好“扳机点”，不能好好进行治愈后的护理，建议广大患者要小心疾病的发展，逐渐恢复健康。

六、带状疱疹

（一）疾病概述

带状疱疹是由水痘-带状疱疹病毒引起的急性感染性皮肤病。对此病毒无免疫力的儿童被感染后，发生水痘。部分患者被感染后成为带病毒者而不发生症状。由于病毒具有亲神经性，感染后可长期潜伏于脊髓神经后根神经节的神经元内，当抵抗力低下或劳累、感染、感冒时，病毒可再次生长繁殖，并沿神经纤维移至皮肤，使受侵犯的神经和皮肤产生强烈的炎症。皮疹一般有单侧性和按神经节段分布的特点，有集簇性的疱疹组成，并伴有疼痛；年龄愈大，神经痛愈重。本病好发于成人，春秋季节多见。发病率随年龄增大而呈显著上升。

（二）病因

系由水疱-带状疱疹病毒（Varicella-virus，VZV）所致。VZV 现已命名为人疱疹病毒 3 型（HHV-3），此病毒呈砖形，有立体对称的衣壳，内含双链 DNA 分子。VZV 对体外环境的抵抗力较弱，在干燥的痂内很快失去活性。对此病毒免疫力低的儿童被感染后，发生水痘。部分患者被感染后成为带病毒者而不发生症状。由于病毒具有亲神经性，感染后可长期潜伏于脊髓神经后根神经节的神经元内，当抵抗力低下或劳累、感染、感冒发烧，生气上火等，病毒可再次生长繁殖，并沿神经纤维移至皮肤，使受侵犯的神经和皮肤产生激烈的炎症。皮疹一般有单侧性和按神经节段分布的特点，有集簇性的疱疹组成，并伴有疼痛；年龄愈大，神经痛愈重。此病现代医学称为带状疱疹，民间称为蛇胆疮，缠腰龙，飞蛇等称。

其主要特点为簇集水泡，沿一侧周围神经作群集带状分布，常伴有明显神经痛。人是水痘带状疱疹病毒的唯一宿主，病毒经呼吸道黏膜进入血液形成病毒血症，发生水痘或呈隐性感染，以后病毒可长期潜伏在脊髓后根神经节或者颅神经感觉神经节内。当机体受到某种刺激（如创伤、疲劳、恶性肿瘤或病后虚弱等）导致机体抵抗力下降时，潜伏病毒被激活，沿感觉神经轴索下行到达该神经所支配区域的皮肤内复制产生水疱，同时受累神经发生炎症、坏死，产生神经痛。本病愈后可获得较持久的免疫，故一般不会再发。

（三）临床表现

带状疱疹好发于春秋季节，成人多见。

1.主要特点

年幼年长都会发病，以成人多见且症状较重；四季皆能发病，以春秋季和潮湿天居多；人体任何部位都可能出现疱疹，以躯干及面部最常见；发病就伴有疼痛，疱疹结痂后部分患者还会延续疼痛；水疱和皮损多沿某一周围神经分布，排列成带状发生于身体一侧，不超过躯体中线。

2.典型表现

发疹前可有轻度乏力、低热、纳差等全身症状，患处皮肤自觉灼热感或者神经痛，触之有明显的痛觉敏感，持续1～3天，亦可无前驱症状即发疹。好发部位依次为肋间神经、颈神经、三叉神经和腰骶神经支配区域。患处常首先出现潮红斑，很快出现粟粒至黄豆大小丘疹，簇状分布而不融合，继之迅速变为水疱，疱壁紧张发亮，疱液澄清，外周绕以红晕，各簇水疱群间皮肤正常；皮损沿某一周围神经呈带状排列，多发生在身体的一侧，一般不超过正中线。神经痛为本病特征之一，可在发病前或伴随皮损出现，老年患者常较为剧烈。病程一般2～3周，老年人为3～4周，水疱干涸、结痂脱落后留有暂时性淡红斑或色素沉着。需要强调的是引起带状疱疹的起因是由于长期缺乏运动和锻炼，不是说老年人容易生这个病，是老年人更会坐着不锻炼，所以以老者居多。

3.特殊表现

眼带状疱疹（herpes zoster ophthalmicus）：系病毒侵犯三叉神经眼支，多见于老年人，疼痛剧烈，可累及角膜形成溃疡性角膜炎。

耳带状疱疹（herpez zoster oticus）：系病毒侵犯面神经及听神经所致，表现为外耳道或鼓膜疱疹。膝状神经节受累同时侵犯面神经的运动和感觉神经纤维时，可出现面瘫、耳痛及外耳道疱疹三联征，称为Ramsay-Hunt综合征。

带状疱疹后遗神经痛（postherpetic neuralgia，PHN）：带状疱疹常伴有神经痛，在发疹前、发疹时以及皮损痊愈后均可伴有，但多在皮损完全消退后或者1个月内消失，少数患者神经痛可持续超过1个月以上，称为带状疱疹后遗神经痛。

其他不典型带状疱疹：与患者机体抵抗力差异有关，可表现为顿挫型（不出现皮损仅有神经痛）、不全型（仅出现红斑、丘疹而不发生水疱即消退）、大疱型、出血性、坏疽型和泛发型（同时累及2个以上神经节产生对侧或同侧多个区域皮损）；病毒偶可经血液播散产生广泛性水痘样疹并侵犯肺和脑等器官，称为播散型带状疱疹。

（四）治疗

营养神经口服或肌注B族维生素，如B1：100 mg、B12：250 vg、或B1、甲钴胺250～500 vg等。抗病毒：泛昔洛韦片0.125 g；口服，8小时1次；万乃洛韦，300 mg，口服，2次/日；无环鸟苷，200 mg，口服，5次/日；聚肌胞2 mg，肌注，隔日一次。干扰素，300万U，肌注，1次/日；止痛：口服去痛片等镇痛药片。布洛芬（芬必得）300 mg口服2次/日；吗啡控释片，30 mg，必要时口服。脊柱旁神经节封闭治疗等。联合：三氮唑核苷（病毒唑）10mg/kg加入5%葡萄糖500ml静滴，日1次，共8次；辅佐，口服康复新液10 ml，3次/日；同时外用康复新液涂擦，严重破溃者以康复新液湿敷，共8 d；疗效十分显著。

保持感染区域干净，干燥并且尽量暴露于空气（不用衣物覆盖）。不要搔痒或弄破水疱。如果你因疼痛而无法入睡，试着用一条整洁干净的弹力绷带捆绑该区域。在开头的3或4天每隔几小时试用冰块冷敷10分钟左右。接着在醋酸铝里面浸泡冷湿敷药，醋酸铝是一种非处方类药物，有收敛剂溶液，也有粉末或者片剂。为了减轻神经方面的影响，粉碎两片阿司匹林，把它混合于两大汤匙的消毒酒精里面，接着把这种糊状物每天三次涂抹于水疱表面。为了缓解瘙痒，要你的药师把78%的炉甘石洗剂，20%的消毒酒精，1%的苯酚和1%的薄荷醇混合。你可以连续地涂抹这种混合物直到水疱结痂。其他治疗瘙痒的方法包括经常服用维生素E，或者应用胶态燕麦片洗热水浴来减轻疼痛。

（五）护理

疼痛护理穿宽大衣裤，防止衣服过小磨擦患处增加疼痛。2分散注意力，年老病人让其家属陪伴。协助病人采用保护性体位以减轻疼痛。遵医嘱应用止痛药及神经营养药。

感染的护理：积极治疗疱疹，防止破损、溃烂发生。加强营养，增强机体抵抗力。保持病室内空气清新，温度、湿度适宜。局部如有破损应及时换药、保护创面不受感染。遵医嘱使用抗生素预防细菌感染。观察体温变化及遵医嘱抽血查白细胞。

眼部护理：角膜、结膜受累时，注意做好眼部护理，嘱病人不宜终日紧闭双眼，应活动眼球。眼部分泌物多时可外用盐水冲洗眼部，如有角膜溃疡禁用冲洗，可用棉签擦除分泌物每日2～3次，防止眼睑粘连。角膜疱疹有破溃，要防止眼球受压，滴药时动作轻柔。

带状疱疹最主要的特征就是疼痛。疼痛的程度往往随年龄增大而加剧，如老年患者则疼痛剧烈，甚至难以忍受。除了常规药物和理疗止痛治疗外，在护理工作中要注意几点：第一，要给患者创造安静舒适的环境，以利于休息；第二，在为患者进行治疗、检查，动作要轻柔，防止刺激皮损处，增加疼痛感；第三，指导患者放松心情，多与人沟通交流，转移注意力，以减轻疼痛感；第四，如患者疼痛剧烈，在给予镇痛药时，注意观察药物的毒副作用。

带状疱疹患者注意事项：不要过分紧张。有的患者皮肤上可能会出现大疱、血疱，甚至糜烂，但是请不要紧张，如果治疗得当10天左右即可痊愈，治愈后一般不会复发。多休息，给以易消化的饮食和充足的水分。预防继发细菌感染。不要摩擦患处，避免水疱破裂。老年重症患者，尤其发生在头面部的带状疱疹，最好住院治疗，以防并发症的发生。患“带状疱疹”提示患者身体免疫力处于低状态，应及时采取相应的措施。某些患者在皮损完全消失后，仍遗留有神经痛，这时可采取针灸、理疗等缓解疼痛。服用止痛药物后2小时内应卧床，以免因头昏而发生意外。未生过水痘的小儿可能会受到传染，因而要注意隔离患者，以免波及小儿。

七、坐骨神经痛

（一）疾病概述

坐骨神经痛（sciatic）是指多种病因所致的沿坐骨神经通路的病损，腰、臀、大腿后侧、小腿后外侧及足外侧以疼痛为主要症状的综合征，西医认为坐骨神经痛是指在坐骨神经通路及其分布区内发生疼痛，为常见的周围神经疾病。临床上分为原发性和继发性两类。按其受损部位，又可分为根性坐骨神经痛和干性坐骨神经痛，其中根性疼痛远较干性疼痛多见。坐骨神经痛属于中医痹证的范畴，中医称腰腿痛。

坐骨神经痛是指沿坐骨神经分布区域，以臀部、大干性坐骨神经腿后侧、小腿后外侧、足背外侧为主的放射性疼痛。是多种疾病引起的一种症状，分为根性、痛。坐骨神经痛是以坐骨神经径路及分布区域疼痛为主的综合征。坐骨神经痛的绝大多数病例是继发于坐骨神经局部及周围结构的病变对坐骨神经的刺激压迫与损害，称为继发坐骨神经痛；少数系原发性，即坐骨神经炎。坐骨神经痛是一常见的病，是因坐骨神经受到压迫而引起的症状。坐骨神经是由几条不同的脊柱神经组成，包括第四、第五腰神经和第一至第三组神经。这条神经由腰部，经臀部，伸延至大腿后部、小腿和脚部。当坐骨神经受到压迫时，这条神经便会出现疼痛，引起坐骨神经痛的症状。虽然坐骨神经源于腰部，坐骨神经痛患者多不会投诉腰痛。疼痛多见于臂部、大腿或小腿外则。坐骨神经痛是指坐骨神经病变，沿坐骨神经通路即腰、臀部、大腿后、小腿后外侧和足外侧发生的疼痛症状群。坐骨神经是支配下肢的主要神经干。坐骨神经痛又属于腰腿痛的范畴，有部分是由腰椎突出压迫坐骨神经所致。坐骨神经痛患者首先要注意改变生活方式，平时应多做康复锻炼；生活中尽可能避免穿带跟的鞋，重心的稍许前移都会使疼痛症状加重，有条件的可选择负跟鞋；日常生活中应卧硬板床，取平卧位，保持脊柱的稳定，减少椎间盘承受的压力。本病好发于青壮年男性，体力劳动者发病率高，多为单侧。

（二）病因

坐骨神经由腰5～骶3神经根组成。按病损部位分根性和干性坐骨神经痛两种，前者多见根性坐骨神经痛病变位于椎管内，病因以腰椎间盘突出最多见，其次有椎管内肿瘤、腰椎结核、腰骶神经根炎等。干性坐骨神经痛的病变主要是在椎管外坐骨神经行程上，病因有骶骼关节炎、盆腔内肿瘤、妊娠子宫压迫、臀部外伤、梨状肌综合征、臀肌注射不当以及糖尿病等。

（三）临床表现

本病男性青壮年多见，单侧为多。临床症状以疼痛由腰骶部经臀部向下肢放散，呈放射性、烧灼样或针刺样疼痛，行动时加重，弯腰、咳嗽、喷嚏时疼痛加剧为主。患侧腰、骶、骼、臀、腓、踝等处可有明显的压痛点。疼痛程度及时间常与病因及起病缓急有关。

根性坐骨神经痛：起病随病因不同而异。最常见的腰椎间盘突出，常在用力、弯腰或剧烈活动等诱因下，急性或亚急性起病。少数为慢性起病。疼痛常自腰部向一侧臀部、大腿后，腘窝、小腿外侧及足部放射，呈烧灼样或刀割样疼痛，咳嗽及用力时疼痛可加剧，夜间更甚。病员为避免神经牵拉、受压，常取特殊的减痛姿势，如睡时卧向健侧，髋、膝关屈曲，站立时着力于健侧，日久造成脊柱侧弯，多弯向健侧，坐位进臀部向健侧倾斜，以减轻神经根的受压。牵拉坐骨神经皆可诱发疼痛，或疼痛加剧，如Kernig征阳性（病员仰卧，先屈髋及膝成直角，再将小腿上抬。由于屈肌痉挛，因而伸膝受限而小于130度并有疼痛及阻力）；直腿抬高试验（Lasegue征）阳性（病员仰卧，下肢伸进、患肢上抬不到70度而引起腿部疼痛)。坐骨神经通路可有压痛，如腰旁点、臀点、国点、踝点及跖点等。患肢小腿外侧和足背常有麻木及感觉减退。臀肌张力松弛，伸拇及屈拇肌力减弱。跟腱反射减弱或消失。

干性坐骨神经痛：起病缓急也随病因不同而异。如受寒或外伤诱发者多急性起病。疼痛常从臀部向股后、小腿后外侧及足外侧放射。行走、活动及牵引坐骨神经时疼痛加重。压痛点在臀点以下，Lasegue征阳性而Kernig征多阴性，脊椎侧弯多弯向患侧以减轻对坐骨神经干的牵拉。

（四）治疗

治疗包括病因治疗及对症治疗。只有找到引起坐骨神经痛的确切病因放有可能彻底治愈。对症治疗也很重要。应针对病因治疗。腰椎间盘脱出急性期卧硬板床休息1～2周常可使症状稳定。

对症治疗，疼痛可用扑热息痛加可待因30mg，3～4次/d，以及其他非甾体类镇痛药，如异丁苯乙酸、萘普生等。肌肉痉挛可用安定5～10mg口服，3次/d；或环苯扎林10mg口服，3次/d，可能有效。

严重病例可用地塞米松10～15mg/d，静脉滴注，7～10天；一般可口服泼尼松10mg，每日1～4次，10～14次为一疗程。也可用1%～2%普鲁卡因或加泼尼松龙各1ml椎旁封闭。可配合针灸和理疗，保守疗法多可缓解。疗效不佳时可用骨盆牵引或泼尼送龙硬脊膜外注射，个别无效或慢性复发病例可考虑手术治疗。

坐骨神经痛是指沿坐骨神经分布区域，以臀部、大腿后侧、小腿后外侧、足背外侧为主的放射性疼痛。而坐骨神经痛早期症状一般表现为下肢疼痛、麻木等。坐骨神经痛以单侧发病为多，主要发生于成年男性，起病多为急性或亚急性。起病随病因不同而异。最常见的腰椎间盘突出，常在用力、弯腰或剧烈活动等诱因下，急性或亚急性起病。少数为慢性起病。疼痛常自腰部向一侧臀部、大腿后，腘窝、小腿外侧及足部放射，呈烧灼样或刀割样疼痛，咳嗽及用力时疼痛可加剧，夜间更甚。所以如果发现有类似的情况应及时就诊，明确诊断，排除其它因素的可能，仔细检查，以防漏诊，避免延误病情。有些患者在没有正确诊断下，盲目的治疗，丧失了最佳治疗时机。经确诊后及时正规有效的治疗是很关键的，临床上治疗坐骨神经痛的方法有很多，例如物理疗法、药物疗法、牵引法、推拿法等等。均可起到作用，但是坐骨神经痛的治疗关键在于坚持。以上方法最常用也是最易坚持的当属物理疗法，常见的是金柱康腰带，它同时具有热疗、磁疗和牵引固定的功效，坚持使用可达到通经活络，消炎止痛，促进腰腿部肌肉有效的血液循环，血氧交换饱和度，可真正加强腰部肌肉，恢复腰部肌肉和周围韧带的腰椎保护作用。从而有效治疗疾病。另外功能锻炼和日常康复保健也是非常重要的，有坐骨神经痛的病人常常因为害怕疼痛而减少活动，这样做并不利于疾病的治疗。建议在症状发作期患者应当尽量卧床休息结合金柱康理疗。在症状缓解期，患者应当正常参加工作、生活，并遵循“力所能及，适量运动”的原则进行锻炼，积极的腰背肌锻炼可有效预防症状复发。慢走、慢跑、球类运动都可以进行，特制的体操更为有益。

（五）护理

1.恢复煅炼

硬板床休息，可坚持做床上体操。要劳逸结合，生活规律化，适当参加各种体育活动。运动后要注意保护腰部和患肢，内衣汗湿后要及时换洗，防止潮湿的衣服在身上被焐干，出汗后也不宜立即洗澡，待落汗后再洗，以防受凉、受风。在急性疼痛期，不要拾起超过10磅（1磅=0.9072市斤）的重物和不要用腿、臂和背部用力上举重物，可推但不要拉重物。

为了避免牵拉坐骨神经，以减轻疼痛，患者常有一些特殊的减痛姿势，如睡时喜向健康一侧睡，病侧下肢的髋膝部微屈。坐下时以健康侧的臀部着力。站立时身体重心移在健康侧，弯腰拾物时，患肢膝部屈曲，时间一久便造成脊柱侧弯，大都弯向病变一侧。任何牵拉坐骨神经的试验都可诱发或加重疼痛。沿着坐骨神经通路的各点：如腰椎旁、相当于环跳、委中穴处、踝关节外侧腓骨小头下方和脚底中央可有明显的压痛。除疼痛外，小腿外侧面和足背处有针刺、发麻等感觉，大腿后方及小腿的肌肉松软无力、日久有轻度的肌萎缩。

坐骨神经炎在病初的5～10天内疼痛最剧，6～8周后减轻并逐渐恢复正常。

2.辅助治疗

疼痛发作时，可用冰敷患处30-60分钟，每天数次，连续二至三天，然后以同样的间隔用热水袋敷患处，也可服用消炎痛等非处方止痛药。

每日睡前用热毛巾或布包的热盐热敷腰部或臀部，温度不可太高，以舒适为宜。

3.注意事项

硬板床休息，可坚持做床上体操。

要劳逸结合，生活规律化，适当参加各种体育活动。

运动后要注意保护腰部和患肢，内衣汗湿后要及时换洗，防止潮湿的衣服在身上被焐干，出汗后也不宜立即洗澡，待落汗后再洗，以防受凉、受风。

在急性疼痛期，不要拾起超过10磅（1磅=0.9072市斤）的重物和不要用腿、臂和背部用力上举重物，可推但不要拉重物。

为了避免牵拉坐骨神经，以减轻疼痛，患者常有一些特殊的减痛姿势，如睡时喜向健康一侧睡，病侧下肢的髋膝部微屈。坐下时以健康侧的臀部着力。站立时身体重心移在健康侧，弯腰拾物时，患肢膝部屈曲，时间一久便造成脊柱侧弯，大都弯向病变一侧。任何牵拉坐骨神经的试验都可诱发或加重疼痛。沿着坐骨神经通路的各点：如腰椎旁、相当于环跳、委中穴处、踝关节外侧腓骨小头下方和脚底中央可有明显的压痛。除疼痛外，小腿外侧面和足背处有针刺、发麻等感觉，大腿后方及小腿的肌肉松软无力、日久有轻度的肌萎缩。防止细菌及病毒感染。原发性坐骨神经病也就是坐骨神经炎，是神经间质的炎症，多因牙齿、副鼻窦、扁桃体等感染后，病原体（细菌或病毒）产生的毒素经血液侵袭坐骨神以而引起。细菌或病毒感染既能致发本病，又能加重本病。注意饮食起居调养。注意锻炼身体，运动后要注意保护腰部和患肢，内衣汗湿后要及时换洗，防止潮湿的衣服在身上被焐干，出汗后也不宜立即洗澡，待落汗后再洗，以防受凉、受风。饮食有节，起居有常，戒烟限酒，增强体质，避免或减少感染发病机会。治疗本病的药物对胃均有一定的刺激作用，严重胃病者宜慎用。孕妇使用内治法宜慎重，以免引起流产与早产。激素类药物仅限于急性期，应避免长期服用，切忌滥用。在急性疼痛期，不要抬起超过10磅的重物和不要用腿、臂和背部用力上举重物，可推但不要拉重物。随着人口的老化，骨质疏松和椎间盘变性病人逐渐增多。中老年人应注意平素合理饮食，适当进行体育活动，锻炼腰部肌肉力量。注意弯腰，抬重物时动作要轻、慢。一旦发生坐骨神经痛应积极查找病因。中老年在治疗坐骨神经痛服用激素时，应注意血压、血糖、血钙和血钾的变化，因为激素有引起高血压、高血糖、骨质疏松和低血钾的副作用。防止风寒湿邪侵袭。风寒湿邪能够使气血受阻，经络不通。既是引起坐骨神经痛的重要因素，又是导致坐骨神经痛病情加重的主要原因。

对继发性坐骨神经痛，首先必须查明病因，有否结核、外伤、肿瘤等病史，并去医院，全面地进行全身检查，妇女应作妇科检查。以找出原发病灶。X线摄片对查明病因有重要意义。少数病人必要时可考虑腰椎穿刺和造影检查。继发性坐骨神经痛的治疗首先是去除病因，如消炎、手术切除肿瘤等。急性期应卧硬板床休息。疼痛剧烈时给予止痛和适量镇静剂。坐骨神经炎的早期可给消炎止痛剂，如炎痛喜康、消炎痛等。肾上腺皮质激素也可短期应用。口服或肌注B族维生素，患侧下肢保暖，配合针灸、理疗、体疗和按摩。坐骨神经炎在病初的5～10天内疼痛最剧，6～8周后减轻并逐渐恢复正常。

有坐骨神经痛的病人常常因为害怕疼痛而减少活动，这样做并不利于疾病的治疗。患者应遵循力所能及，适量运动的原则进行锻炼，尤其是患侧下肢的锻炼更为必要。慢走、慢跑、球类运动都可以进行，特制的体操更为有益。

卧位体操：患者仰卧位，交替屈腿，再轮流伸直两腿，接着向上交替抬腿。开始时，患侧下肢上抬角度可小于健侧下肢，持续锻炼后，患侧下肢可逐步增加抬高的角度。

坐位体操：患者坐于床沿或椅上，双腿垂地，足跟着地，足尖翘起，双手平放腿上。坐好后逐步向前弯腰，双手推向足部。初练时双手可能仅能达到小腿部，坚持锻炼后能够达到足背和足尖。

站立体操：患者双手叉腰站立，先轮流直腿向前抬起，接着尽量分开两腿站立，轮流弯曲膝关节，使身体呈弓形下蹲。此时可使没有屈曲膝关节的下肢受到牵引和拉伸。

按摩法：患者站立，弯腰45度，头微抬，眼向前看，全身放松，双手空握拳，从后面轻拍两侧臀部，力度由轻至重。每天早晚各做1次，每次20分钟左右，2个月后即出现明显效果。自我按摩可以使肌肉痉挛得到松解，促进局部组织新陈代谢，加速血液循环；也可以调节神经体液系统，提高痛阈耐受力，促进致痛物质的排泄、吸收，起到止痛的作用。在自我按摩时，要注意手法轻柔、均匀、和缓，力量以感舒适为度。除此之外，我们在日常生活中应养成良好的习惯，避免潮湿的居住环境，注意劳逸结合，生活规律化，平时多进行强化腰肌肌力的锻炼。但进行负重动作前应预先活动腰部，避免腰部扭伤。患者则应遵循“力所能及，适量运动”的原则进行锻炼，尤其是对患侧下肢进行如慢走、慢跑、球类运动等锻炼。运动出汗后不宜立即洗澡，待无汗后再洗，以防受凉、受风或感冒而加重症状或引起复发。

妊娠子宫增大，特别是晚期胎头下降入盆腔时，可引起对途经盆腔的坐骨神经机械性压迫而产生坐骨神经痛。坐骨神经痛多见于一侧，常发生在步行及活动后。其疼痛自臀部或髋部开始，向下沿大腿外侧、小腿至足背外侧，呈放射性疼痛、持续性钝痛，或有阵发性烧灼痛加剧，严重时下肢肌肉痉挛，活动受限，但症状严重者不多，且常不典型。其治疗无特殊方法，口服或肌注维生素 B12 可能有帮助，症状严重时应予休息。至产后压迫解除，疼痛自然会随之消失。

第七节 血液及造血系统疾病患者的护理

血液系统由血液和造血器官组成。血液由血浆及悬浮在其中的血细胞（红细胞、白细胞和血小板）组成。造血器官和组织包括骨髓、脾、淋巴结以及分布在全身各处的淋巴组织和单核一巨噬细胞系统。其中骨髓为人体最主要的造血器官。造血干细胞（hemapoietic-stemcell， HSC）又称全能干细胞，是各种血细胞与免疫细胞的起源细胞，可以增殖分化为淋巴细胞、浆细胞、红细胞、血小板、单核细胞及各种粒细胞等。红细胞主要起到一个运输功能，因为红细胞中含有血红蛋白，血红蛋白能和空气中的氧结合，红细胞能通过血红蛋白将吸入肺泡中的氧运送给身体各个组织。白细胞的种类多，功能较复杂。中性粒细胞和单核细胞具有吞噬作用，对机体起重要防御作用。淋巴细胞参与免疫功能。血小板对机体止血和凝血过程起着重要作用。血浆中含有多种物质，如各种蛋白质、凝血因子和抗凝血因子等，参与机体多种物质代谢。

血液系统疾病指原发或主要累及血液和造血器官的疾病，简称血液病。该系统疾病种类较多，包括各类红细胞疾病、白细胞疾病以及出血性疾病。它们的共同特点多表现为外周血中的细胞和血浆成分的病理性改变，机体免疫功能低下，出血和凝血机制的功能紊乱，还可出现骨髓、脾及淋巴结等造血组织和器官的结构和功能异常。

近年来，随着医学的发展，血液病在发病机制、诊断、药物的疗效、病情的监测等方面取得了不少突破，在治疗手段上也有很大进步，如化学药物联合应用、造血干细胞移植、免疫治疗、免疫调节剂及细胞因子的临床应用等。在配合新技术及新疗法推广应用过程中，血液病的专科护理水平也迅速发展，如饮食指导、心理护理、防治感染、防治出血、成分输血及各种化疗药物护理等。护理水平的提高对控制疾病发展、减少患者痛苦、降低死亡率、延长生存期及改善生存质量发挥了重要作用。

一、贫血患者的症状和护理

贫血是血液病最常见的症状，是指单位容积的外周血中血红蛋白浓度（Hb）、红细胞计数（RBC）和（或）血细胞比容（HCT）低于同年龄、同性别、同地区正常范围下限的一种常见临床症状。其中以血红蛋白浓度降低最为重要，可作为贫血诊断及其严重程度的判断依据。

一般认为，在我国海平面地区，标准大气压下，成年男性 Hb＜120g/L，成年女性 Hb＜110g/L，孕妇 Hb＜100g/L，就可诊断为贫血。按血红蛋白浓度分为轻度、中度、重度和极重度贫血。

（一）贫血的分类

按红细胞形态特点分类根据红细胞平均体积（MCV）、红细胞平均血红蛋白浓度（MCHC），将贫血分成三类（表 5-1）。

表 5-1 贫血的细胞形态分类

类型	MCV/fL	MCHC/C%	常见疾病
大细胞性贫血	＞100	32~35	巨幼细胞性贫血 再生障碍性贫血
正常细胞性贫血	80~100	32~35	溶血性贫血 急性失血性贫血 缺铁性贫血
小细胞低色素性贫血	＜80	＜32	铁粒幼细胞性贫血 珠蛋白生成障碍性贫血

（二）缺铁性贫血（irondeficiencyanemia）

缺铁性贫血是体内存铁元素缺乏，导致血红蛋白合成减少而引起的一种小细胞低色素性贫血。缺铁性贫血是机体铁缺乏症的最终表现，也是各类贫血中最常见的一种，以生长发育期儿童和育龄妇女的发病率较高。全球约有 6~7 亿人患有缺铁性贫血。在多数发展中国家，约 2/3 的儿童和育龄妇女缺铁，其中 1/3 患缺铁性贫血。在发达国家，亦有约20%的育龄妇女及40%的孕妇患缺铁性贫血，儿童的发病率高达50%，而成年男性为10%。

1.铁在人体中的作用

（1）铁的分布

在体内铁广泛分布于各组织。体内的铁大致可分为功能状态铁（包括血红蛋白铁、肌红蛋白铁、转铁蛋白铁、乳铁蛋白铁、酶和辅因子结合的铁）和贮存铁（以铁蛋白和含铁血黄素形式贮存于单核一巨噬细胞系统中）两大部分。

（2）铁的来源和吸收

正常人制造新生红细胞每天需铁20~25mg，大部分来自体内衰老红细胞破坏释放的铁。每天从食物中吸收1~1.5mg的铁，即可维持体内铁的平衡。动物食物铁吸收率高，约为20%。植物食物铁吸收率低，为1%~7%。铁的主要吸收部位在十二指肠及空肠上段。影响铁吸收的因素有：①胃酸和维生素能使三价铁还原成二价铁，以便于吸收，同时可使铁稳定在溶解状态，防止再氧化为三价铁；②肠黏膜能根据体内贮存铁的情况，调节铁的吸收，当体内铁储量丰富，铁的吸收就减少，反之则增多。

（3）铁的转运和利用

吸收人血的二价铁被铜蓝蛋白氧化为三价铁后，与血浆中的转铁蛋白结合成为转铁蛋白复合体即血清铁；将铁运送到需要的各组织中，主要是骨髓中的幼红细胞；在细胞内铁与转铁蛋白分离，再次还原成二价铁，参与形成血红蛋白。生理情况下，转铁蛋白仅33%~35%

与铁结合，血浆中能与铁结合的转铁蛋白称为总铁结合力。转铁蛋白饱和度=血清铁÷总铁结合力×100%。

（4）铁的贮存及排泄

人体内多余的铁主要以铁蛋白和含铁血黄素形式贮存在肝、脾和骨髓等器官的单核一巨噬细胞系统中。当体内需铁量增加时，可动用贮存铁补充。正常人每天铁排泄不超过 lmg，主要由粪便排泄。育龄妇女还通过月经、妊娠、哺乳而丢失。

2.护理评估

（1）健康史

询问患者有无慢性失血的病因存在，如月经量过多、消化性溃疡出血等；并注意询问有无影响铁吸收的情况，如胃肠道手术史、消化道疾病等。对于儿童及育龄期女性，应注意其有无偏食、挑食、节食等饮食习惯。

（2）身体状况

①本病多呈慢性经过，有一般贫血的表现，如面色苍白、乏力、易倦、头晕、头痛、心悸、气短、耳鸣等。

②组织缺铁表现神经、精神系统异常，儿童较为明显，如过度兴奋、易激惹、好动、难以集中注意力、发育迟缓、智力低下、体力下降等。少数患者可有异食癖，喜吃生米、冰块、泥土、石子等。皮肤干燥、角化、萎缩、无光泽，毛发干枯易脱落，指（趾）甲扁平、不光整、脆薄易裂，甚至出现反甲或匙状甲。黏膜损害多表现为口角炎、舌炎、舌乳头萎缩，可有食欲缺乏，严重者可发生吞咽困难。

（3）心理及社会资料

缺铁性贫血患者常因活动耐力下降、记忆力减退而影响日常生活、工作和学习，容易激动、生气或产生自卑感。

（4）辅助检查

①血常规典型血常规检查提示小细胞低色素性贫血。红细胞体积较正常小，形态不一，中心淡染区扩大。

②骨髓象红细胞系增生活跃，以中晚幼红细胞为主，其体积变小、染色质颗粒致密、胞浆少。粒细胞和巨核细胞无明显变化。

3.护理措施

（1）一般护理

休息与活动休息可减少氧的消耗。根据患者贫血的程度及发生速度制定合理的休息与活动计划。轻、中度贫血患者或贫血发生缓慢的患者，活动量以不感到疲劳、不加重症状为度；重度贫血者应卧床休息。

饮食护理向患者及家属说明进食高蛋白、高维生素、高热量、含铁丰富且易消化饮食的必要性，强调均衡饮食以及适宜的进食方法：①含铁丰富的食品，如动物心、肝、肾、瘦肉、鸡蛋黄、鱼、豆类、麦芽、紫菜、海带、木耳及香菇等；②偏食是造成缺铁性贫血的主要原因之一，故饮食要多样化；③消化不良者，应少量多餐；④食欲降低者应经常变换食物品种，提供色、香、味俱全的饮食。口腔炎或舌炎影响食欲者，避免进食过热或过辣的刺激性食物，进食前后给予口腔护理。

（2）病情观察

观察病情，协助医生寻找病因；严密观察患者贫血进展的程度，心功能及各脏器的变化；观察患者的疲乏、面色苍白等表现有无好转，定期监测血象、血清铁蛋白等以判断治疗效果。

（3）用药护理

口服铁剂的护理　给予口服铁剂时向患者说明其注意事项。①口服铁剂易引起胃肠道反应，如恶心、呕吐及胃部不适等，饭后服用可减少反应。②避免与牛奶、浓茶、咖啡同服，因茶中的鞣酸会与铁结合成不易吸收的物质，牛奶含磷较高，影响铁的吸收。③可与维生素C、橙汁同服，以帮助铁的吸收。④口服液体铁剂时使用吸管，避免牙齿染黑。⑤服铁剂期间，大便会变成黑色，这是由于铁与肠内硫化氢作用而生成黑色的硫化铁所致，应做好解释，以消除患者顾虑。⑥铁剂治疗后，先是外周血中网织红细胞增多，1 周左右达高峰，可作为铁剂治疗有效的指标；外周血中血红蛋白浓度 2 周左右开始升高，约 2 个月恢复至正常。在血红蛋白浓度完全正常后，患者仍需继续服用铁剂 4~6 个月以补足体内贮存铁。

注射铁剂的护理　采用深部肌注并经常更换注射部位，避免形成硬结。药液的溢出可引起皮肤染色，故应注意：①不要在皮肤暴露部位注射；②抽取药液入空针后，更换针头注射；③可采用“Z”形注射法或留空气注射法，以免药液溢出；④密切观察患者有无面部潮红、恶心、头痛、肌肉关节痛、淋巴结炎及尊麻疹，尤其是过敏性休克，应备好肾上腺素。

（4）心理护理

向患者解释缺铁性贫血的原因、症状、并发症、治疗效果及预后，并帮助患者认识和去除病因，增强战胜疾病的信心。与患者共同制订切实可行的饮食计划，并督促其执行。

（5）健康指导

进行疾病知识教育介绍缺铁性贫血的病因、临床表现、对机体的危害性、相关实验室检查的目的、意义、治疗及护理的配合与要求等，提高患者及其家属对疾病治疗及护理的依从性，从而能主动地配合疾病的治疗。

（6）缺铁性贫血的预防

饮食指导提倡均衡饮食，以保证足够热量、蛋白质、维生素及相关营养素（尤其是铁）的摄入。为增加食物铁的吸收，可同时服用弱酸性食物或药物，并避免与抑制铁吸收的饮料、食物或药物同服。

高危人群可预防性地补充食物铁或口服铁剂婴幼儿要及时添加辅食，包括肝泥、肉末、蛋黄和菜泥等；生长发育期的青少年要注意补充含铁丰富的食物，避免挑食；月经期、妊娠期与哺乳期的女性；应增加食物铁的补充，必要时可预防性地补充铁剂，特别是妊娠期妇女，每天可口服铁 10~20mg。

相关疾病的预防和治疗这不仅是缺铁性贫血治疗的关键，也是预防缺铁性贫血的重点，特别是患有消化性溃疡、慢性胃炎、钩虫感染、长期腹泻、痔疮出血或月经过多的患者。

4.护理评价

活动后是否出现头晕、心悸、气促；其病因能否被去除或原发病能否得到彻底治疗，饮食结构是否合理，摄铁量是否能满足机体需要。

（三）再生障碍性贫血

再生障碍性贫血（aplasticanemia，AA）简称再障，是指原发性骨髓造血功能衰竭综合征。患者外周血全血细胞减少。临床主要表现为进行性贫血、继发感染和出血。再障可发生在各年龄阶段，以老年人为多，男女无明显差异。依据病情、血常规检查、骨髓象及预后，可将再障分为重型再障和非重型再障。

1.病因

再障病因不明，可能为：①病毒感染：风疹病毒、EB 病毒、流感病毒，特别是肝炎病毒可引起再障。②化学因素：药物如氯霉素类抗生素、磺胺类药物、抗肿瘤化疗药物，其中以氧霉素最多见。化学物品以苯及其衍生物为主，如油漆、塑料、染料、杀虫剂等。③物理因素：电离辐射如 X 射线、7 一射线及其他放射性物质等。

2.发病机制

再障的发病机制目前尚未完全阐明，认为可能与造血干祖细胞缺陷（种子学说）、造血微环境异常（土壤学说）、免疫异常（免疫学说）有关。

3.护理评估

（1）健康史

评估时应询问患者的居住区和工作环境是否长期接触化学物质

和放射线；起病前数周、数月是否使用了可致再障的药物；询问是否有病毒感染史，特别是肝炎病史。

（2）身体状况

再障的临床表现与全血细胞减少有关，主要表现为进行性贫血、出血、感染，肝、脾淋巴结多无肿大。

①重型再障起病急、进展快，病情重。早期主要表现为出血与感染，随着病程的延长出现进行性贫血。常见不同程度的皮肤、黏膜和内脏出血。皮肤出血可表现为大片淤斑、出血点，牙眼出血，鼻腔出血，口腔血泡；内脏出血可表现为消化道出血(呕血或血便)、咯血、持续阴道出血或月经量明显增多、血尿或眼底出血等，甚至可发生颅内出血，常为患者死亡的主要原因之一。多数患者有发热症状，体温在 39℃以上，以呼吸道感染引起发热为最常见，其次有消化道、泌尿生殖道、皮肤、黏膜反复感染，治疗困难，感染不易控制。重型再障预后差，常在 1 年内死亡，多死于感染或颅内出血。

②非重型再障起病缓慢，病程长，多以贫血为主要表现；感染、出血较轻，经恰当治疗病情可缓解或治愈，预后相对较好，部分患者可存活多年。少数病例病情恶化，其表现同重型再障，预后极差。

4.心理及社会资料

再障的患者常因病情反复和严重的贫血、出血、感染，治疗效果较差而感到生命受到威胁，常常情绪低落、紧张、焦虑/恐惧，对治疗失去信心。女性患者因为使用了雄激素引起男性化而常常感到烦恼，不愿与人交往甚至沉默、抑郁。

5.辅助检查

（1）血常规该项检查显示全血细胞减少，三种细胞减少的程度不一定平衡，贫血呈正常细胞正常色素型。网织红细胞绝对值低于正常。白细胞计数多减少，以中性粒细胞减少为主。血小板计数减少，出血时间延长。

（2）骨髓象重型再障骨髓增生重度减低，粒、红系及巨核细胞明显减少。淋巴细胞及非造血细胞明显增多。非重型再障骨髓增生减低，可见较多脂肪滴，粒、红系及巨核细胞减少，淋巴细胞及网状细胞、浆细胞比例增高。

6.护理措施

（1）一般护理

饮食护理给予高热量、高蛋白、丰富维生素、易消化的软食或半流质饮食，以补充能量消耗。消化道大出血患者应禁食。

休息与活动重症患者应卧床休息，可减少内脏出血。一般患者应适当休息，避免劳累，减少氧耗。病情稳定后，与患者及家属共同制订日常活动计划，并指导活动，保证安全。

（2）病情观察

观察患者生命体征、神志、瞳孔变化，一旦出现头痛、呕吐、视力模糊、意识障碍等颅内出血征象应立即报告医生；观察患者有无感染征象，如出现发热，大多提示患者存在感染，应仔细寻找感染灶。非重型再障应注意有无急性发作的表现。

（3）用药护理

①雄激素长期使用雄激素可出现男性化表现（如座疮、毛发增多）、肝损害、水肿及体重增加等。丙酸肇酮为油剂，不易吸收，常可形成硬块，甚至发生无菌性坏死。故需深部缓慢分层肌内注射，并注意轮换注射部位，经常检查注射部位有无硬结，发现硬结及时理疗，以促进吸收和防止感染。用药时间3~6个月，治疗过程中应定期检查肝功能，并鼓励患者坚持完成疗程。

②免疫抑制剂免疫抑制剂如抗胸腺细胞球蛋白（ATCU）和抗淋巴细胞球蛋白（ALU）等。其副作用是超敏反应、血清病（獲红热样皮疹、关节痛、发热等）和出血加重。用药期间应密切观察药物副作用，给予保护性隔离，加强支持疗法，防止出血及感染。

③协助骨髓移植骨髓移植是将供体正常骨髓中的造血干细胞移植到患者骨髓组织中，以重建正常造血功能。移植前应做好心理护理和清洁、消毒工作；移植时快速静脉滴注骨髓液，观察有无输血反应和栓塞现象；移植后注意身心照顾并严密观察有无并发感染或移植物抗宿主反应。

（4）心理护理

与患者及家属建立信任关系，了解患者的思想动态，向患者说明雄激素是治疗慢性再障的较好药物，并且病情缓解后可逐渐减量，不良反应会消失。针对患者不同的心理状况做好耐心的解释工作，鼓励患者正确面对疾病，消除不良情绪，积极配合治疗。指导家属关心体贴患者，积极参与患者的治疗与护理，消除悲观情绪，提高治疗信心。

（5）健康教育

①向患者及其家属解释本病的治疗措施，说明坚持用药的重要性，取得患者及家属的积极配合。

②指导患者学会自我照顾，例如：注意个人卫生和饮食卫生，不在外购买不干净的熟食，瓜果宜洗净削皮后食用，饮食要清淡、营养；学会调理情绪，保持心情舒畅；适当参加户外活动，如散步、打太极拳，注意劳逸结合；注意保暖，避免受凉；按时按量服药；避免外伤，掌握防治出血的简单方法。

③向患者介绍再障的常见原因，避免使用对造血系统有害的药物，如氯霉素、磺胺类药物、保泰松、安乃近、阿司匹林等。坚持按医嘱治疗再障，定期门诊复查血常规，以便了解病情变化。

④因职业关系长期接触毒物，如放射性物质、农药、苯及其衍生物的人员，应让其对工作环境的危害有所认识，以便提高自我保护意识，做好防护工作，严格遵守操作规程，定期进行血常规检查。

7.护理评价

患者活动后心悸、气短等症状是否减轻或消失，能否耐受一般活动；感染、出血是否出现或得到及时发现和处理。

二、出血性患者的症状和护理

出血倾向是指机体止血和凝血机制障碍引起的自发性出血或轻微创伤后出血不止的一种症状。出血倾向常见原因如下。①血小板数量或质量异常，如特发性血小板减少性紫癜、再生障碍性贫血及血小板无力症等。②血管壁异常，如遗传性出血性毛细血管扩张症及过敏性紫癜等。③凝血功能障碍，如血友病和严重肝病等。

（一）分类

根据病因和发病机制，出血性疾病可分为三大类。

1.血管壁异常

（1）遗传性如遗传性出血性毛细血管扩张症、家族性单纯性紫癜。

（2）获得性如重症感染、过敏性紫癜、维生素 C 及维生素 PP 缺乏症、药物性紫癜、老年性紫癜。

2.血小板异常

（1）血小板数量减少①血小板生成减少：如再生障碍性贫血、白血病、放疗及化疗后。②血小板破坏过多：如特发性血小板减少性紫癜。③血小板消耗过多：如血栓性血小板减少性紫癜、弥散性血管内凝血。

（2）血小板数量增多①原发性：如原发性血小板增多症。②继发性：如脾切除术后。

（3）血小板功能异常①遗传性：如血小板无力症。②获得性：如抗血小板药物作用、重症感染、尿毒症、严重肝病。

3.凝血异常

（1）遗传性如各型血友病。

（2）获得性如严重肝病、尿毒症、维生素 K 缺乏症。

4.抗凝及纤维蛋白溶解异常

如肝素使用过量、溶栓药物过量、抗因子珊和抗因子氏抗体形成、蛇咬伤、敌鼠钠中毒。

（二）临床表现

根据出血性疾病的临床表现及相关实验室检查，大致可将出血性疾病分为血管性疾病、血小板性疾病与凝血障碍性疾病（表 5-2）。

表 5-2 不同类型出血性疾病的临床特征

	血管性疾病	血小板性疾病	凝血因子缺乏
性别	多见于女性	多见于女性	多见于男性
家族史	少见	罕见	常见
出血诱因	多为自发出血	多为自发出血	多为外伤
出血部位及表现	皮肤黍占膜为主，偶有内脏出血	皮肤黍占膜为主，重症常有内脏出血	多见关节腔、肌肉和内脏出血，罕有淤点、紫痰，可见大片淤斑
病程与预后	短暂，预后较好	迁延，预后一般	常为终身性，预后不定

（三）特发性血小板减少性紫癫

特发性血小板减少性紫癖（idiopathicthrombocytopeniapurpura，ITP）是一种免疫介导的血小板过度破坏所致的出血性疾病。ITP 是血小板减少性疾病中最常见的一种，临床上以广泛的皮肤、豁膜及内脏出血，骨髓巨核细胞成熟障碍.血小板减少、血小板生存时间缩短和抗血小板自身抗体出现为特征。可分为急性型和慢性型。前者多见于儿童；后者好发于 40 岁以下的女性，男女之比约为 1：4。

1.病因与发病机制

ITP 的病因迄今未明，相关的发病因素如下：

（1）感染细菌或病毒感染与 ITP 发病有密切关系。约 80%的急性 ITP 患者，在发病前的 2 周左右有上呼吸道感染史。

（2）免疫因素免疫因素的参与可能是 ITP 发病的重要原因，患者体内由于病理性免疫所产生的抗血小板抗体，称为血小板相关性抗体（PAIg），PAIg 不仅导致血小板破坏，同时也影响巨核细胞成熟，使血小板生成减少。

（3）肝脏、脾脏因素体外培养证实脾是 ITP 患者产生 PAIg 的主要部位，患者做脾脏切除后，多数血小板计数上升，血小板抗体有所下降；与抗体结合的血小板容易在脾脏被破坏。肝在血小板的破坏中有类似脾的作用。正常血小板寿命为 7~-11d，ITP 患者血小板寿命明显缩短，为 1~3d。

（4）其他因素 ITP 在女性中多见且多发生于 40 岁以前，推测本病可能是雌激素抑制血小板生成和（或）增强单核-巨噬细胞对抗体结合的血小板的破坏作用。

2.护理措施

（1）一般护理

出血严重者应卧床休息，当血小板<20×109/L 时，患者应绝对卧床休息，禁止剧烈活动，避免外伤，以防加重出血。依据病情选用流质、半流质饮食或普食，给予高蛋白、高维生素、少渣饮食。

（2）病情观察

应注意出血部位和出血量，观察患者有无生命体征及神志变化。监测血小板计数、出血时间等，血小板<20×10VL 时应严密观察有无

颅内出血。

（3）预防和避免加重出血

①避免一切可能造成身体损伤的因素，如剪短指甲以防抓伤皮肤，避免拳击、扑打，禁用牙签剔牙或用硬牙刷刷牙。保持皮肤清洁，穿宽松棉织衣服，避免皮肤受刺激导致出血。

②不要使用可能引起血小板减少或抑制其功能的药物，如阿司匹林、双嘧达莫、保泰松等。

③减少活动，血小板<20×10VL时应绝对卧床休息。④剧烈咳嗽、便秘可引起颅内压增高，可能导致颅内出血，要及时处理。

（4）用药护理

长期服用糖皮质激素的患者，护理人员应向其解释该药可引起库欣综合征，易诱发或加重感染，应注意预防；长春新碱可引起骨髓造血功能抑制、末梢神经炎；环磷酰胺可致出血性膀胱炎等。静脉滴注大剂量免疫球蛋白，可出现恶心、头痛、出汗、肌痉挛、发热、寒战等，应减慢滴速，必要时注射地塞米松等加以防治。定期检查血压、血糖、白细胞计数，发现可疑药物不良反应，应及时报告医生。

（5）心理护理

向患者及家属讲述该病的特点，帮助其寻找诱因并尽量避免以减少发作。鼓励患者及家属提出与疾病有关的问题，进行耐心细致的解释或说明。加强心理疏导.消除思想顾虑。

若发生严重出血，护士应沉着冷静地配合抢救，给患者以安全感。

（6）健康教育

给患者讲述本病的有关知识，使其能正确认识疾病，避免情绪紧张及波动，保持乐观态度，积极配合治疗。

注意休息和营养，增强机体抵抗力。慢性患者适当活动，血小板<50×10VL时，避免强体力活动，可适当散步、打太极拳、下象棋等，预防各种外伤。

用药指导。不要滥用药物，特别是对血小板有损伤作用的药物。长期服用糖皮质激素者应按医嘱服药，不可自行减量或突然停药，否则易出现反跳现象。服药期间，注意个人卫生，防止感染；低盐饮食，每周测体重，防止水钠储留加重肾脏负担；注意观察其他不良反应。定期门诊复查血小板，出现出血征象应及时就医。

3.护理评价

出血有无改善，是否发生感染，是否出现颅内出血。

（四）过敏性紫癜

过敏性紫癜（allergicpurpura）是一种常见的血管变态反应性出血性疾病。主要表现为皮肤淤点或紫癜，伴腹痛、便血、关节痛、血尿及血管神经性水肿和尊麻疹等过敏表现，多为自限性。本病多见于儿童及青少年，男性多于女性，春秋季多发。近年来，患病率呈上升趋势。预后良好。肾型患者预后主要与肾脏损害程度有关，多数患者仅有轻度肾损害，能逐渐恢复，少数可转为慢性肾炎或肾病综合征，预后较差。病死率低于5%，主要死因为肾衰竭、肠套叠及肠梗阻。

1. 病因与发病机制

本病可由下列多种因素引起。

（1）感染包括细菌（以即溶血性链球菌所致的上呼吸道感染多见）、病毒（如麻疹、风疹、水痘病毒）、肠道寄生虫（如钩虫、蛔虫）感染等。

（2）食物主要是机体对某些异性蛋白质过敏，如鱼、虾、蟹、蛋、乳类等。

（3）药物包括抗生素类（如青霉素、链霉素、红霉素、氯霉素、头孢菌素类）、解热镇痛药（如水杨酸制剂、保泰松）、磺胺类、异烟肼、阿托品、巴比妥类等。

（4）其他寒冷刺激、花粉吸入、昆虫咬伤、疫苗接种、尘埃、精神因素等均可诱发本病。

发病机制尚未明确，可能是各种致敏原作用机体产生变态反应，形成抗原抗体复合物，该复合物沉积于血管壁或肾小球基底膜上，并激活补体释放炎性介质，引起广泛的毛细血管炎，使血管壁通透性和脆性增高，出现渗出性出血和水肿，以皮肤、黏膜、胃肠道、关节及肾脏最常见。

2.护理措施

（1）一般护理

急性期应卧床休息，避免过早或过多的行走活动。避免食用易引起过敏的食物，如鱼、虾、蛋、牛奶等，多吃蔬菜、水果。

（2）病情观察

①皮肤出血的部位、范围。②腹痛的部位、性质、程度及持续时间，有无伴随恶心、呕吐、腹泻、便血等。若出现便血应记录便血量，定时测量血压、脉搏，观察粪便颜色及肠鸣音变化。若肠鸣音消失，出现腹胀和腹肌紧张，则有肠梗阻或肠穿孔发生的可能；若肠鸣音活跃，或伴脉搏细速、血压下降及血便，多提示再次便血。③关节局部红、肿、热、痛的情况。④尿液颜色的变化，尿常规检查结果。

（3）对症护理

提供安静舒适的环境，以减少因周围环境刺激产生焦虑而加重疼痛，协助患者取舒适体位，如腹痛者宜取屈膝平卧位，并遵医嘱皮下注射阿托品以减轻疼痛；关节型患者应保护病变部位，避免外伤，保持关节功能位，尽量减少活动，以减轻疼痛，促进积血的吸收。

（4）用药护理

遵医嘱正确、规律用药。若使用糖皮质激素，应向患者及家属讲明可能出现的不良反应，并加强护理，积极预防感染。应用环磷酰胺时，嘱患者多饮水，注意观察尿量及尿色的改变。

（5）心理护理

耐心与患者进行交谈，以了解患者对疾病的顾虑，对患者提出的问题，给予清楚的解释说明，使其积极配合治疗。

（6）健康指导

向患者介绍疾病的有关知识，说明本病为过敏性疾病，积极寻找致病因素，避免接触与发病有关的药物或食物，是预防疾病发生的重要措施。注意休息，加强营养，预防上呼吸道感染；花粉季节宜减少外出，外出时应戴口罩；养成良好的个人卫生习惯，饭前饭后要洗手，避免食用不洁食物，以减少寄生虫感染。

教会患者自我监测病情，如发现新发的大量淤点或紫癜、明显腹痛或便血、关节肿痛、水肿、血尿、泡沫尿甚至尿量减少，多提示病情复发或加重，应及时就诊。

3.护理评价

（1）出血是否减轻或消失，组织是否保持完整无损。

（2）腹痛、关节痛是否减轻或消失。

（五）血友病

血友病（hemophilia）是一组最常见的遗传性凝血因子缺乏的出血性疾病。其特点为幼年起病，自发性关节和组织出血，凝血活酶生成障碍，凝血时间延长等。根据患者缺乏的凝血因子种类的不同，分为：①血友病 A：1 因子缺乏，又称遗传性抗血友病球蛋白缺乏或 FI ：C 缺乏症。②血友病 B：K 因子缺乏，又称遗传性 FK 缺乏症。③遗传性 FXI 缺乏症：又称 Rosenthal 综合征。以血友病 A 最为常见，约占遗传性出血性疾病的 85%。血友病发病率为 5~10/10 万，婴儿发生率约为 1/5000。

1. 病因与发病机制

血友病 A 和 B 均为典型的性染色体（X 染色体）连锁隐性遗传，故女性传递，男性患病。约 1/3 的患者无家族史，发病原因不明，可能是由于基因突变所致。

2.护理措施

（1）出血的护理

防止外伤，预防出血。告诉患者不要过度负重或进行剧烈的接触性运动（如拳击、足球、篮球）；不要穿硬底鞋或赤脚走路；使用刀、剪、锯等工具时应戴手套；尽量避免手术治疗，必须手术时，术前应根据手术规模大小补充凝血因子；尽量采用口服给药，避一各种不必要的穿刺和注射，必须使用时，在注射完毕拔针后至少压迫局部5min，禁止使用静脉留置套管针，以免针刺点出血难止；注意口腔卫生，防龋齿，避免拔牙；不食带骨、刺的食物，避免刺伤消化道豁膜。余参见本章第一节“出血倾向”的护理。

（2）关节的护理

关节腔积血导致关节不能正常活动时，应局部制动并保持肢体于功能位；在肿胀未完全消退、肌肉力量未恢复之前，切勿使患肢负重，适当增加卧床时间，避免过早行走。在关节腔出血控制后，帮助患者循序渐进地进行关节的主动或被动活动，同时给予理疗以促进关节功能的恢复。向患者及家属说明功能锻炼的目的是防止关节挛缩、强直、肌肉萎缩和功能丧失，与患者一起制订活动计划，使其主动配合。

（3）病情观察

观察肌肉及关节血肿的表现，判断其严重程度，协助医生进行相应处理；监测血压、脉搏及出血情况的变化，观察有无呕血、咯血等内脏出血的征象；观察有无颅内出血的表现，一旦发生头痛、呕吐、瞳孔不对称，甚至昏迷等，应及时报告医生，并配合紧急处理。

（4）用药护理

正确输注各种凝血因子制品。输全血者必须做好常规的核对工作，避免异型输血；凝血因子取回后，应立即输注；输注冷冻血浆或冷沉淀物时，应在输注前置于37℃温水中10min内融化，并以患者可耐受的速度快速输人；输注过程中密切观察有无输血反应。遵医嘱用药，禁忌使用阿司匹林、双嘧达莫等抗血小板聚集或使血小板减少的药物，以防加重出血。

（5）心理护理

向患者及家属说明本病的发生、发展及预后，鼓励患者树立战胜疾病的信心，动员家属及其他社会力量给予患者适当的心理支持。

（6）健康指导

①向患者及家属介绍疾病的有关知识，说明本病为遗传性疾病，需终身治疗。

②教育患者日常的、适度的活动是有益的，如游泳、散步、骑自行车等，可反复锻炼股四头肌，有效地预防肌肉无力和关节腔反复出血。避免剧烈的接触性运动，如拳击、足球、篮球等降低外伤和出血的危险。

③指导患者注意口腔卫生，防止因拔牙等引起出血。避免使用阿司匹林或含有阿司匹林的药物，因此类药物减弱血小板功能，增加出血的频率和严重度。

④指导患者自我监测病情，教会患者及家属出血的急救处理方法，有出血时应及时就医。告诉患者外出或远行时，应携带写明血友

病的病历卡，以备发生意外时可得到及时救助。

⑤血友病为遗传性疾病，重在预防。对于有家族史的患者，应在婚前去血友病遗传咨询门诊。血友病患者和其携带者不宜婚配，否则应避免生育，以减少本病的遗传。女性携带者如有怀孕，应于妊娠早期（第 13-16 周）进行羊水穿刺，以确定胎儿是否患病，从而决定是否终止妊娠。

4.护理评价

（1）出血是否减轻，有无发生颅内出血，组织是否保持完整无损。

（2）疼痛是否减轻或消失。

（3）病变关节有无发生僵硬、畸形、肌肉萎缩等，能否保持较好的功能状态

（4）是否有信心战胜疾病，焦虑感是否减轻或消失，情绪是否稳定。

（六）弥散性血管内凝血

弥散性血管内凝血（disseminatedintravascularcoagulation，DIC）是由多种致病因素激活机体内外源性凝血系统，大量凝血酶生成导致机体弥漫性微血栓形成，凝血因子大量消耗并继发纤溶亢进，引起全身性出血、微循环障碍、单个或多个器官功能衰竭的一种临床综合征。微血栓形成是 DIC 的基本和特异性病理变化。临床主要表现为严重出血、休克、栓塞及溶血。本病多起病急、进展快、病死率高，为临床急重症之一。

1.病因与发病机制

（1）感染性疾病最多见，常见败血症、斑疹伤寒、流行性出血热、内毒素血症、重症肝炎、麻疹和脑型疟疾等。

（2）恶性肿瘤次之，常见于急性白血病、淋巴瘤、前列腺癌、胰腺癌、肝癌、绒毛膜上皮癌、肾癌、肺癌及脑肿瘤等。

（3）病理产科常见于羊水栓塞、胎盘早剥、感染性流产、死胎滞留、重症妊娠高血压等。

（4）组织损伤少见，如大面积烧伤、严重创伤、毒蛇咬伤、富含组织因子的器官的手术（如脑、前列腺、胰腺、子宫及胎盘等）。

（5）其他包括全身各系统多种疾病，如恶性高血压、肺心病、ARIBS、严重肝衰竭、急性胰腺炎、急进性肾炎、糖尿病酮症酸中毒、系统性红斑狼疮、异型输血、脂肪栓塞、移植物抗宿主病等。

2.护理措施

（1）一般护理

安静卧床，避免情绪紧张，根据病情采取合适体位，如休克患者取中凹位、呼吸困难者取半卧位；保持呼吸道通畅，持续吸氧，以改善组织缺氧及避免脑出血的发生；遵医嘱进食流质或半流质饮食，必要时禁食；加强皮肤护理，防止压疮；协助排便，必要时保留尿管。

（2）病情观察

严密观察病情变化，及早发现休克或重要器官功能衰竭。监测生命体征、神志、尿量，记录24h液体出入量；观察皮肤颜色、温度、末梢感觉；有无重要器官栓塞的表现，如肺栓塞表现为突发胸痛、呼吸困难、咯血；脑栓塞出现头痛、抽搐、昏迷；肾栓塞可引起腰痛、血尿、少尿或无尿，甚至发生急性肾衰竭；胃肠黏膜栓塞有消化道出血；皮肤栓塞表现为手指、足趾、鼻、颈、耳部发绀，甚至出现干性坏死。

（3）用药护理

迅速建立两条静脉通路，注意维持静脉输液通畅。遵医嘱给予预防低血压的药物，以防血压降低后进一步减少末梢循环血量。熟知肝素的药理、适应证和禁忌证。肝素的主要不良反应是出血，使用时注意观察患者的出血状况，监测凝血时间以指导用药，在肝素抗凝过程中，补充新鲜凝血因子，并观察输血反应。

（4）健康指导

①向患者及家属介绍疾病的相关病因、主要表现、临床治疗配合、预后等。说明反复进行实验室检查的意义、抗凝治疗、输血治疗的目的、氧气吸入的重要性等。

②指导患者在疾病康复期应加强营养，适当运动，保证充足的休息和睡眠，保持情绪平稳，以促进身体的康复。

3.护理评价

（1）出血是否减轻，血小板是否有所回升，凝血酶原时间延长、纤维蛋白原下降等是否好转。

（2）生命体征是否平稳，少尿、发绀、意识障碍等是否好转。

三、白血病患者的症状和护理

白血病（leukemia）是一类造血干细胞的恶性克隆性疾病。因白血病细胞增殖失控、分化障碍、凋亡受阻而停滞在细胞发育的不同阶段，在骨髓和其他造血组织中大量增生，并浸润全身各组织器官，从而使正常造血功能受到抑制。临床上常有贫血，发热，出血和肝、脾、淋巴结不同程度肿大等表现。我国白血病发病率为2.76/10万。在恶性肿瘤死亡率中，白血病居儿童及35岁以下成人的第1位。

（一）分类

根据白血病细胞的成熟程度和自然病程，白血病分为急性白血病和慢性白血病两大类。根据主要受累的细胞系列，急性白血病分为急性淋巴细胞白血病和急性非淋巴细胞白血病。急性淋巴细胞白血病分三个亚型；L1（以小细胞为主），L2（以大细胞为主）和L3（以大细胞为主，大小较一致，细胞内有明显空泡）。急性非淋巴细胞白血病分为八种类型：M0为急性髓细胞白血病微分化型，M1为急性粒细胞白血病未分化型，M2为急性粒细胞白血病部分分化型，M3为急性早幼粒细胞白血病，M4为急性粒一单核细胞白血病，M5为急性单核细胞白血病，M6为红白血病，M7为急性巨核细胞白血病。慢性白血病主要包括慢性粒细胞白血病和慢性淋巴细胞白血病。

在我国，急性白血病明显多于慢性，成年人急性白血病以急性粒细胞白血病多见，儿童以急性淋巴细胞白血病多见。

（二）病因与发病机制

白血病的病因及发病机制较复杂，至今尚不能完全阐明。目前认为病毒感染可能是主要因素，成人T细胞白血病（ATI）可由人类T淋巴细胞病毒I型（HTLV-I）所致，已从ATI的恶性T淋巴细胞中分离出了HTLV-1病毒，是一种C型逆转录RNA病毒。其次，可能与电离辐射、化学因素、遗传因素及其他血液病等有关。上述因素促发遗传基因突变或染色体畸变，使白血病细胞株形成，加上人体免疫功能缺陷，使已形成的肿瘤细胞不断增殖，最终导致白血病的发生。

（三）护理评估

1.健康史

询问患者有无反复的病毒感染史，是否接触过放射性物质或化学毒物，如苯、油漆、橡胶、染料及亚硝胺类物质。了解患者的职业、工作环境、家族史及有无其他血液系统疾病。

2.身体状况

（1）急性白血病

起病急缓不一，急者多为突然高热，类似感冒，也可以是严重出血。缓慢者常面色苍白、皮肤紫癜、月经过多、拔牙后出血不止。

①贫血贫血常为白血病的早期表现，随病情发展而进行性加重，主要原因是正常红细胞生成减少。

②发热发热是白血病常见的症状。可低热，亦可高热，体温可达39℃~40℃。常伴有畏寒、出汗。发热的主要原因是感染，是由于成熟粒细胞缺乏及机体免疫力低下易被感染所致。常见的感染有口腔炎、牙眼炎、咽峡炎，还有肺部感染及肛周炎、肛周脓肿等。常见致病菌为革兰阴性菌，如肺炎克雷伯杆菌、铜绿假单胞菌、大肠埃希菌。

严重时可致菌血症或败血症。疾病后期由于长期使用广谱抗生素、糖皮质激素、细胞毒类化疗药物，常伴真菌感染。

③出血约40%的患者早期以出血为主要表现，主要原因是血小板减少。常见皮肤淤点、淤斑，鼻、齿眼出血，子宫出血等。出血部位可遍及全身，急性早幼粒细胞白血病易合并弥散性血管内凝血（DIC），而出现广泛性出血。眼底出血可致视力障碍；颅内出血最为严重，常表现为头痛、呕吐，两侧瞳孔大小不等，甚至昏迷而死亡。

④白血病细胞浸润不同部位的表现如下。

a)骨骼和关节疼痛常有胸骨下端局部压痛，四肢骨骼可有不同程度的疼痛，以儿童多见。

b)肝、脾及淋巴结肿大白血病细胞多浸润肝、脾及淋巴结，以急性淋巴细胞白血病多见。

肝、脾轻度至中度肿大，表面光滑，偶有轻微触痛。淋巴结肿大多位于颈、腋下或腹股沟等处，多无压痛。

c)中枢神经系统白血病(CNSI)白血病细胞浸润到脑膜或中枢神经系统，表现为头痛、呕吐、颈强直、嗜睡，甚至抽搐、昏迷，脑脊液压力增高。中枢神经系统白血病多发生在疾病缓解期，这与化疗药物不易通过血脑屏障，隐藏在中枢神经系统的白血病细胞不能被有效杀灭有关。

d)其他粒细胞白血病形成的粒细胞肉瘤或绿色瘤常累及眼眶骨膜，可引起眼球突出、复视或失明；皮肤受损表现为弥漫性斑丘疹、皮下结节、多形红斑等；牙眼可增生、肿胀；睾丸受浸润表现无痛性肿大，多为一侧性。

（2）慢性白血病

①慢性粒细胞白血病

a)慢性期：起病缓慢，早期常无自觉症状，随病情发展可出现乏力、低热、多汗或盗汗及体重减轻等代谢亢进的表现；多数患者可有胸骨中下段压痛；巨脾为最突出的体征，半数患者肝脏中度肿大，浅表淋巴结多无肿大；此期可持续1~4年。

b)加速期：出现原因不明的高热、虚弱及体重下降，脾迅速肿大，骨、关节痛，逐渐出现贫血及出血；此期历时几个月至数年。

c)急变期：表现与急性白血病类似，多数为急性粒细胞变性，2000-30%为急性淋巴细胞变性；急性变预后极差，往往在几个月内死亡。

②慢性淋巴细胞白血病

患者多为老年人，起病十分缓慢，往往无自觉症状，常因淋巴结肿大首先引起患者注意，50%~70%患者有肝、脾轻至中度肿大。晚期易发出血、贫血、感染，尤其是呼吸道感染。

（3）心理及社会资料

患者在明确诊断后会感到异常恐惧，难以接受；治疗效果不佳时，易出现忧心忡忡、悲观、愤怒和绝望；限制探视会使患者感到孤独；化疗药物不良反应引起的身体极度不适常使患者拒绝或惧怕治疗；沉重的精神和经济负担，对患者及其家属均可造成严重的影响。

（4）辅助检查

①血常规多数急性白血病患者白细胞计数增多；少数白细胞计数正常或减少；血涂片分类检查可见数量不等的原始和（或）幼稚细胞；患者有不同程度的贫血，血小板减少。慢性白血病白细胞显著增加，慢性粒细胞白血病患者白细胞计数常超过 20×19/L，晚期可高达 100×10VL，可出现各阶段的幼稚细胞，以接近成熟的白细胞为主，原始细胞不超过 1%。晚期红细胞和血小板减少。

②骨髓象骨髓检查是诊断白血病的主要依据和必做检查。急性白血病增生明显或极度活跃，细胞分类以原始细胞为主(>骨髓有核细胞的 30%)；慢性白血病骨髓增生明显活跃，以某一系列白细胞增生为主，形态接近正常。原始细胞<10%

③其他细胞化学、免疫学、染色体和基因检查等有助于白血病类型的鉴别，90%以上的慢性粒细胞白血病患者血细胞中出现 Ph 染色体；中枢神经系统白血病，脑脊液检查可发现大量白血病细胞。

（四）护理措施

1.一般护理

（1）休息与活动病情轻或缓解期患者可适当活动，化疗及病情较重者，应绝对卧床休息；对实行保护性隔离的患者，应加强生活照顾。

（2）饮食护理给予高热量、高蛋白、富含维生素、适量纤维素、清淡及易消化饮食，以半流质为主，少量多餐。尽可能满足患者的饮食习惯或对食物的要求，以增加食欲。避免进食辛辣等刺激性食物；

避免化疗前后 2h 内进食；避免饭后立即平卧。当出现恶心及呕吐时，应暂缓或停止进食，及时清除呕吐物，保持口腔清洁。必要时，遵医嘱给予止吐药物。

2.病情观察

密切观察患者的生命体征，有无口腔、咽喉、肺部感染和贫血加重及颅内出血征象。对慢性粒细胞白血病患者，观察有无脾栓塞或脾破裂征象。监测白细胞计数及分类、尿量及血尿酸水平；发现异常，及时报告医生.并协助处理。

3.对症护理

白血病患者易发生感染。当粒细胞绝对值<5×10VL 时，实行保护性隔离，置患者于单人病房或无菌层流室；谢绝亲友探视；严格执行消毒隔离制度和无菌操作法。一旦有感染，遵医嘱使用有效抗生素，如头孢呱酮、头孢曲松、头孢拉定等。其他护理措施及出血和贫血的护理，详见前述相关章节。

4.化疗护理

（1）局部反应多数化疗药物对组织刺激大，多次注射常会引起静脉炎及周围组织炎症，表现为局部血管出现条索状红斑，严重者可致局部血管闭塞。若注射时药液渗漏，还会引起局部组织坏死。因此，化疗时应注意：①选择弹性好且直的大血管，最好采用中心静脉或深静脉留置导管注射；②输注化疗药物前，先用生理盐水冲管，确定输液顺利无渗漏后，再给予化疗药物，输注化疗药物的过程中，确保针头在血管内，输注完毕再用生理盐水冲洗后方可拔针，按压数分钟；

③一旦药物外渗，立即停止输注，边回抽边退针，局部冷敷后再用25%硫酸镁湿敷，也可用普鲁卡因局部封闭，或遵医嘱选用相应拮抗剂；④发生静脉炎的局部血管禁止静脉注射，患处勿受压，处理方法同药物外渗。

（2）骨髓抑制定期进行血常规检查，每个疗程结束后要复查骨髓象，了解化疗效果和骨髓抑制程度。出现骨髓抑制，需加强贫血、感染和出血的预防、观察和护理，协助医生正确用药。

（3）消化道反应为患者提供良好的进餐环境，避免不良刺激。饮食宜清淡可口，少量多餐。减慢化疗药物输液速度。必要时可遵医嘱给予止呕药物，以减轻恶心、呕吐反应。

（4）肝、肾功能损害巯嘌呤、甲氨蝶呤、门冬酰胺酶等对肝功能有损害，用药期间应注意观察患者有无黄疸，并定期检测肝功能。环磷酰胺可引起出血性膀胱炎，可用美司钠预防，并嘱患者多饮水，有血尿时必须停药。

（5）口腔护理甲氨蝶呤、阿糖胞苷、阿霉素、轻基脲等可引起口腔溃疡，还可能继发感染。

嘱患者不食用对口腔黏膜有刺激或可能引起创伤的食物，如辛辣和带刺的食物。对已发生口腔溃疡者，应加强口腔护理，每天2次，并教会患者学会漱口液的含漱及局部溃疡用药的方法。

（6）其他长春新碱可引起末梢神经炎，出现手足麻木，停药后可逐渐消失；柔红霉素、阿霉素和三尖杉碱类药物可引起心肌及心脏传导损害，用药前后监测患者心率、心律及血压，必要时做心电图检查，输液速度要缓慢，每分钟不超过40滴。

（7）尿酸性肾病的护理化疗期间多饮水，每天饮水量3000mL以上，遵医嘱24h持续补液。必要时遵医嘱预防性服用别嘌醇和碳酸氢钠。

（8）鞘内注射化疗药物的护理药物推注宜慢，注毕取去枕平卧位4~6h，并观察有无头痛、发热等症状。

5.心理护理

向患者说明长期情绪低落、焦虑及抑郁等可致内环境失调，引起食欲减退、失眠及免疫功能下降，使病情加重。帮助患者进行自我心理调节，如采用娱乐疗法、放松疗法及转移注意力等，使患者保持积极稳定的情绪状态。向患者及家属说明白血病虽然难治，但目前治疗方法发展快、效果好，应树立信心。寻求患者家属、亲友及社会的支持，为患者创造一个安全、安静、舒适、愉悦、宽松的环境，以利于疾病的康复。

6.健康指导

（1）疾病知识指导指导患者避免接触对造血系统产生损害的药物、化学毒物及放射源，向患者和家属介绍有关白血病的基本知识，特别是目前有效的治疗方法，说明遵医嘱用药和坚持治疗的重要性，指导患者减轻恶心、呕吐的方法，嘱患者定期复查血常规和骨髓象。

（2）生活指导保证充足的休息和睡眠，适当锻炼身体，以提高机体的抵抗力；加强营养，多饮水，多食蔬菜和水果，以保持排便通畅；剪短指甲，避免因抓搔而损伤皮肤；沐浴时水温以37~40T为宜，以防水温过高引起血管扩张，加重皮下出血；向患者介绍预防感染和出血的措施，如注意保暖，避免受凉，尽量少去公共场所，学会自测体温；空气干燥时用薄荷油滴鼻；勿用牙签剔牙，勿用手挖鼻孔，避免创伤。

6.护理评价

患者能否说出预防感染的重要性，是否发生感染；出血是否减轻或停止；活动耐力是否增加；患者能否接受患病现实并积极应对，情绪是否稳定。

四、骨髓穿刺术的护理

骨髓穿刺术是一种常用诊疗技术，其检查内容包括细胞学、原虫和细菌学等几个方面，以协助诊断血液病、传染病和寄生虫病。骨髓穿刺术还可了解骨髓造血情况，作为化疗和使用免疫抑制剂的参考。

（一）适应证

1.各种血液病的诊断、鉴别诊断及治疗随访。

2.不明原因的红细胞、白细胞、血小板数量增多或减少及形态学异常。

3.不明原因发热的诊断与鉴别诊断，可做骨髓培养，骨髓涂片寻找寄生虫等。

4.骨髓给药或骨髓移植。

（二）操作方法

1.选择穿刺部位①髂前上棘：常取髂前上棘后上方 1 ~2cm 作为穿

刺点，此处骨面较平，容易固定，操作方便安全。②骼后上棘：位于骸椎两侧、臀部上方骨性突出部位。③胸骨柄：此处骨髓含量丰富，当上述部位穿刺失败时，可进行胸骨柄穿刺，但此处骨质较薄，其后有心房及大血管，危险性大，较少选用。④腰椎棘突：位于腰椎棘突突出处，极少选用。

2.体位胸骨及骼前上棘穿刺时取仰卧位。骼后上棘穿刺时取侧卧位。腰椎棘突穿刺时取坐位或侧卧位。

3.常规消毒皮肤戴无菌手套、铺无菌孔巾，用 2%的利多卡因做局部皮肤、皮下及骨膜麻醉。

4.将骨髓穿刺针固定器固定为一定长度，右手持针向骨面垂直刺人，当针尖接触骨质后则将穿刺针左右旋转，缓缓钻刺骨质，穿刺针进入骨髓腔后，拔出针芯，接上干燥的 l0mL 或 20mL 注射器，用适当力量抽吸骨髓液 0.1~0.2mL 滴于载玻片上，迅速做有核细胞计数检查，并制作涂片做形态学及细胞化学染色检查，如需做骨髓液细菌检查，再抽取 1~2mL。

5.抽吸完毕，重新插人针芯，用无菌纱布置于针孔处，拔出穿刺针，覆盖无菌纱布，按压 1~2min 后，用胶布固定纱布。

（三）护理

1.术前准备

（1）向患者说明穿刺的目的和过程，以消除顾虑，取得合作。

（2）协助医生做出血及凝血时间测定。若用普鲁卡因做局部麻醉，需做皮试。

（3）用物准备如治疗盘、骨髓穿刺包（含骨髓穿刺针、2mL 和 20mL 注射器、7 号针头、孔巾、纱布等）、棉签、2%的利多卡因、无菌手套、玻片、培养基、酒精灯、火柴和胶布等。

2.术中配合根据穿刺部位协助患者采取适宜的体位，若于胸骨、髂前上棘做穿刺点患者取仰卧位，前者还需用枕头垫于背后，以使胸部稍突出；若于髂后上棘做穿刺点患者取侧卧位或俯卧位；棘突穿刺点则取坐位，尽量弯腰，头俯曲于胸前使棘突暴露。

3.术后护理

（1）拔针后局部加压，若血小板减少，至少需按压 3~5min，并注意观察穿刺部位有无出血。

（2）嘱患者术后当天不要沐浴，保持局部干燥，避免感染。若局部出现触痛和发红，可能是感染的征象，应及时处理。

参考文献

[1]师存霞.个性化护理干预对胃溃疡病人的临床疗效、不良心理及生活质量的影响[J].世界华人消化杂志，2014，11（34）：5321-5325.

[2]王芳.慢性胃溃疡病人应用针对性护理的效果分析[J].中国社区医师，2015，31（17）：132-133.

[3]杨瑛，郑阿娟.针对性护理在慢性胃溃疡病人护理中的应用效果[J].国际护理学杂志，2013，32（11）：2527-2528

[4]杨玉华，庞飞，张水清，等.阴道灌洗治疗阴道炎的护理方法及临床效果［J］.

现代诊断与治疗，2015，26（5）：1182－1183.

[5]吕红英.品管圈活动在降低病人压疮发生率中的应用效果观察[J].大家健康，2014，8（19）：49-50.

[6]赵红娟.品管圈应用临床护理路径对脑梗死病人实施健康教育的效果评价[J].中国社区医师，2015，31（28）：150-151.

[7]章飞雪，于燕燕，徐枝楼.品管圈活动在精神科老年病房基础护理质量管理中的作用[J].中华护理杂志，2013，48（2）：127-129.

[8]邵翠颖，金钰梅，朱胜春，等.品管圈在护理质量管理中的实践和成效分析[J].护理与康复，2012，11（4）：381-382.

[9]高元芝.品管圈在医院优质服务质量持续改进中的效果评价[J].中国现代医学杂志，2012，22（18）：100-102.

第八章 外科护理

第一节 手术室护理

一、环境管理

（一）监控领导小组

领导小组由科室主任、护士长、器械打包护士、总务护士、维修技师和感染监控护士组成，负责制定工作制度和质量标准，做到管理有章可循、质量评价有量化标准。科主任、护士长主要抓成员的养成教育与环节质量跟踪；器械打包护士负责落实物品的消毒、灭菌；维修技师负责净化空调机组的检测、清洁和保养；总务护士负责卫生清洁工作的落实；感染监控护士则负责手术环境、物品表面及手术人员手的监测、结果分析、资料储存及信息上报工作。

（二）严格人流、物流管理

严格控制人员进出手术人员按“手术通知单”上名单、经电脑核对入手术室；本科医生（含进修、实习生）要参观本科手术，须在“手术通知单”上注明参观者姓名，由手术室发参观卡，凭卡方可进入。一台手术参观人员不超过 3 人次，每天不超过 10 人次。开展特殊手术，可设录像转播或通过参观廊进行参观。外来参观手术者，需提前与医务部联系，并填写“参观手术申请单”，凭申请单换参观卡方可进入。参观手术室建设或管理者，应提前1日向医务部申请，征得手术室同意后方可参观。一般只允许参观半限制区及经参观廊参观限制区。需进入限制区的，不得超过4人。正在施行手术的手术间禁止参观。病人的亲友、无关人员、特殊感染手术拒绝参观。

严格着装管理要求进入手术室人员必须按规定穿戴手术室所备的衣、裤、鞋、帽、口罩等，离开时将其放在指定位置；手术病人一律空穿干净病号服（门、急诊病人空穿一次性隔离衣）由交换车接送，戴隔离帽，步行者换鞋。

严格管制手术间门户手术人员及参观者进入手术室后，迅速到指定位置，尽量减少人员走动，不可互窜手术间。手术过程中保持前后门关闭，如无人员进出，将门暂时控制在半关闭状态，以避免频繁开关门时空气流动污染。通向外走廊的门，术中禁止打开。按专科相对固定手术间，所用物品定位放置，减少进出手术间的次数。

严格分离洁、污流线设立手术室工作人员通道、手术病人通道和污物通道。将医护人员、病人以及洁净物品作为洁净流线；手术后器械、敷料、污物等作为污物流线，严格区分，以保证洁净手术部空气的洁净度及手术流程的需要。划分无菌、急诊和感染手术间。急诊手术间在手术部的最外边。感染手术间靠近污物通道，有侧门、缓冲间，以便于隔离和消毒。接台手术应先做无菌手术再做感染手术。特殊感染手术必须在感染手术间施行。不可在同一手术间同时施行无菌和感染两种手术。

（三）强化卫生清洁管理

洁净手术部的一切清洁工作必须采用湿式打扫、在净化空调系统运行中进行。手术间无影灯、手术床、器械车、壁柜表面及地面应在每天手术前、后用清水、消毒液各擦拭1次。每周进行彻底清扫1次，每月再进行卫生大扫除1次。使用的清洁工具不宜用掉纤维的织物材料制作。设备、物品进入洁净手术部前，应安装完毕、擦拭干净。手术人员隔离鞋每日用消毒液清洗1次。每月对洁净手术部空气、物体表面、手术人员的手进行细菌培养，对空气灰尘粒子数、噪音、温、湿度进行检测1次，并将结果上报备案。

（四）净化程序的管理

术前1 h将净化空调机开关开至低速运行状态，术前30 min将开关调至高速运行，术毕再调回低速运行状态，以进行室内卫生清洁工作。若长时间不用的手术间，使用前除做好风口等清洁工作外，应提前开机3 h。应急手术间、限制区内走廊的净化空调机24 h处于低速运行状态，以备急诊手术和空气保洁。在进行臭氧空气消毒前，应关闭各手术间独立的净化空调机，以免臭氧排除，降低消毒效果。

二、手术室制度

凡进入手术室人员，必须按规定更换手术室所备衣、裤、口罩、帽、鞋。用后应放回原位。外出时，应更换外出衣和鞋。手术室内应保持肃静，禁止吸烟和高声谈笑。门要轻开轻关；手术进行时，勿走正门。尽量减少不必要的活动。严格执行无菌管理，除参加手术及有关人员外，其他人员一概不准入内。凡违反无菌管理之处，一经指出，须立即纠正。施行感染手术的医务人员，术毕不得到其它手术间参观走动。手术室工作人员应熟悉手术室内各种物件的固定放置位置和使用方法，用后放回原处。有关急救药品、器材，必须随时备用，定期检查，及时补充及维修。一切器械、物品，未经负责人许可，不得擅自外借。手术完毕，对用过的器械、物品及时清洁或消毒处理，整理备用。严重感染或特殊感染手术用过的器械、物品，均须作特殊处理，手术间亦应按要求消毒处理。值班人员应坚守岗位，随时准备接受急症手术，不得擅离。凡需施行手术，应由各科主管医师填进手术通知单。择期手术应在前一天按规定时间送手术室，急症手术或紧急手术可先行电话通知手术室，并尽快补送手术通知单。需特殊器械或有特殊要求的，应在手术通知单上注明。因故暂停或更改手术，应预先通知联系。无菌手术间与有菌手术间应相对固定。无条件固定者，应先施无菌手术，后施污染和感染手术。优先安排急症手术。严禁在一个手术间内同时施行无菌及污染手术。重大手术或新开展手术，有关手术人员应参加术前讨论，做好充分准备，必要时，手术者可至手术室检查准备的器械和物品。按时接手术病人进入手术间。危重。急症的病人应由经管医师陪送，协助手术室人员处理。参加手术人员应按时洗手，准时手术。

三、手术室空气净化

手术室通气要目的是：①排除各工作间内的废气；②确保各工作间必要的新鲜空气量；③去除尘埃和微生物；④保持室内必要的正压。

能满足手术室通风要求的机械通风方式有以下两种：机械送风与机械排风并用式：这种通风方式可控制换气次数、换气量及室内压力，通气效果较好。机械送风与自然排风并用，这种通风方式的换气及换气次数受一定限制，通风效果不如前者。

手术室的洁净度标准：手术室的洁净级别主要是以空气中的尘埃粒子数和生物粒子数来区分。目前，最常用的是美国宇航局分类标准。

手术室的净化技术分两种：净化技术通过正压净化送风气流控制洁净度来达到无菌的目的。根据送气方式不同，净化技术可分为紊流系统和层流系统两种。紊流系统（Multi-Directional Manner）：紊流系统的送风口及高效过滤器设于顶棚，回风口设于两侧或一侧墙面下部，过滤器和空气处理比较简单，扩建方便，造价较低，但换气次数少，一般为 10～50 次/h，容易产生涡流，污染粒子可能在室内涡流区悬浮循环流动，形成污染气流，降低室内净化度。只适用于 NASA 标准中 10 000～1000 000 级的净化室。层流系统（Laminal Flow System）；层流系统利用分布均匀和流速适当的气流，将微粒、尘埃通过回风口带出手术室，不产生涡流，故没有浮动的尘埃，净化度随换气次数的增加而提高，适用于美国宇航局标准中 100 级的手术室。但过滤器密封破损率比较大，且造价较高。

四、手术室护士职责

在护理部主任和科主任的领导下，负责本室的行政，业务管理及思想工作。负责本室工作计划（含护理、教学、科研等）并组织实施。合理安排人员，进行科学分工。经常督促检查，及时总结经验，不断提高护理质量，对难度较大或新开展的手术和抢救工作，必要时亲自参加或指导操作。负责组织本室各级护理人员的业务学习，根据专科业务、技术需要，有计划地采取多种方式学习新业务知识、新技术操作和新仪器的使用等，并组织理论考试和技术考核。

督促所属人员认真执行无菌技术操作规程，定期及不定期对工作人员手、灭菌物品、手术间空气进行采样培养（结果存档备查），使其符合卫生学要求，督促和检查卫生员做好清洁消毒工作。

经常督促检查各项规章制度和护理常规贯彻执行情况，发现问题及时纠正，严防差错事故。对发生的差错、事故要认真组织讨论，汲取经验，订出防范措施。

负责本室的财产预算、管理和报损等。对各类物品、仪器、设备要指定专人负责，建立账目，定期组织清点，维修。贵重、精密器械建立使用登记卡。

负责本室的毒、麻、限制性剧毒药和注射药品的保管。

主管护师职责是：在护士长的领导下进行工作，发挥业务、教学、科研上的主导作用。负责督促、检查本室护理工作质量，及时发现存在的问题，提出解决办法，把好手术、护理质量关。解决本室护理业务上的疑难问题，参加研究和制订重大手术和新手术护理配合和操作规程。协助护士长组织新业务。新技术的学习和研讨。拟定本室护师（士）在职业务培训计划，并编写教材和讲授有关的课程。负责进修人员的带教和护理专业学生的临床实习并进行出科鉴定，组织小讲课。拟定本室护理科研计划并组织实施，指导本室护师（士）开展科研工作，写出具有一定水平的护理论文和科研工作总结。

护师（士）职责是：在护士长领导下及主管护师指导下进行工作。参加护理临床实践，熟悉专科护理理论，掌握操作技术，圆满完成担负的各项工作任务。参与本室护理技术管理和安全管理工作，防止差错、事故的发生，不断提高手术护理质量。参加护理人员在职业务学习，掌握新的业务知识和技术操作，不断提高业务、技术水平，参与科研工作，写出护理论文或经验总结。指导卫生员做好清洁卫生、消毒灭菌工作。

监控护士职责是：负责本室对医院感染监测和控制管理条例的贯彻执行。负责本科室消毒隔离工作。①每月做 1 次空气、物表、无菌物品、医务人员手和使用中消毒剂的细菌培养。②每 2 个月进行回次紫外线强度监测。③对需要进行隔离的病人，督促护理人员严格执行隔离制度，并做好记录。④协助和督促医师填报医院感染病例和送检标本。⑤负责本室的医院感染知识宣传。⑥监测结果归档、备查。

手术室卫生员的职责：在护士长的领导下，护士的指导下进行工作。负责做好清洁卫生工作。清扫地面及洗刷手术室，做好洗手用物的供应与料理以及手术后的清洁料理工作。负责高压蒸汽灭菌锅的使用、管理。负责标本的登记、送检，以及其它外勤工作。参加卫生员业务学习，掌握必要的医学知识和清洁卫生、消毒隔离的基本知识，熟悉担负工作的操作程序、方法，不断提高工作质量。

手术室巡回护士的职责：配合手术，做好术前室内清洁卫生和各类物品的准备（器械、布类、药品、输液。输血及一次性物品。敷料等）。术前应了解病人情况及所施手术。病人进人手术室后，根据不同情况给予介绍和安慰，以减少病人的恐惧与紧张。对神志不清的病人和小孩，应适当约束或专人看守，确保安全。认真做好查对工作：查对病室、床位、姓名、性别、年龄、手术部位、手术名称；检查备血情况、术前禁食、禁饮、消化道准备以及输血同意书、手术同意书是否签字和从病室带人的物品是否齐全等。检查手术区备皮情况：复查术前用药（药名、用量、方法）；固定体位，使手术区能充分暴露，但又要保证病人肢体处于舒适、安全状态，防止挤压。与洗手护士共同核对器械、纱布、纱布垫、缝针等，详细记录。关闭体腔及深部组织前，应再次核对，防止异物遗留。负责参加手术人员的衣服穿着，供应洗手护士需要的一切用物，保持手术间的整洁、安静，适时调节手术野灯光与室温。负责输液、输血。输血前必须仔细核对血型，交叉配合结果，注意输液速度，防止液体外漏。随时督促手术人员严格执行无菌操作，对违反者应立即予以纠正。注意参观人员不可直接接触手术者或手术台，以防污染。坚守工作岗位，了解手术进展情况，不得擅自离开手术间。术毕，协助擦净手术野周围的血迹，妥善包扎伤口，护送病人回病房，并向病室值班人员详细交待病情及用物。整理手术间，室内一切用物归还原处。

第二节 急诊外科护理

一、概述

论述急救实践的必要性，它所发生的环境和急救护理的病人及其相应的护理措施。急救护理可以发生在医院急救室、院前或战地环境、门救部、健康保健机构。急救科工作范围跨度大，内容涉及多学科，实践性很强。急救病人可以是所有年龄段的病人，也可以是有明确医疗救断的或尚未做出明确救断的病人。急诊外科护理实践是一种系统的实践活动，包括护理程序、决策制定、分析、科学的思考与探索以及分救。急救护理实践的范围涉及评估、救断、计划、实施评价预感到的、实际的或潜在的，突然的或紧急的，身体的或心理社会方面的健康问题，这些问题主要是急性发作的，可以发生在任何环境中。这些问题可能只需要很少的护理措施，也可能需要紧急的生命支持措施，或者需要病人教育或转救。

二、发展史

急救护理学可以说始于南丁格尔时代。1854～1856 年英、俄、土耳其在克里米亚交战时期，前线战伤的英国士兵死亡率高达 42%以上，南丁格尔率领 38 名护士前往前线医院救护，使死亡率明显下降，达到 2%左右。说明有效的抢救及急救护理技术对伤病员的救护成功率是非常重要的。

20世纪50年代初期，北欧发生了脊髓前角灰白质炎大流行，许多病人伴有呼吸肌麻痹，不能自主呼吸，而辅以“铁肺”治疗，配合相应的特殊护理技术，效果良好。这是世界上最早的用于监护呼吸衰竭病人的“监护病房”。60年代，电子仪器设备的发展，急救护理技术进入了有抢救设备配合的新阶段。心电示波、电除颤器、人工呼吸机、血液透析机的应用，使护理学的理论与技术也得到相应发展。到了60年代后期，现代监护仪器设备的集中使用，促进了ICU的建立。70年代中期，在国际红十字会参与下，在西德召开了医疗会议，提出了急救事业国际化、国际互助和标准化的方针，要求急救车装备必要的仪器，国际间统一紧急呼救电话号码及交流急救经验等。

我国急救护理事业在早期只是将危重病人集中在靠近护士站的病房或急救室，以便于护士密切观察与护理；将外科手术后病人，先送到术后复苏室，清醒后再转入病房。以后相继成立了各专科或综合监护病房。80年代，北京、上海等地正式成立了急救中心，促进了急诊医学与急救护理学的发展，开始了急救护理学发展的新阶段。

三、工作流程

一线护士工作流程：参加晨起交接班→清点急救车及抢救室内的急救物品、药品（了解上一班工作情况，清点物品，逐个登记，擦拭抢救仪器、调试性能充电，核对抢救药品并记录保证抢救室定时督促保洁人员对室内卫生进行保洁，保证各抢救设备的的“五定”，保持设备的清洁，定期对设备（包括导联线）进行擦拭消毒，如遇污染随时消毒。保证抢救设备随时处于应急状态，时间准确，各物资（电极片、电极膏）充足。熟练使用抢救设备，能排除简单的故障。）→科内待命出诊（接“120”报警白天2分钟，夜间5分钟出诊，上车后联系病人问明报警地点及病人现况，见到病人5分钟内对病人进行处置包括吸氧，测量生命体征，开放静脉通路，转运途中随时监测病人生命体征，观察液路，配合医生给予相应的治疗和处理及时与病人沟通、到达病区后与接诊护士交接途中病情及生命体征和液路情况。计算出车费用收费及时补充车内药品及一次性耗材）→不出车时间巡视输液室病人负责每日科内护士业务学习→随时做好抢救室内及救护车内卫生→对抢救室空气及物体表面消毒→与接班者当面交接班。

二线护士工作流程：参加晨起交接班→清点急救车及输液室物品并个登记，了解上一班工作情况，清点当日输液病人的药品及输液卡准备科内待命出车（接“120”报警白天2分钟，夜间5分钟出诊，上车后联系病人问明报警地点及病人现况，见到病人5分钟内对病人进行处置包括吸氧，测量生命体征，开放静脉通路，转运途中随时监测病人生命体征，观察液路，配合医生给予相应的治疗和处理及时与病人沟通、到达病区后与接诊护士交接途中病情及生命体征和液路情况。计算出车费用收费及时补充车内药品及一次性耗材）及迎接输液病人（主动起立接待门诊输液肌注病人，接受病人药物，引导病人入输液室及处置室，核对药品，询问病人特殊需要（如上厕所等），治疗室配药，给病人做治疗做到三查八对，输液途中及时巡视观察病情及用药效果给无陪床病人与帮助，输液结束告知病人正确按压方法，询问药效及明天治疗计划，欢送病人）输液结束后清洁输液室卫生，给予紫外线消毒，关闭门窗，17：30-次日8：00科内待命出车，协助留观护士做好危重病人的抢救工作，随时做好输液室及救护车内卫生→对输液室空气及物体表面消毒→与接班者当面交接班。

三线护士工作流程：参加晨起交接班清点处置室、治疗室及留观室物品并登记，保证各物品摆放有序，放置合理，与供应室更换消毒物品，物品符合医院感染要求（清洁与污染、低压灭菌与高压灭菌、一次性与非一次性分别放置）。医疗垃圾与生活垃圾处置得当，符合要求正确使用锐器盒，严格执行一人一带一针一洗手的制度，各种消毒液、无菌包（棉签、纱布盒等）开启后均注明时间，保证在有效期内使用，了解上一班工作情况，床头交接住院及留观病人做到六知道（姓名、年龄、性别、诊断、护理、治疗），随时迎接新入院病人引导至床旁，主动介绍自己，主管大夫，及病房环境，院内环境，告知病人呼叫器，电水壶，床的使用方法，及医生，护士办公区，及厕所洗漱间的位置，办理相关的住院手续，接电子医嘱，打制输液卡，为病人做治疗，主动巡视病房，细心观察病情及心理变化发现问题及时通知医生，采取相应措施，确保病人安全。11：00~12：00交替吃饭12：00~14：00巡视输液时病人，二线出车期间负责输液及肌注病人14：00~17：30为病人测量生命体征并记录（与白班或二线护士核对医嘱，每周3或5开展公休座谈会了解病人所需，）负责危重病人的抢救，熟练掌握各项抢救程序，正确执行医嘱，迅速有效地配合医生

做好危重病人的抢救工作。密切观察病情变化，正确书写危重病人抢救，护理记录单能做到项目齐全，字体工整医学|教育网|搜集整理、字迹清晰，页面整洁，项目填写齐全，无漏项，表述准确、语句通顺，错字修改方法正确，签名正规，生命体征按时测量，病情记录及时，动态观察，使用医学术语。记录单记录内容客观、真实、准确、及时、完整。空气消毒登记本、物品交接班本等各种登记本登记及时、准确、完整、不漏项，字迹清晰，页面清洁，登记内容符合要求。夜间及时巡视病房，次日晨 6：30~7：45 测量病人生命体征，书写护理记录及交接班本。

第三节 外科营养支持

一、概述

营养支持是指为治疗或缓解疾病，增强治疗的临床效果，而根据营养学原理采取的膳食营养措施，又称治疗营养。所采用的膳食称治疗膳食，其基本形式一般包括治疗膳、鼻饲、管饲膳、要素膳与静脉营养。是维持与改善器官、组织、细胞的功能与代谢，防止多器官功能衰竭发生的主重要措施。营养支持主要包括肠内营养和肠外营养。肠内营养支持维持到经口服可维持基本生理需要为止。平均肠内营养时间为 10 天。

二、分类

（一）肠内营养支持

肠内营养（enteral nutrition，EN）是经胃肠道提供代谢需要的营养物质及其他各种营养素的营养支持方式。其决定于时间长短、精神状态与胃肠道功能。肠内营养的途径有口服和经导管输入两种其中经导管输入以包括鼻胃管，鼻十二指肠管，鼻空肠管和胃空肠造瘘管。通过鼻胃导管提供营养物质的发展主要见于18世纪末，至19世纪已得到广泛应用。最早的肠内营养制剂是Nutramigen，1942年推入市场，用于治疗儿童肠道疾病。

对于化学配方的改进主要得益于20世纪50～60年代航天事业的发展。该配方中化学成分明确，不含残渣，无需消化即能吸收，称为要素膳。应用结果显示，正常人在6个月内仅靠该要素即可维持正常营养和生理状态。

随着近年来对胃肠道结构和功能研究的深入，逐步认识到胃肠道不单纯是消化吸收器官，同时是重要的免疫器官。

正因如此，较之胃肠外营养（Parenteral nutrition，PN）支持，EN的优越性除体现在营养素直接经肠吸收、利用，更符生理、给药方便、费用低廉外，更显示有助于维持肠黏膜结构和屏障功能完整性的优点。故在决定提供何种营养支持方式时，首选EN已成为众多临床医师的共识。

具体护理措施为：保证营养液及输注用具清洁无菌营养液要在无菌环境下配制，放置于4度以下的冰箱内暂时存，并于24小时内用完。保护黏膜、皮肤长期留置鼻胃管或鼻肠管的病人，要每日涂拭油膏，保持鼻腔润滑，对造瘘口周围皮肤保持清洁、干燥。

预防误吸，保持胃管位置：对胃排空迟缓、由鼻胃管或胃造瘘输注营养液的病人取半卧位，防止反流而误吸。测量胃内残余液量：在输注营养液过程中，每4小时抽吸1次胃内残余量，如大于150ml应暂停输注。观察及处理：一旦出现呛咳、咳出营养液样物，发憋或呼吸急促，即可确定为误吸，鼓励病人咳嗽，吸出，必要时经气管镜清除吸人物。

防止胃肠内营养并发症：置管并发症：鼻咽及食管黏膜损伤；管道堵塞等。胃肠道并发症：恶心、呕吐、腹痛、腹胀、腹泻、便秘等，

预防方法：配制营养液浓度及渗透压：从低浓度开始。控制液量及输注速度：液量从少量开始，输注速度从缓慢渐日增加。控制营养液的温度：一般温度控制在38℃左右。感染性并发症：吸入性肺炎。代谢性并发症：高血糖、低血糖及电解质紊乱，是营养液不匀或组件配方不当引起。

喂养管护理：妥善固定；防止扭曲、折叠、受压；保持清洁无菌；定时冲洗。

（二）肠外营养支持

肠外营养（parenteralnutrition，PN）是从静脉内供给营养作为手术前后及危重病人的营养支持，全部营养从肠外供给称全胃肠外营养（totalparenteralnutrtion，TPN）。肠外营养（parenteral nutrition，PN）是从静脉内供给营养作为手术前后及危重病人的营养支持，全部营养

从肠外供给称全胃肠外营养（total parenteral nutrtion，TPN）。肠外营养的途径有周围静脉营养和中心静脉营养。肠外营养（PN）是经静脉途径供应病人所需要的营养要素，包括热量（碳水化合物、脂肪乳剂）、必需和非必需氨基酸、维生素、电解质及微量元素。肠外营养分为完全肠外营养和部分补充肠外营养。目的是使病人在无法正常进食的状况下仍可以维持营养状况、体重增加和创伤愈合，幼儿可以继续生长、发育。静脉输注途径和输注技术是肠外营养的必要保证。

择合适的肠外营养输注途径取决于病人的血管穿刺史、静脉解剖条件、凝血状态、预期使用肠外营养的时间、护理的环境（住院与否）以及原发疾病的性质等因素。整理住院病人最常选择短暂的外周静脉或中心静脉穿刺插管；非住院环境的长期治疗病人，以经外周静脉或中心静脉置管，或植入皮下的输液盒最为常用。

经外周静脉的肠外营养途径的适应证：①短期肠外营养（<2 周）、营养液渗透压低于 1200mOsm/LH2O 者；②中心静脉置管禁忌或不可行者；③导管感染或有脓毒症者。

优缺点：该方法简便易行，可避免中心静脉置管相关并发症（机械、感染），且容易早期发现静脉炎的发生。缺点是输液渗透压不能过高，需反复穿刺，易发生静脉炎。故不宜长期使用。

经中心静脉的肠外营养途径的适应证：肠外营养超过 2 周、营养液渗透压高于 1200mOsm/LH2O 者。置管途径：经颈内静脉、锁骨下静脉或上肢的外周静脉达上腔静脉。

优缺点：经锁骨下静脉置管易于活动和护理，主要并发症是气胸。

经颈内静脉置管使转颈活动和贴敷料稍受限，局部血肿、动脉损伤及置管感染并发症稍多。经外周静脉至中心静脉置管（PICC）：贵要静脉较头静脉宽、易置入，可避免气胸等严重并发症，但增加了血栓性静脉炎和插管错位发生率及操作难度。不宜采用的肠外营养途径为颈外静脉及股静脉，前者的置管错位率高，后者的感染性并发症高。

第四节 外科损伤病人护理

一、概述

损伤是指人体受各种致伤因子作用后发生组织结构破坏和功能障碍。由机械因素所致的损伤称之为创伤。在战争条件下所发生的损伤称为战伤。无论平时或战时，损伤均多见，故在外科领域中占有重要地位。

二、致伤原因

机械因素：如锐器切割、钝器打击、重力挤压、火器射击等所致的损伤。

物理因素：如高温、低温、电流、放射线、激光等，可造成相应的烧伤、冻伤、电击伤、放射伤等。

化学因素：如强酸、强碱可致化学性烧伤，战时可受化学战剂染毒造成化学伤。

生物因素：如虫、蛇、犬等咬伤或螫伤，可带入毒素或病原微生物致病。

各种致伤因素所致的损伤各有其特殊性，必须根据其特点进行救治。

三、创伤后机体反应

损伤后机体可发生全身及局部反应，均属防御性反应或称应激反应，这些反应有利于机体对抗致伤因子的有害作用，维持内环境的稳定和促进机体的康复。但若反应过于强烈，对机体也会造成有害影响。

局部反应主要是急性炎症反应，包括组织变质、渗出和增生，先后出现，彼此联系，又互相影响。

全身反应：此与损伤性质、程度、机体状态和治疗等因素有关，主要是神经内分泌系统效应，在严重损伤后，机体发生一系列的功能和代谢变化。在损伤初期（1～4 天内），主要出现交感神经兴奋，脑垂体、肾上腺等分泌明显增加，如脑垂体分泌的促肾上腺皮质激素、抗利尿素，肾上腺髓质分泌的肾上腺素、去甲肾上腺素、多巴胺、肾上腺皮质分泌的糖、盐皮质激素均增加，而胰岛素分泌则减少。机体能量代谢、蛋白质和脂肪分解代谢均明显增加，出现负氮平衡，血糖升高，醣异生作用加强。而消化系、生殖系等功能暂时受抑制。这些反应大约持续 1～4 天，此后逐渐复原，约 5～8 天后恢复至正常状态。

四、治疗

闭合伤的修复：自伤后即开始进行，最初为隐匿期即为炎症期，持续约4～5日，主要为损伤部充血、渗出等炎性反应。随后进入增生期，约在伤后6～14日，纤维母细胞和毛细血管内皮细胞增生，纤维母细胞成熟，产生胶元纤维。最后疤痕形成，进而经过塑形期完成愈合。

开放伤的愈合：损伤后局部组织有撕裂、变性、坏死和出血，渗血和渗液中的纤维蛋白元凝结成纤维蛋白，进而从创缘底部和边缘生长出肉芽组织。肉芽组织主要由新生的毛细血管和纤维母细胞组成。约于伤后5～6日开始，纤维母细胞开始形成胶元，转化为纤维细胞。上皮细胞由创缘向中心生长逐渐覆盖肉芽创面。最后疤痕形成和收缩，创口愈合。

开放伤愈合的类型：依据损伤程度、有无感染及治疗情况，可将创伤愈合分为三种类型。一期愈合：组织损伤少，创缘整齐，无感染，经清创缝合，对合良好的开放伤，或无菌手术切口缝合后，上皮于术后1～2天可将创口覆盖，肉芽于伤后2～3天即可从创缘长出，约2～3周创口完全愈合，仅留一条线形疤痕，此属一期愈合。二期愈合：如组织缺损较多，创缘不整齐，或有感染的创口，肉芽自底部和边缘生长将创口填平后，上皮细胞才开始迅速生长覆盖创面，此属二期愈合。其愈合时间显著延长，疤痕明显。三期愈合：战伤伤口清创后经4～7天再行延期缝合，或8天后行二期缝合，以缩短愈合时间，这一愈合过程称三期愈合。

五、护理

（一）全身治疗的护理

镇静、止痛：遵照医嘱合理使用镇静止痛药物，使病人能安静休息同时还要注意防止应用影响伤情判断的药物和药物的副作用。

防治感染：无论是开放性创伤还是闭合性创伤，都必须重视感染的防治。①需要注意的是抗生素的使用并不能代替伤口的处理，因此，尽早施行伤口的清洁、清创术及闭合性损伤的手术处理；②在彻底清创的基础上，抗生素应在伤后尽早开始应用；③对伤口感染较轻、引流充分者不必用抗生素，而感染较重或出现全身性感染时则必须使用抗生素，同时做细菌培养和药物敏感试验，选择有效抗生素并给予足够剂量；④对于伤道深、感染重、有异物存留等情况，还应注射破伤风抗毒素。

维持体液平衡和营养代谢：①严重创伤后，病人常有血容量不足。伤后病人如果出现口渴和尿少，往往提示体液不足，应及时检查和输液补充；②伤后血清钾浓度常有高低波动，应及时测定和做心电图检查，必要时补充钾盐；③较重的创伤后，经常出现酸碱失衡，因此要根据情况予以调整；④创伤后由于分解代谢增加、胃肠功能紊乱等原因，造成病人出现负氮平衡，容易引起并发症，所以应根据情况采用不同的方法，补充足够的营养。

重要脏器的维护：对任何部位的严重创伤，除了积极处理局部情况外，还要考虑其对全身的影响。应密切观察，加强心、肺、肾、脑等重要器官功能的监测，采取相应的措施防治休克、多器官功能不全等严重并发症的发生，这是降低创伤死亡率的关键。

（二）局部治疗的护理

体位：较重创伤病人应卧床休息，其采用的体位应利于呼吸和促进伤处静脉回流，如半卧位时可使膈肌下降而利于呼吸，抬高患肢可减轻肿胀。

制动、固定：①伤处应适当制动，可缓解疼痛，利于组织修复；②骨折、脱位时，先行复位，再酌情选用绷带、夹板、石膏、支架等方法固定。

物理疗法：小范围的软组织挫伤，伤后早期局部冷敷，以减少组织内出血、减轻肿胀，24～48h 后可热敷或理疗，以利于水肿的吸收、炎症的消退。

开放性伤口的处理：①清洁伤口经过消毒处理即可直接缝合，达到一期愈合；②沾染伤口应行清创术，愈早愈好，争取在 6～8 h 内进行，使其变为或接近于清洁伤口，当即缝合或延期缝合，争取一期愈合；③感染伤口须经换药治疗，逐渐达到二期愈合；④有异物存留时原则上应尽量取出，尤其是感染病灶内的异物。

心理护理：关心病人的心理状态，帮助其面对压力，给予理解、安慰、开导，缓解其紧张、焦虑和恐惧，以保持病人情绪稳定。向病人讲解创伤的病理、伤口修复的影响因素、各项治疗措施的必要性，鼓励其加强营养，以积极的心态配合治疗。

功能锻炼：治疗创伤不仅要求修复损伤的组织器官，而且要尽可能恢复其生理功能。因此，在促进组织修复的前提下，应积极进行身体各部的功能锻炼，防止因制动引起关节僵硬、肌肉萎缩等并发症。鼓励并协助病人进行肢体的功能锻炼，以促进康复及预防并发症的发生。

第五节 外科肿瘤病人护理

一、概述

肿瘤外科提供以手术为主的综合治疗。专门的肿瘤医院的相关科室会根据不同部位再行细分，例如肿瘤内科里的胃肠肿瘤科、淋巴瘤肿瘤科；肿瘤外科有乳腺外科、头颈外科、胸外科、肿瘤妇科、腹部外科等。

二、作用与分类

外科手术不仅具有治疗肿瘤的作用，还可以用于肿瘤的预防、诊断、重建与康复。由此开展了各种手术方式，可按肿瘤手术的作用分为预防性手术、诊断性手术、治疗性手术和重建与康复手术。各种手术方式有其各自的针对性，例如诊断性手术的目的在于明确肿瘤的病理学诊断，以进一步有针对性的开展相应的治疗性手术，或放疗、化疗。

（一）预防性手术

如前所述，肿瘤的发生发展是一个逐渐演变的过程，某些疾病或先天性病变在发展到一定程度时，可发生恶变。如果能在这些疾病发生恶变前及时进行预防性切除，则可以预防肿瘤的发生。例如，家族性结肠息肉病的病人，40岁以后有约50%可发展为结肠癌，70岁以后几乎所有病人均罹患结肠癌，因而家族性结肠息肉病与结肠癌的关系十分密切，此类病人最好在40岁之前作全结肠切除术，以预防癌症发生。先天性睾丸未降或下降不全，睾丸停留在腹腔内，常有发生睾丸癌的危险，因此应在青春期前及早施行睾丸复位术或切除手术，以预防恶变。对于恶性肿瘤的癌前病变，如结直肠息肉，皮肤粘膜白斑病，宫颈非典型增生，膀胱乳头状瘤等，均应及时治疗以预防其进一步发展为恶性肿瘤。

预防性手术切除的标本也应该常规进行病理分析，以免忽略了可能已经发生的恶变。应当指出，预防性手术切除也应全部切除病变，不能只切取部分。

（二）诊断性手术

肿瘤治疗前必须有一个明确的诊断，特别是组织学或细胞学诊断，只有明确诊断后才能对因治疗，有的放矢。盲目的治疗只能增加病人的痛苦甚至加重病情。要获得组织或细胞常用的方法有细针吸取、穿刺活检、咬取活检、切取活检、切除活检和手术探查。不论采用何种活检方式，都应尽量缩短活检与进一步相应治疗的间隔时间，即明确诊断后应该立刻开展相应的治疗，因为活检有引起肿瘤播散的可能，例如乳腺癌有可能沿细针针道转移，或经切取活检的创面进入血液循环中转移。取得病理诊断后，外科医师还应结合临床检查、实验室检查和影像学检查，作出肿瘤的分期，以便更好的制定治疗方案。

（三）治疗性手术

毋庸置疑外科手术是治疗肿瘤最普遍，最有效的方法。大多数良性肿瘤，如皮下脂肪瘤、纤维瘤、甲状腺瘤、平滑肌瘤、子宫肌瘤等，手术切除后可以获得痊愈。早期的癌瘤，如Ⅰ期的子宫颈癌、乳腺癌、食管癌、胃癌、膀胱癌等，根治性手术切除后5年治愈率都可达到90%以上。进展期癌瘤通过以手术为主的综合治疗，5年治愈率也可达到30%～60%。晚期癌瘤亦常需要作姑息性手术或减瘤手术、减状手术，以作为综合治疗的一部分，达到减轻病人痛苦，延长寿命，提高生活质量的目的。另外为了配合其他治疗，还需要进行一些辅助性手术。

三、护理

（一）肿瘤外科病人心理护理

各种疾病中，很少有如恶性肿瘤给人以巨大的精神压力。癌症不仅影响一个人的正常生活，也危害其家庭，不仅破坏机体的正常功能，也可造成身体形象的改变，以及病人在家庭中角色的转换，加重了病人的恐惧、疑虑、抑郁、绝望等情绪反应。因此，应给予病人亲切的关怀，帮助他们建立积极的情绪。意志坚强和对生活充满希望，是战胜癌症的重要精神支柱。肿瘤病人因各自的文化背景、心理特点、病情性质、对疾病的认知程度不同，会产生不同的心理反应。

对于肿瘤外科治疗的病人，最常见的心理反应是害怕手术中及手术后的疼痛及不适。医护人员应向病人解释手术将采用哪一种麻醉方法，手术会在麻醉发生完全效用后才会实施，以及在手术后会给予麻醉剂及止痛药以减轻手术后的疼痛及不适。病人因为对手术及手术后的处理不了解也会产生恐惧及焦虑。这时应尽量提供相关的信息让病人了解、安心。有时病人会担心手术后其身体外观或形象会发生改变（如乳房切除术后），这时应尽量倾听病人的感受且在适当时机给予心理支持与护理。

有些病人会担心手术可能造成死亡。如果发生这种情形时，应与医生讨论延迟手术的可能性，以避免这种极端的心理状态而影响手术后的恢复。

其他的心理反应包括：害怕麻醉会引起昏迷、脑部受损、麻痹等；害怕手术后不能恢复以往的日常工作或活动。这些焦虑不安的心理状态均可以通过充分的解释与关心来改善。此外，手术前让病人了解手术后的处置及可能使用的仪器可以减轻病人的焦虑心理而有助于手术后的护理与康复。

（二）手术准备和护理

癌症病人如果未发生并发症或异常状况时，其所承受的手术压力、手术危险性与手术后并发症的概率与非癌症病人相同。但是，癌症病人常有免疫功能抑制、营养不良、代谢与内分泌异常、血液系统异常等问题。这些异常会使病人承受较大概率的手术压力与术后并发症。因此，对癌症病人的手术前评估须特别注意上述可能异常状态，必要时在手术前要加以调整。此外，化疗或放疗也会影响麻醉与手术的结果。例如：甲氨蝶呤与普卡霉素能引起肝脏功能异常。环磷酰胺能引起血清中胆碱酯降低，此时如果使用氯琥珀胆碱麻醉时病人无法呼吸的时间会延长。要根据手术前的治疗效果选择手术方法，必要时手术前应利用辅助诊断手段，如超声波或CT检查等方法来确定肿瘤是否已有转移迹象。

减轻焦虑和恐惧：“谈癌色变”是不少人的反应。病人因各自的文化背景、心理特点、对疾病的认知程度不同，会产生不同的心理反应。应根据病人的心理反应进行心理疏导，消除负性情绪的影响，增强其战胜疾病的信心。肿瘤病人在治疗过程中，心理反应复杂而强烈，既渴望手术，又惧怕手术，顾虑重重，情绪多变。护理人员应有的放矢地进行心理护理。

饮食和营养支持护理，术前：对病人的体质、全身营养状况和进食情况有全面了解。肿瘤病人因疾病消耗、营养不良或慢性失血可引起贫血或消化道梗阻、水电解质紊乱，应补充其不足，纠正营养失调，提高其对手术的耐受性，保证手术的安全。鼓励病人增加蛋白质、糖类和维生素的摄入；伴疼痛或恶心不适者餐前可适当用药物控制症状；对口服摄入不足者，通过肠内、肠外营养支持改善营养状况。

减轻或有效缓解疼痛：疼痛的处理应包括对主要肿瘤的治疗再加上止痛药物、麻醉药、神经外科手术、康复治疗、心理治疗与精神医学治疗等。

术前：术前疼痛多系肿瘤浸润神经或压迫邻近内脏器官所致。护理人员除观察疼痛的部位、性质、持续时间外，还应为病人创造安全舒适的环境，鼓励其适当参加娱乐活动以分散注意力，并与病人共同探索控制疼痛的不同途径，如松弛疗法、音乐疗法等，鼓励病人家属也关心、参与止痛计划。心理治疗是治疗肿瘤疼痛所不可或缺的一环节。疼痛是一种自觉症状，肿瘤病人常有沮丧、对治疗没信心、无助及恐惧心理，这些心理状态都可能影响病人对疼痛的感觉反应，甚至影响疼痛治疗的效果。因此，当病人出现严重心理问题时，应寻求心理治疗人员协助。

术后：手术后麻醉作用消失后，切口疼痛会影响病人的身心康复，应遵医嘱及时给予镇痛治疗。在选择止痛药时应着重于能有效的控制疼痛且其不良反应为最小。晚期肿瘤疼痛难以控制者，可按三级阶梯镇痛方案处理。一级镇痛法，疼痛较轻者，可服用阿司匹林等非阿片类解热消炎镇痛药；二级镇痛法，适用于中度持续性疼痛者，可用可待因等弱阿片类药物；三级镇痛法，疼痛进一步加剧，改用强阿片类药物，如吗啡、哌替啶等。癌性疼痛的给药要点是口服、按时（非按需）、按阶梯、个体化给药。镇痛药物剂量根据病人的疼痛程度和需要由小到大直至病人疼痛消失为止，不应对药物限制过严，导致用药不足。

第六节　肛肠外科病人护理

一、概述

肛肠外科是以手术为主要方法治疗发生于肛门和大肠部位的肿

瘤、外伤及其他疾病的临床学科，肛肠疾病以发生在肛门直肠肠段最多见。肛肠疾病是指发生于肛门和大肠部位的疾病，其中发生在肛门直肠肠段最多。常见肛门部疾病有痔疮、肛裂、肛瘘、肛周脓肿、肛乳头瘤、肛隐窝炎、化脓性大汗腺炎、肛门狭窄、肛门失禁、肛门湿疣、肛门湿疹、肛门瘙痒症、肛门周围神经性皮炎、肛门接触性皮炎、肛门白化斑、肛门癣、肛门闭锁、肛管炎、耻骨直肠肌综合症、骶尾部畸胎瘤、肛门良性和恶性肿瘤、肛管皮肤缺损、直肠尿道瘘、蛲虫病、直肠癌、直肠类癌、直肠息肉、脱肛、直肠前突、直肠炎（溃疡性、放射性、淋菌性、非淋菌性、非特异性等）、克隆氏病、直肠阴道瘘、直肠内套叠、肛门直肠损伤和异物、粪嵌塞、肛门直肠神经官能症、孤立性直肠溃疡综合症等四十余种。

二、诊治体位

肛肠外科检查常用的体位有以下几种。

侧卧位：通常采用左侧卧位，有时因病人身体的原因或诊治的需要，亦可采用右侧卧位。正确的侧卧位姿式是臀部靠近床边，上侧的髋膝各屈曲 90 度，下侧髋膝屈曲成 45 度。此体位适用肛门直肠小手术或病重、年老体弱病人的检查；

膝胸位：病人双膝屈起，跪伏床上，肘关节紧贴床铺，胸部尽可能下压，臀部抬高。这是目前最常用的检查体位，但不能持久，病重或老年体弱者不宜采用；

蹲位：病人下蹲作深呼吸，用力增加腹压，作排便状，适用检查直肠脱垂、直肠息肉、痔脱出和直肠肿瘤位置稍高的病人。

三、护理

病室环境保持整洁、舒适、安静，空气新鲜。根据病证性质适当调节温湿度。

根据病种、病情安排病室。护送病人至指定床位休息。适时给病人（家属）介绍病区环境及设施的使用方法，介绍作息时间、探视及相关制度，请病人积极配合。介绍主管医师、护士。

即刻测量入院时体温、脉搏。呼吸、血压及体重，观察看象、脉象；询问有无过敏史，做好记录。并通知医师。

新入院病人每日测脉搏、呼吸。血压每日 3 次，连续 3 日。若体温 37.5℃以上者，改为每日 4 次，体温 39℃以上者改为每 4 小时 1 次，或遵医嘱执行。体温正常 3 日后改为每日 1 次。每日记录二便次数 1 次。

按医嘱执行分级护理。

24 小时内留取三大常规（血、尿，便）标本送验，并测定出凝血时间及血小板计数。

危、重及大手术的病人制定护理计划，认真实施，做好记录，并床头交接班。

经常巡视，及时了解发现病人的生活起居、饮食、睡眠和情志等方面的问题，实施相应的护理措施。需手术的病人，要做好术前准备和术后护理及指导。

严密观察病人的神态、面色、体温、脉搏、呼吸、舌象、脉象、皮肤、出汗、排便规律及其性状等变化，若发现病情突变，可先行应急处理，立即报告医师，并积极配合抢救。

按医嘱给予饮食，掌握饮食宜忌，并指导病人执行。

按医嘱准确给药，解释和观察服药后的效果与反应。

严格执行消毒隔离制度，预防院内交叉感染。做好病床单位的终末消毒。

做好卫生宣教和出院指导，并征求意见。

第七节 泌尿外科病人护理

一、概述

泌尿外科主要治疗范围有：各种尿结石和复杂性肾结石；肾脏和膀胱肿瘤；前列腺增生和前列腺炎；睾丸附睾的炎症和肿瘤；睾丸精索鞘膜积液；各种泌尿系损伤；泌尿系先天性畸形如尿道下裂、隐睾、肾盂输尿管连接部狭窄所导致的肾积水等等。

二、治疗范围

各种尿结石和复杂性肾结石；肾脏和膀胱肿瘤；前列腺增生和前列腺炎；睾丸附睾的炎症和肿瘤；睾丸精索鞘膜积液；各种泌尿系损伤；泌尿系先天性畸形如尿道下裂、隐睾、肾盂输尿管连接部狭窄所导致的肾积水等等。

泌尿外科是个比较古老的专科，有较久的历史；但同时却又是个比较新的专科，甚至到2013年，在有的分科医院里，还是有别的专科而唯独没有泌尿外科。这说明，这个专科是重要的，但发展也是不平衡的。

三、护理

（一）健康教育

健康教育主要分为术前教育和术后健康教育。术前健康教育主要是为了加强病人对自身了解，主要通过护理人员向病人讲解自身泌尿系统和与生殖系统的解剖特点及生理知识，向病人讲诉泌尿外科疾病发病原因、发病症状、对健康危害、感染途径、用药注意事项、饮食结构以及护理常识，为后期治疗做准备。根据病人具体情况制定适宜饮食方案。

（二）术前护理

主要包括一些几个方面：①安抚病人情绪：病人在术前会产生焦虑情绪，情绪严重者有可能影响手术效果，所以护理人员应了解病人焦虑原因，并采取相应安抚措施，告知病人手术的主要内容和手术的安全性，给病人讲解手术成功的案例，鼓励病人坦然面对手术；②对病人进行身体检查和健康评估，某些手术可能需要使用抗生素控制感染，抗生素使用过程中要严格遵医嘱；③对于一些焦虑现象严重、情绪激动的病人，酌情给予口服或肌注射器安定，用鼓励性语言沟通，并且协助麻醉师摆好体位，密切观察心电图，如有异常及时通知手术人员。

（三）心理护理

从病人住院开始，接诊人员应态度和善，消除病人的陌生感，增加医患人员关系。耐心询问病人病情，不适症状，针对一些涉及隐私的问题，言语要委婉，主治医师要对医院及自身实力充满自信，增强病人安全感。对于术前比较紧张的病人，护士要做好相应的心理疏导和安抚工作，详细的介绍手术的相关的情况，讲诉手术的安全性，使病人对手术有一个大致的了解，进而消除由于未知而带来的恐惧。术后护理人员及时问候病人，对手术的成功表示祝贺，这种心理上的鼓励和安慰有利于病人的康复。

（四）饮食指导

泌尿外科病人的治疗与康复与病人的饮食结构有着密切联系，合理的饮食结构有利于泌尿外科的治疗和康复。病人应注意少喝浓茶，多吃猪肝、鸡蛋，以及新鲜白菜与水果等富含维生素的食品，少吃动物的肉、内脏等动物蛋白高含量食品，少吃菠菜、甜菜根等含钙丰富食物以及草酸多的蔬菜，术后禁食 1～2 d。

第八节 骨外科病人护理

一、概述

骨外科是医疗机构的一个诊疗科目，是创伤、脊柱外科的总称，是以诊疗各种类型断指、断掌、多指离断的再植、各种类型皮瓣移植、神经修复术、四肢先天性畸形、臂丛神经损伤及神经卡压的诊治的专业科室。骨外科是医疗机构的一个诊疗科目，是创伤、脊柱外科的总称，是以诊疗各种类型断指、断掌、多指离断的再植、各种类型皮瓣移植、神经修复术、四肢先天性畸形、臂丛神经损伤及神经卡压的诊治的专业科室。科室骨创伤专业采用多种中西结合方法、开展创伤骨科、脊柱外科和关节外科等各种骨科手术、如：骨不连、骨脊炎、关节置换术、颈椎病等的治疗。

二、诊疗范围

骨关节外科主要治疗四肢骨折、严重多发伤、脊柱骨盆骨折、骨关节感染、结核、肿瘤以及颈、腰椎肩盘突出、膝髋关节置换等。

各类急慢性软组织损伤、急慢性颈腰肌损伤、关节软组织损伤、颈椎病、腰椎病、肩周炎、网球肘、骨折、脱位等。

创伤骨科断指（趾）再植、母手指（趾）再造、多指缺损再造、残指延长、手（肢体）陈旧性神经、血管肌腱损伤及功能性障碍、二期功能重建等。

三、护理

密切观察病情变化，视病情监测生命体征、意识状态、出入量等，及时向医生汇报病情变化。实施适当、安全的护理措施，并准确、及时做好护理记录。

根据病情正确安置体位，保持关节功能位，并准备适当的软枕、沙袋、棉气圈等以备固定患肢或受伤部位。

对老年和严重外伤病人应主动协助或指导搬运安置检查全身，查清受伤部位、排除大出血、内脏损伤及休克等严重问题，协助诊断有否多发伤。

对骨折病人应注意固定骨折部位，限制局部活动，并根据骨折及固定情况适时地协助或鼓励指导病人进行被动或主动的功能锻炼。

对活动受限、卧床时间长的病人，注意预防褥疮、坠积性肺炎和泌尿系感染及肌肉萎缩、关节僵直等并发症。

指导病人进食易吸收、易消化、高蛋白、高维生素、含钙质丰富的食物，鼓励病人多饮水，协助生活护理。

了解病人的心理状态，并采用适当的心理护理措施做好心理护理医学|教育网搜集整理。

按照各种疾病的健康教育计划做好健康教育。

出院指导：①加强营养；②保持良好心境；③预防再次外伤；④继续加强功能锻炼；⑤定期门诊复查。

第九节 腹部外科病人护理

一、概述

腹部外科主要对腹部脏器及四周软组织的恶性肿瘤进行外科治疗。

二、护理

术后病人的观察短期内：病人放在床头，硬膜外麻醉要求主要什么——血压，这是最主要的，因为硬膜外麻醉对病人循环功能影响较大的血压有影响波动较大，基本上麻醉医生在出手术室之前都加入升压药物，一测血压，二问有无升压药物。全麻病人，主要注意病人的神志和血氧变化，尤其是血氧变化，血氧指标达到正常，神志清楚说明病人麻醉药物已代谢，神志清楚，可对答、血氧达到正常，说明病人自主呼吸恢复，这些是病人的重要指标。

病人度过手术的危险指标 24 小时以内注意病人腹部引流情况，重点注意颜色，有无异味。

量的变化：超过每小时 50 毫升或>10 毫升有引流量增加，或者是短期内>500 毫升不管是那个管，腔内胃管或腹腔引流管说明病人存在活动性出血要求 2 次手术，马上通知医生引流量不多，但病人心率快、血压不稳定、尿少，通知医生有病情变化，这时往往出现体内活动性出血。颜色的改变：豆油样改变胆道疾病、T 管引流医生探查胆道后胆汁引出体外，但腹腔引流管不出现，如出现了少量<100 毫升以内为胆汁瘘，乳糜样为淋巴瘘，粪便为肠瘘，有碱性液小肠瘘，有浓汁为腹腔感染及脓肿。

术后尿量的变化：短期内术后 24 小时病人逐渐进入麻醉药物代谢完成阶段对病人的循环功能影响逐渐减少，输液后术后尿量 2000～2500 毫升，24 小时内小于 400 毫升为少尿，如液体输入速度很快反而病人尿量少同时伴有心率增快血压波动则有问题，如果没有这些因素则考虑病人伴有循环障碍，或急性肾功能不全或者是摄入量不足。

同时伴有失血性休克感染性休克（创伤性休克），病理学基础均为微循环功能障碍，冷休克或暖休克的问题、失血性休克原则上抢救不要给病人升压药，升压药可加重出血，如果病人休克进展的过程低体温、酸中毒、出血倾向为休克的致命 3 联症。感染性休克失血性休克，先补液 1～2L 以后如果血压再有改变可行升压药物治疗。如病人伴有心脏骤停心肺复苏有窒息行气管插管或气管切开术这类手术医生的处理原则小损伤，抢救病人生命再把残疾降到最低的原则，进入手术室后立即做好术后护理的抢救。

第十节 胸外科病人护理

一、概述

胸外科是一门医学专科，专门研究胸腔内器官，主要指食道、肺部、纵隔病变的诊断及治疗，乳腺外科领域也被归入这个专科，其中又以肺外科和食道外科为主。

二、护理

（一）术前护理

心理指导：介绍有关疾病的健康知识，减轻病人术前的心理负担。介绍手术后的配合知识，鼓励并指导病人做腹式深呼吸和有效排痰，练习床上排大小便。配合医生完善术前的各项检查医`学教育网搜集整理。呼吸道护理：术前三日雾化吸入每日三次，术前二周严格戒烟。常规术前准备：备皮、备血、试敏等。术前禁食 12 小时，禁水 8 小时。

（二）术后护理

按手术后一般护理常规及麻醉后常规护理。

清醒拔除口插管回病房后，给予半卧位或 45° 卧位。

严密观察生命体征变化，做好监护记录。呼吸道护理，是术后护理的重点。应加强雾化，坐起拍背，刺激隆突，鼓励咳痰，必要时行鼻导管吸痰或气管镜吸痰，及时排出呼吸道分泌物，促进肺扩张。根据病情，给予鼻导管供氧或面罩供氧。严密观察气管位置，如发生突然呼吸困难，应立即报告医生。各种引流管的护理，按有关章节常规护理。卧床期间做好基础护理，保持床单位清洁、干燥，防止褥疮发生。禁食期间加强口腔护理。指导病人合理饮食，早期宜清淡，易消化的半流质，逐渐增加高蛋白、高热量、维生素丰富的饮食，增加营养摄入。同时应注意多进粗纤维饮食，保持大便通畅。鼓励病人做术侧肩关节及手臂的抬举运动，拔除胸管后应早期下床活动。

第十一节 颈外科病人护理

一、概述

头颈外科是耳鼻咽喉科的一门延伸学科，是为适应头颈部与耳鼻咽喉科相关恶性肿瘤的临床诊治与科研的需要而逐步发展起来的。头颈外科疾病根据发病时间、部位及性质的不同可以分为很多种，总体概括为：颈的先天性疾病及畸形、颈部炎性疾病、颈部血管性疾病、甲状腺和甲状旁腺疾病、下颌下腺疾病、腮腺疾病、颈部肿瘤、颈部肿块等等。

外科手术是治疗头颈部肿瘤最常用的根治手段之一，要求在彻底切除肿瘤的基础上，尽可能保留器官的基本功能，在提高病人生存率的同时提高生存质量。近年来随着整复外科技术的发展及微创外科概念的提出，人们对头颈外科的观念也在不断的更新。（1）喉癌前病变及早期声带癌的治疗：各种类型激光器在临床的应用，使得头颈外科进一步向微创领域发展，借助显微技术应用激光治疗早期喉癌不仅能达到根治的目的，且能最大限度的保留喉的生理功能。（2）颈清扫术的不断改良体现了微创技术的应用：针对各部转移癌，在根治性颈清扫术的基础上，提出各类分区性或局限性颈清扫术，在根治肿瘤的同时减少不必要的手术创伤，有效地保留了外观及功能，提高了生存质量。

二、护理

（一）头颈肿瘤外科一般护理常规

执行肿瘤外科一般护理常规。心理护理：喉癌手术导致失语，病人情绪多变化，多与病人沟通，并针对性地做好心理疏导，减轻或消除病人顾虑。口腔及其周围肿瘤病人必须注意口腔清洁，早、晚饭后含漱液漱口。进食或咀嚼困难着，采用高热量、高蛋白、高维生素的浓缩液。术后不能正常进食者，采用鼻饲或吸入浓流质。颈面部手术准备：面、颈及锁骨上部皮肤，不剃眉毛，剪胡须，需植皮着应准备供皮区。观察呼吸道有无梗阻现象。随时清除口鼻咽腔分泌物，必要时气管切开。失语者备笔、纸。

（二）头颈外科术前护理常规

按外科术前护理常规。心理护理：头颈部手术破坏性大，喉部手术术后会导致失语，幼儿时手术治疗顾虑较多，甚至拒绝手术，应多与病人交流，掌握方法有针对性地进行心理疏导，使其减轻或消除顾虑。保持口腔清洁。根据病情术前三日给予漱口液漱口。手术后失语靠永久性气管造瘘口呼吸的病人，术前一定要做好解释工作。备好纸、笔并教会日常所需表达意思的手势，便于术后交流。注意保暖，预防呼吸道感染。

（三）头颈外科术后护理常规

按麻醉后和外科手术后一般护理常规。体位：麻醉清醒后取半卧位，以利引流，并且可预防颈部血液流入气管引起窒息等并发症。做好各种引流管的护理：保持各引流管通畅；并妥善固定好各引流管，防止扭曲、折叠、脱落；观察并准确记录引流液的颜色、性质及量。注意颈部伤口敷料包扎情况。过紧会造成呼吸困难或压迫颈动脉窦而致血压改变。口腔术后要定时清洁口腔，张口困难者可用压舌板和喉镜暴露口腔，以 1.5%双氧水棉球擦洗后，在予冲洗和吸引。注射器头不可直接冲洗切口，以免引起出血。面部手术后切口暴露，需经常用酒精棉球轻轻擦拭，保持局部清洁、干燥，促使切口愈合。不能经口进食者，鼻饲流质或者吸入浓流质。对失语者应该耐心领会病人的需要。

（四）颈部淋巴结清除术后护理常规

执行头颈肿瘤外科术后护理常规。麻醉清醒后取半卧位，头偏向健侧。给流质饮食，必要时鼻饲或静脉补液。引流管必须保持负压状态。可以持续负压吸引或每 2～3 小时负压吸引一次。密切观察负压引流量。一般手术当天引流量不超过 250 ml，若量大或有鲜血流出，可能颈内静脉或小血管出血，要及时报告医生。引流液的颜色应由深到浅，量由多到少，如每天引流量较多，且混浊，像淘米水样，说明乳糜液流出，可能损伤胸导管，应停止负压吸引，局部加压包扎。保持负压引流瓶清洁无菌。每日晨倾倒引流液后记量在三测单上。观察伤口敷料包扎情况，避免过紧压迫颈动脉窦而致血压改变。负压引流管必须保持通畅，否则会引起皮瓣游离坏死、颈内血肿，压迫气管而引起呼吸困难。切口愈合后即开始练习肩关节及颈部活动。

（五）气管切开护理常规

室内保持清洁、空气新鲜。室温控制在22℃左右，相对湿度在60%以上；可用蒸气吸入疗法，定时通过气管套管滴入少许NS或抗生素药物。取平卧位或半卧位。病人术后不能发音，易躁动脱管，因此术后初期应有专人护理。床旁备一气管切开护理盘，内有换药碗2个、血管钳1把、吸痰管10余根、灭菌盐水500ml、同型气管套管1个、抗生素少许，护理盘每日更换。密切观察病情变化，注意伤口及套管有无出血、皮下气肿现象。密切观察病人面色、呼吸，发现有套管堵塞现象，及时处理。备好氧气、吸引器。饮食以软食为主。保持呼吸道通畅。鼓励咳嗽，不易咳出时及时吸痰，气管套管吸痰可插入导管15～20cm，以刺激将痰咳出，但吸痰时间不宜超过20秒钟，同时每1～2小时从套管内滴入化痰药5滴左右，吸痰用品每次用后消毒。化痰药配方：庆大霉素8万+糜蛋白酶5mg+生理盐水20ml混合。每日清洗，煮沸或双氧水浸泡消毒内套管2次，取出内管时间不宜超过半小时，导管口盖纱布。外套管一般在手术后7～10左右更换。由医生酌情处理。每日更换喉垫2次，如分泌物多，需随时更换。经常检查套管系带的松紧度，防止脱管。一般以能伸进二横指为宜。禁用镇静止咳剂。必要时雾化吸入药物化痰。拔管前应堵管12～24小时，无气急胸闷，能平卧方可拔管。如因特殊需要，必须在术后48小时内更换者，应做好充分准备，切不可随意拔除外套管。长期带管着，每2～4周更换一次。对需带管出院或永久性带管的病人应教会清洗消毒套管的方法。

参考文献

[1]施静静.浅谈外科术后疼痛分析及护理对策[J].大家健康（学术版），2013，10（17）：82.

[2]梁立新.休克病人的临床护理进展.[J].中国医学创新，2012，9（1）：159-160

[3]缪彩伦.外科手术病人急发性休克的中医护理[J].中国中医急症，2012，21（11）：1886-1887.

[4]赖云青.外科急腹症并发感染性休克病人的急救及护理[J].中国实用护理杂志，2010，26（18）：20.

[5]徐京英.肝胆外科护理工作中的薄弱环节管理措施和效果[J].中国药管理杂志，2017，25（6）：53-54.

[6]李文.肝胆外科ICU护士[J].中国卫生人才，2015，9（1）：78-79.

[7]鲍凤香，马靓，瞿怀荣，等.护理绩效考核信息系统的研发与应用［J］.中华护理杂志，2013，48（6）：518-521.

[8]李双，吴庆，陈举亮，等.公立医院临床护士薪酬分配对人力资源管理的影响[J].中国医院管理，2015，35（2）：73-75.

[9]余作琼，阳晓晴.危机式护理管理理论在产科安全管理中的研究进展[J].护理研究：中旬版，2015，29（9）：3214-3217.